U0262074

苏州大学"211工程"建设经费资助

国家社科基金项目"20世纪以来美国公共医保制度的演进"结项成果

项目批准号: 11BSH001

Medicare
Medicaid
SCHIP

20世纪以来
美国公共医保制度研究

高芳英 著

中国社会科学出版社

图书在版编目（CIP）数据

20世纪以来美国公共医保制度研究／高芳英著.—北京：
中国社会科学出版社，2018.7
ISBN 978－7－5203－2190－7

Ⅰ.①2… Ⅱ.①高… Ⅲ.①医疗保健制度—研究—美国—
现代 Ⅳ.①R199.712

中国版本图书馆 CIP 数据核字（2018）第 047017 号

出 版 人	赵剑英
责任编辑	吴丽平
责任校对	沈丁晨
责任印制	李寡寡

出 版	中国社会科学出版社
社 址	北京鼓楼西大街甲 158 号
邮 编	100720
网 址	http://www.csspw.cn
发 行 部	010－84083685
门 市 部	010－84029450
经 销	新华书店及其他书店

印 刷	北京明恒达印务有限公司
装 订	廊坊市广阳区广增装订厂
版 次	2018 年 7 月第 1 版
印 次	2018 年 7 月第 1 次印刷

开 本	710×1000 1/16
印 张	24.25
插 页	2
字 数	375 千字
定 价	98.00 元

前　言

美国是世界发达国家，美国人的生活水平、富裕程度排在世界前列。但是美国与世界上大多数国家一样，存在社会贫富差距，存在弱势群体医疗不公问题。为了弥补市场化私有医保体系排斥弱势群体的漏洞，解决由此引发医疗不公的社会问题，美国联邦政府经过多年的酝酿、争论，终于在 1965 年颁布了由老年人的《医疗照顾》计划和贫困人群的《医疗补助》计划组成的公共医保制度，使美国医保体系从原来的私营市场化"单轨制"变成公私混合的"双轨制"，医保覆盖率也从原来的 65% 左右上升到 85% 左右。在美国公共医保制度实施的实践中，暴露了制度的各种缺陷与问题，美国政府始终面临弱势群体医保覆盖不足和政府费用猛增的困境。

从 1980 年到 2010 年，美国公共医保制度出现了三次重大的改革发展，《医疗照顾》和《医疗补助》计划的内容进一步扩大。《医疗照顾》计划由住院、门诊两部分内容扩展到四部分，增加了选择、医疗储蓄账户和处方药，延伸了长期护理、临终关怀、大病保险、急诊、罕见病药的覆盖。《医疗补助》计划扩大到《儿童医保计划》，把补助儿童的标准由贫困线 100% 扩大到 200%，有些州根据州财政条件扩大到 350%。奥巴马新医改法案把所有贫困人群《医疗补助》的标准由原来贫困线 100% 扩大到 133%。在费用控制方面，通过改革支付制度，确立预付制、医生费用明细表、管理式医疗，收到了一定的效果。美国公共医保在全民医保中的比重大幅增加，成为其最终实现全民医保覆盖不可或缺的保障。

美国公共医保制度的演进并非一帆风顺，进程中的争议不断，这与美国政治制度中联邦制、两党制的复杂性有关，与美国不同于欧洲福利国家对医保的契约观念有关。美国公共医保制度的演进，充分证明弱势群体医保问题属于社会领域范畴，不能简单套用市场化的原则，政府需要干预制定医疗公平、社会公平的公共政策，需要政府通过国民收入二次分配，消除贫富医保水平差距。美国公共医保制度的演进，证明在现代文明世界中，无论国家的性质与意识形态有什么不同，维护民生利益的公共医保制度有它存在的世界性意义。美国公共医保制度的发展，为世界各国医保制度的改革提供了市场与公共模式互补的范例，证明任何单一模式都不适合越来越复杂的社会需求。

我国学者对美国复杂的医疗体系、医保制度、医改等主题的研究成果很多，他们关注的重点是肯定美国医疗体制、医保制度的市场化和高效率，但对美国公共医保制度的专门研究偏少。本书是 2011 年国家社会科学基金一般项目"20 世纪以来美国公共医保制度的演进"的结项成果，弥补了这方面的不足，从新的角度，为我国进一步完善弱势群体医保制度、完善社会公平福利制度，推动医改向纵深发展，提供了借鉴。

作者
2017 年 7 月于苏州大学独墅湖校区

主要专用术语缩写表

AAHP   American Association of Health Plans   美国卫生健康计划协会

AARP   American Association of Retired Persons   美国退休人士协会

AFDC   Aid to Families with Dependent Children   抚养未成年儿童家庭援助

AHA   American Hospital Association   美国医院协会

AHCA   American Health Care Association   美国卫生保健协会

AHCPR   Agency for Health Care Policy and Research   卫生保健政策研究机构

AHIP   America's Health Insurance Plans   美国健康保险计划

AMA   American Medical Association   美国医学会

AMPAC   American Medical Political Action Committee   美国医学政治行动委员会

ANA   American Nurses Association   美国护士协会

APHA   American Public Health Association   美国公共卫生协会

BBA   Balanced Budget Act   平衡预算法案

CBO   Congressional Budget Office   国会预算局

CCMC   Committee on the Costs of Medical Care   医保成本委员会

CMS   Centers for Medicare and Medicaid Services   公共医保服务中心

COBRA   Consolidated Omnibus Budget Reconciliation Act   统一综合预算平衡调整法案

DHEW   The Department of Health, Education, and Welfare   卫生、教育和福利部

DHHS   Department of Health and Human Services   美国卫生和公共服务部

DRG　Diagnosis Related Group　按病种付费

EMTLA　The Emergency Medical Treatment and Labor Act　紧急医疗救治和劳工法

ESRD　End-stage Renal Disease　晚期肾病

FFS　Fee-for-service　按服务收费

GAO　Government Accountability Office　美国总审计署

HCFA　Health Care Financing Administration　医保卫生财务管理部

HCERA　Health Care and Education Reconciliation Act　医疗卫生与教育预算协调法案

HIAA　Health Insurance Association of America　美国医疗保险协会

HIPAA　Health Insurance Portability and Accountability Act　可携式医保责任法案

HMO　Health Maintenance Organization　健康维护组织

HMOA　Health Maintenance Organization Act of 1973　健康维护组织法

MCCA　Medicare Catastrophic Coverage Act　医疗照顾大病保险法案

MFSP　Medicare Fee Schedule for Physicians　医疗照顾医生费用明细表

MMA　Medicare Modernization Act　医疗照顾现代化法案

NHISA　National Health Insurance Standards Act　全民医疗保险标准法

NHS　National Health Service　英国国家健康服务法

NPDB　National Practitioner Data Bank　国家开业医生数据库

OBRA　Omnibus Budget Reconciliation Act　综合预算平衡调整法案

PSP　Point-of-Service Plan　定点服务计划

PPACA　Patient Protection And Affordable Care Act　保护患者和负担得起的医保法案

PPOs　Preferred Provider Organizations　优先选择提供者组织

PPS　Prospective Payment System　预付制

PROs　Peer Review Organizations　同行评审组织

PSROs　Professional Standards Review Organizations　专业标准审查组织

PRWOA   Personal Responsibility and Work Opportunity Act   个人责任和工作机会法案

RBRVS   Resource-based Relative Value Scale   医生基于资源相对价值量表

SCHIP   State Children's Health Insurance Program   州儿童医保计划

TEFRA   Tax Equity and Fiscal Responsibility Act   税收公平与财政责任法案

目　　录

图表目录

第 一 章

绪 论

第一节 美国公共医保制度概念界定

美国公共医保制度归属美国社会保障的大范畴。社会保障是一种社会经济政策，它通常包含社会救济、社会保险、社会优抚、社会服务等几大类的社会福利，其中社会保险主要涵盖工伤保险、失业保险、医疗保险、养老保险、生育保险等若干项目。本书所及美国公共医保制度，主要指的是美国社会保障体系下社会保险范畴的医疗保险制度中的政府公共医保项目。

医疗保险制度是指一个国家或地区按照保险原则为解决居民防病治病问题而筹集、分配和使用医疗保险基金的制度。它是居民医疗保健事业的有效筹资机制，是构成社会保险制度的一种比较进步的制度，也是目前世界上应用相当普遍的一种医疗费用管理模式。美国拥有世界上独特的医疗保险体系，不仅非常庞大而且十分复杂。在美国复杂的医疗保险体系中，有两种医疗保险制度，一是私营（商业性）医疗保险制度，二是政府筹资的公共医疗保险制度。最近几十年，随着我国医改的步步深入，国内研究美国医疗保险制度的学者很多，但许多学者有时对医疗保险制度的表述有些混乱，主要是医疗保险制度与医疗保障制度概念混淆，医疗保险制度与医疗保险体系不分。为了在本书中概念使用清晰、词达意清，在正文之前有必要作一说明。

一 重要概念的区分

医疗保险制度的概念比较具体，一般是指一个国家、地区、组织或团体等，按照保险原则为防范和抵御疾病风险建立的风险转移和经济补偿制度，是为补偿投保人所支付的任何可能形式的医疗费用保险的制度。医疗保险制度也是一种合同约定制度，它规定预先向承受相似疾病或意外伤害风险的人群收取保险费，建立保险基金，当被保险人因患病就诊、康复、护理等发生费用后，由医疗保险机构给予一定比例的经济补偿。医疗保险制度还规定医疗保险资金筹措的渠道和方法，资金的使用和管理。

医疗保障制度的概念比医疗保险制度的概念宽泛得多，一般是指在国家范围内的一项公共政策，它属于社会保障制度的一个组成部分，具有与社会保障相同的功能和作用，"是以国家或政府为主体，依据其法律规定，通过国民收入再分配，对公民因患病、年老体弱丧失劳动能力或意外事故造成身体有疾时，能提供基本医疗服务并给予解决补偿与帮助，保障国民得到多层次医疗照顾的经济制度"①。医疗保障制度通过制定医疗保险、医疗服务、医疗管理、医疗科技等政策、制度、措施加以实现，而医疗保险制度只是医疗保障制度其中的重要组成部分。

医疗保险体系与医疗保险制度不同，它是指各国建立用以保障国民医疗保险的一整套机制，是指医疗保险的结构。一般按不同类型分类。如：按理论来源分类；按筹资方式分类；按覆盖人群分类；按政府、市场和社会承担的责任分类；按保障的层次分类；按医疗保险的项目分类等。美国的医疗保险体系主要由私营商业性医疗保险、政府公共医疗保险构成，也就是"由多种非政府私立医疗保险项目和政府对特殊人群医疗照顾与医疗补助项目构成的"②。

二 公共医保制度的含义和表达

本书表述的医保制度就是医疗保险制度的简称，公共医保制度就是公共医疗保险制度的简称。美国公共医保制度，就是美国公共医疗保险制度的简称，是指美国政府为弥补私有市场化医疗保险体系出现严重纰漏时，推出的公共医保制度。美国公共医保制度是由一系列政府颁发的

① 王保真、胡正路、茬苒：《医疗保障》，人民卫生出版社 2005 年版，第 11 页。
② 高芳英：《美国医疗保险体系初探》，《苏州大学学报》2007 年第 5 期，第 99 页。

公共医保项目或计划组成，主体部分有为老年人提供的公共医保计划——《医疗照顾》（*Medicare*）、为贫困人群提供的公共医保计划——《医疗补助》（*Medicaid*），1997 年在《医疗补助》计划内延伸一个为儿童群体提供的公共医保计划——《州儿童医保计划》（*the State Children's Health Insurance Program*，SCHIP），其他一些具体的公共医保项目都属于主体制度内的延伸和扩大。显然，美国公共医保制度是美国公共政策的一部分，是美国医疗保障制度、社会保障制度的一部分，主要由联邦政府围绕扩大医疗保险覆盖率和控制医疗成本、费用上涨、提高医疗服务质量等宗旨，通过法律法规制定的相关制度，重点涉及受益人群、医疗提供方、医疗保险支付的项目和方式，以及与医疗保险相关的服务、监管等方面的制度。

美国的公共医保制度在属性上主要分成两大部分：一是大众公共医保制度，二是极少数特殊群体免费医保制度。本课题关注的是前者，主要论述美国公共医保制度从缺失到建立、从有限到扩大的演变历程，至于由来已久、比较稳定的极少数特殊群体，如联邦雇员、军人等的免费医保制度，不在本书论述范围之内。

三 医保制度的中英文表达

研究美国公共医保制度，必然阅读和利用大量外文资料。欧美国家在医保制度的表述方面主要根据实际内容有所区别。常用的表达方法主要有：Health Care System 和 Health Insurance System，或者 Medical Care System 和 Medical Insurance System，前者 Health Care System 和 Health Insurance System 中文通常翻译成卫生保健制度和健康保险制度或医疗保险制度，后者 Medical Care System 和 Medical Insurance System 通常翻译成医疗保健制度和医疗保险制度。它们之间的差别主要是涵盖面和侧重点不同。前者的卫生保健制度和健康保险制度的含义比较宽，它包含所有服务于人的治病和卫生保健机构、产品、服务程序、资源、市场等的相关规定。后者的医疗保健制度和医疗保险制度的含义相对狭小，主要包括被保险人、医院、保险公司、管理机构的相互关联等，重点是对参保对象医疗费用的支付和补偿，或者仅限于医疗、医药费用的支出补偿流程的相关规定。

由于美国针对老年人（包括残疾人）、贫困人群、儿童出台的公共医保制度都有特定的用语，中文对此都有约定俗成的翻译表述，老年人的 Medicare 翻译表述为《医疗照顾》、贫困人群的 Medicaid 翻译表述为《医疗补助》（也有少数学者翻译表述为《医疗援助》，本书统一采用《医疗补助》），《州儿童医保计划》颁布时以州命名，实际就是国家儿童医保计划，本书简称《儿童医保计划》。由于本书主题是美国公共医保制度的演进，实际就是美国政府《医疗照顾》和《医疗补助》制度的诞生和演变（儿童医保制度也是《医疗补助》制度的延伸发展），两项制度的英文都是一个单词，缩写都是 M，如果文中使用缩写容易混淆，且英文书刊都不用缩写，所以下文直接用中文表述，不再显示英文。另外，两项制度也可称计划或项目，在文中以文句通畅选用。

四　其他表述说明

（一）关于英文人名、地名、专用术语的中文表达

涉及很多英文人名、地名，凡第一次出现在翻译成中文的同时加括号注明英文，以便查询、确认，以后出现不再有英文。涉及很多专用术语，包括大量法案、理论、政治、经济等概念，凡第一次出现，与人名、地名的处理相同，附上英文原文，以后再次出现，一般就用中文直接表述，如果原名较长且频繁出现，采用英文原文缩写。

（二）关于年代的表达及注释

年代一律用数字表述，如：20 世纪 30 年代，表述为 1930 年代，20 世纪 40 年代，表述为 1940 年代，以此类推。

英文注释采用美国式原文惯用格式，参照国内史学权威出版物惯用格式，凡注释文献再次出现，只注人名和书名。

第二节　美国医保制度简介

研究美国公共医保制度，必然要了解美国基本的医保制度。美国是西方发达国家中自由市场经济模式最典型的代表，美国最初的医保制度，可以追溯到 1880 年代出现的《工业疾病基金》（*Industrial Sickness Funds*），现代意义上的商业医保制度则诞生于 1930 年代前后。直到今天，美国私营商业性医保制度依然占主导地位。1965 年美国出台了针对老年人、贫困人群的公共医保制度，从此美国医保制度开始从单一私有制转变为以私有为主、公共为辅的"双轨制"。无论是"单轨制"还是"双轨制"时期，美国人的医保覆盖率始终是发达国家中最低的，但是到 2018 年全面落实奥巴马新医改法案，美国的医保覆盖率将能达到 96% 左右，基本实现全覆盖。

一　私营医保制度

20 世纪之前，美国基本没有医保制度。医疗费用主要靠个人、互助、慈善、《工业疾病基金》解决。19 世纪最后 20 年，由于工业革命快速发展，大大改变了美国社会经济结构。当时企业垄断、生产集中、大型工厂涌现，但工人的劳动生产条件和工作环境安全设施并没有多少改变。为了避免工人及其家庭遭受意外疾病的打击，工人中的互助会、兄弟会经常互帮互助，但是这种依靠工人之间的友爱而维持的医保是极不稳定的，它充满了随意性和不确定性。互助会和兄弟会由于没有固定的收入来源，也没有公平合理的补偿方法，互助很难持续维持下去。美国社会慈善虽然是基督教的传统，但因病赤贫的救济也是非常有限的。只有当19 世纪末 20 世纪初《工业疾病基金》大规模出现后，才有了早期私营医保。《工业疾病基金》实际上是一种延伸的私营金融产品，它运作的是一个工人的险种，它把工人的医保与雇主、工作单位联系起来，明确雇主对雇员的健康负有一定的责任。基金的经费来源主要由企业和工人个人双方共同缴纳，另外依靠一些社会赞助。基金的管理和偿付由工人领袖和雇主共同负责。这个险种有其积极的意义：首先，给予工人一定的疾病、工伤保障，提高了工人的生存、健康水平。其次，减轻了企业的负担，稳定了雇佣队伍，促进了工业企业发展。最后，为美国发展雇佣关系"工作锁"的私营医保模式奠定了基础。

20 世纪初，美国总统西奥多·罗斯福在竞选连任时曾提出更大范围的医保倡议——建立全民医保制度，但因大选失败其倡议无人再议。1929 年美国爆发了前所未有的经济"大萧条"，罗斯福在"新政"期间颁布了《社会保障法》，建立了普通的失业、养老保险制度，但《社会保障法》没有涉及医保制度。"大萧条"的经济困境使患者不得不延误医治，医院和医生的收入也因患者就医数减少而下降，医疗问题已经不能依靠原来的渠道解决，"大萧条"影响下的市场需求，催生了美国私营医保制度的逐步确立，各种非营利、商业性、健康维护组织（Health Maintenance Organization，HMO）等医保计划出台。

在《工业疾病基金》出现以后，最早典型的私营医保制度是"双蓝"（蓝十字 Blue Cross、蓝盾 Blue Shield）非营利组织计划。1929年，得克萨斯州达拉斯贝勒（Baylor）大学医院贾斯廷·福特·金博尔（Justin Ford Kimball）设计贝勒计划，每个投保教师每月缴纳50美分，患病时可享受21天的住院治疗。"双蓝"计划以此为基础，发展成解决一般门诊和住院的保险计划，该计划属于非营利性质，由于缴费低廉而迅速推广。"1940年全美国建立了独立的蓝十字计划56个，拥有投保客户600万户。1945年蓝十字计划发展到80个，拥有1900万投保客户。到1950年代早期，投保客户已经达到4000万"①。

商业性保险公司在20世纪初已现雏形，但真正意义上的私人医保计划也是在1930年代形成的。"大萧条"时期，为防止发生较大的经济损失，人们愿意购买医保。美国人因崇尚经济自由主义和个人主义，医保需求形形色色，有人只愿意为门诊投保，有人只愿意为住院治疗和手术治疗投保，还有人只愿意为突发疾病和重症疾病投保。商业医保公司为适应个人主义和自由主义的价值观，纷纷设计形式多样的保险项目供人们选择，投保人按服务项目付费。正是这种灵活多样、选择性强的特点，其发展规模和发展速度远远超过非营利"双蓝"计划。

商业性保险公司还专门为某些行业和地区设立行业性、地区性保险计划。如矿业、伐木、铁路建设等远离城镇的行业，工会或非营利地方组织，会根据工人工资多少，扣除一笔小钱缴纳保费，然后联合保险公司、医生、诊所、地方医院一起，设置行业医保计划或地区性医保计划，以保障工会成员以及家庭成员、社区成员及其家庭成员。这类医保计划从1940年代形成规模，其中最有名的是美国联合矿工卫生和退休基金计划、华盛顿团体卫生协会计划、大纽约卫生保险计划。

---

① Marshall W. Raffel, Norma K. Raffel, *The U. S. Health System: Origins and Function*, Delmar Publishers Inc. New York, 1994, p. 212.

HMO 计划是美国管理式医疗兴起的标志。为了控制医疗费用的快速增长，从无限制"按服务项目付费"转向控制总额预付制（The Prospective Payment System，PPS），HMO 指定部分医院、诊所组成联合签约网，通过实体（雇主、协会，或专业组织）为注册投保者寻求、提供综合医疗卫生服务，其成员按月或季度缴纳固定费用，通过主办方购买保险并与联合诊所订立医务合同，总额预付获取医疗服务。医生只领取工资，但医生可通过有效治疗和预防治疗控制总额，服务好、成效高、费用低的医生可获得总额与实际费用之差。1973 年尼克松签署《健康维护组织法》（*Health Maintenance Organization Act of 1973*，HMOA），这种医疗成本可控的商业性保险计划被美国企业广泛采纳，雇主为雇员购买原"按服务项目付费"的医保比例大幅减少，参与健康维护组织计划者逐渐增多[1]。在 HMO 基础上，另外还有优选医疗服务提供者组织（Preferred Provider Organizations，PPO）和定点服务计划（Point-of-Service Plan，PSP），它们提供参与者选择 HMO 签约网以外的医生和医院服务，体现的灵活性、自由性更大。

美国的雇佣制医疗福利是美国私营医保制度的基础。第二次世界大战期间，战时工业蓬勃发展造成工厂劳动力短缺，雇主之间争抢劳动力，罗斯福为防止物价上涨造成通货膨胀，下令将所有工资和物价冻结[2]，许多雇主不得不为雇员提供医疗福利，变相提高工资，增加雇佣吸引力。在"冻结令"解除后，为稳定雇工队伍，大部分雇主依然保留为雇员提供医疗福利。尤其到 1954 年艾森豪威尔政府提议国会正式修正《国内收入法》，其中第 106 条明确规定：雇主为雇员支付的意外保险费和医保费，均属免税范围[3]，以免税优惠政策鼓励雇主为雇员提供医疗保障。从此，雇主在商业医保市场中，为雇员选择各种保险项目作为福利，医保福利逐渐形成"工作锁"效应，为美国私营医保制度长期发展奠定了基础且增加了动力。

---

① Lattrene A Graig，*Health of Nations：An International Perspective on U. S. Health Care Reform*，Washington，D. C.：Congressional Quarterly Inc.，1999，p. 24.

② 参见［美］加尔文·林顿编《美国两百年大事记》，谢延光等译，上海译文出版社 1984 年版，第 369 页。

③ 参见翟继光《美国税法典》，经济管理出版社 2010 年版，第 247 页。

二　公共医保制度

美国建国后很长一段时期内，国家公共免费医保制度只惠及极少部分特殊群体〔军人免费医疗制度（Military Health System，MHS）、土著原住民免费医疗制度（Health Indian Service）、联邦雇员医疗保险制度（Federal Employees Health Benefits Program，FEHBP）〕，真正大众意义上惠及老人、贫困人群的公共医保制度直到 1965 年才确立。经过多次医改，公共医保制度的覆盖面不断扩大，服务项目不断延伸。随着制度的逐步完善，美国医保覆盖率由原来的 60% 左右快速上升到 85% 左右①，公共医保为保障社会医疗公平、基本实现全覆盖发挥了重要作用。

《医疗照顾》和《医疗补助》是美国公共医保制度的主要组成部分。1965 年美国政府为老年人颁布了《医疗照顾》计划，为贫困人群颁布了《医疗补助》计划，规定在职雇员凡缴纳社会保障税与老人医疗保险税的，当年满 65 岁及以上，符合资格领取社保退休金者，均可享受政府规定的国家强制性《医疗照顾》。凡年收入在人均贫困线以下的低收入家庭和资产有限的贫困家庭，均可享受政府颁布的贫困人群的《医疗补助》计划。

公共医保制度的发展，首先体现在覆盖范围扩大到晚期肾病患者保险、大病保险和儿童保险方面。1972 年美国政府把《医疗照顾》覆盖面扩大到 65 岁以下长期残疾和晚期肾病患者，从此不分年龄的晚期肾病患者得到了公共医保覆盖。1988 年美国政府颁布法案把公共医保扩大到重病大病患者，虽然后来废除了大病保险法案，但大病患者可以通过补充性医保得到保障。1997 年《州儿童医保计划》（SCHIP）出台，规定凡收入水平在原贫困线以上 200% 的家庭，其儿童原来不符合贫困人群公共医保资格的，现均由各州出资提供医疗保障，受益儿童从开始的 300 万人增加到 10 年后的 600 万人。

公共医保制度的发展，也体现在《医疗照顾》的延伸服务项目，最重要的是长期护理、临终关怀、急诊。克林顿时期《医疗照顾》支持家

① Marshall W. Raffel, Norma K. Raffel, *The U. S. Health System: Origins and Functions*, p. 208.

庭护理和社区护理，涵盖患者出院后需要专业疗养、康复护理和医疗家访的部分费用，如果个人承担被确定为"医学必要"的长期护理费用够高致贫，即使其原收入高于贫困线，仍可申请获得贫困人群公共医保。1982 年里根政府时期，《医疗照顾》增加为绝症患者提供临终关怀服务项目，条件是患者寿命需被医生判定和自己认可小于或等于 6 个月，即可放弃支付治疗性费用，接受临终关怀非治疗性缓解痛苦的服务费用。1986 年《紧急医疗救治与劳工法》（*The Emergency Medical Treatment and Labor Act*，EMTLA）颁布，要求参与公共医保服务的医院无条件收治急诊患者。如果急诊患者有公共医保或私营医保，医院事后向有关保险机构结算费用。如果患者没有任何保险，院方必须救死扶伤，而个人无力支付医疗费用可申请贫困人群公共医保。

2010 年奥巴马医改通过了新医改法案，在美国医改史上取得了里程碑的突破。在私营医保制度方面，法案强制企业雇主必须为雇员购买医保，为在职雇员提供了保障。在公共医保制度方面，法案扩大了贫困人群和儿童公共医保的安全网，放宽了贫困人群和儿童公共医保的享有标准。奥巴马新医改法案到 2018 年实施到位，美国医保覆盖率最终将达到 95% 以上，基本实现全覆盖。（美国医保制度项目构成简示见表1—1）

表 1—1　　　　　　　　　　美国医保制度项目构成简示

	公私属性	运行模式		项目名称	起始年份
美国医保制度项目构成	私营医疗保险	非营利	"双蓝"	蓝十字计划（Blue Cross）	1929 年
				蓝盾计划（Blue Shield）	1939 年
		营利	私营商业性	商业医疗保险	1920 年代
				行业、地区性保险计划	1940 年代
			预付型（管理式）	健康维护组织（HMO）	1930 年代雏形、1973 年确立推广
				优选医疗服务提供者组织（PPO）	1990 年代
				定点服务计划（POS）	1990 年代

	公私属性	运行模式	项目名称		起始年份
美国医保制度项目构成	公共医疗保险	联邦政府、联邦和州政府共同筹资	主体	《医疗照顾》（Medicare）	1965 年
				《医疗补助》（Medicaid）	1965 年
				《儿童医保计划》（SCHIP）	1997 年
			公共延伸项目	重病、大病保险（残疾、中晚期肾病）	1972 年
				临终关怀	1982 年
				急诊	1986 年
				长期护理	1990 年代
			特殊群体免费项目	军人免费医疗（MHS）	1946 年
				土著原住民免费医疗（HIS）	
				联邦雇员免费医疗（FEHBP）	

注：笔者自制示意表。

第三节　美国公共医保制度研究综述

美国是世界经济强国、医疗技术强国、医改历程最长之国，它的医保制度纷繁复杂，特点突出，其中"高度市场化"的特点更是世界医保制度的三大典型特点之一，国内外学者对美国医保制度的关注和研究兴趣很多，成果也浩如烟海。此处仅仅围绕本课题，简要介绍美国和中国学术界关于美国公共医保制度方面的研究成果。

一　美国学术界的主要研究成果

1960 年代美国新社会史学流派兴起，美国社会学、政治学、经济学、历史学等学科都开始重视社会史范畴的医保制度研究。特别是美国许多大学设有专门的医疗史研究机构，如：哈佛大学、约翰·霍普金斯大学、耶鲁大学、威斯康星大学、斯坦福大学、芝加哥大学等，有一大批学者对美国医保制度研究的兴趣浓厚，成果频出。随着美国经济实力强、医保覆盖率低的矛盾日益突出，学术界更重视如何完善医保制度的问题。

美国公共医保制度属于医保制度的一部分，也是社会保障的一项重要内容，涉及国家政治、经济、文化、福利等各个领域，学者研究公共医保制度，许多成果是建立在研究整个医保制度基础之上的，专题研究的相对少一些。

（一）综合研究专著

综合研究的相关成果大多数涉及面广，包括医疗制度、社会保障、社会福利、政府职能、国民收入分配、社会价值观等，在这些综合研究成果中有些论及公共医保制度。

加州大学的米尔顿·罗默（Milton I. Roemer），毕生潜心研究美国的医保制度，从 1960 年代到 1990 年代，出版了 20 部关于美国医保方面的力作，其中《世界各国的国家医保制度》[1]《美国医保体系介绍》[2]《国家医保策略：一个世界范围的考察》[3] 影响较大，分别被世界各地 811 个、508 个、346 个图书馆馆藏[4]。在罗默的著作中，他介绍和比较了主要国家的医保制度，阐明了美国医保制度和体系的基本内容、结构、运作程序，在探究其他国家医保制度的同时，把美国复杂的私有、公共医保制度及体系绘成简单易懂的线条。

约翰·霍普金斯大学的莱羽·施（Leiyu Shi），1990—2008 年出版了 15 部相关专著，其中《美国提供医保的系统方法》[5]《美国医疗保障体系实质》[6]《医保组织中的人力资源管理》[7] 影响较大，分别被世界各地 779

---

[1]　Milton I. Roemer, *National Health Systems of the World*, New York：Oxford University Press, 1991.

[2]　Milton I. Roemer, *An Introduction to the U. S. Health Care System*, New York：Springer, 1986.

[3]　Milton I. Roemer, *National Strategies for Health Care Organization：A World Overview*, Ann Arbor, Mich.：Health Administration Press, 1985.

[4]　美国马里兰大学世界书目网站（http：//umaryland. worldcat. org）。

[5]　Leiyu Shi, *Delivering Health Care in America：A Systems Approach*, Boston：Jones and Bartlett, 2004.

[6]　Leiyu Shi, Douglas A. Singh, *Essentials of the US Health Care System*, Sudbury, Mass.：Jones and Bartlett, 2005.

[7]　Leiyu Shi, *Managing Human Resources in Health Care Organizations*, Sudbury, Mass.：Jones and Bartlett Publishers, 2007.

个、237个、133个图书馆馆藏①。在《美国医疗保障体系实质》中，他指出美国医疗保障体系无比复杂、庞大，涉及机构、组织、政府、个人，包括医院、医师、护士、保险、税收、药商、制药、研究所、教育、培训、管理等，分析了美国医保制度受政治气候、经济发展水平、技术进步、社会文化价值、自然环境、人口特点等影响，有独特之点。

珍妮弗·普拉·鲁格（Jennifer Prah Ruger）是宾夕法尼亚大学教授，卫生经济学、福利经济学、人类发展理论专家，2010年出版的《医疗与社会公正》②，用理论与实证分析了医疗保障和社会正义之间的关系，提出健康权是人类繁荣的基础，政府必须干预医疗资源公平分配。该书成为推动奥巴马医改争论的理论依据，也为研究美国公共医保提供了理论基础。

保罗·斯塔尔（Paul Starr）是普林斯顿大学社会学和公共事务的专业教授，1982年他出版的《美国医疗的社会转型》③，在1984年获普利策奖和班克罗夫特奖，1993年，斯塔尔担任克林顿医改的高级顾问，2011年发表了《补救和反应：美国医保改革中特有的斗争》④，此书涵盖了美国百年医改历史的大量信息，从1912年老罗斯福倡导建立全民医保制度开始，到2009年奥巴马政府医改成功，作者论述了多届政府围绕扩大医保覆盖率和控制医疗费用上涨进行医改的成败得失。

凯文·希尔斯乔姆（Kevin Hillstrom）是作家、编辑，主要编辑美国各类热点主题的档案文献，其中《美国的健康政策与政治：档案文献史》⑤意义非凡。该书精心挑选了150个档案文献，包括名人演讲、国会和法庭文件、私人信件、政府机密备忘录等，为了解美国医保政策和政治的历史演变，提供了重要背景特色文档，成为美国许多图书馆推荐上架的学术书籍。

---

① 美国马里兰大学世界书目网站（http://umaryland.worldcat.org）。

② Jennifer Prah Ruger, *Health and Social Justice*, New York: Oxford University Press, 2010.

③ Paul Starr, *The Social Transformation of American Medicine*, New York: Basic Books, 1982.

④ Paul Starr, *Remedy and Reaction: The Peculiar American Struggle over Health Care Reform*, New Haven & London: Yale University Press, 2011.

⑤ Kevin Hillstrom, *U.S. Health Policy and Politics: A Documentary History*, Washington DC: Congressional Quarterly Press, 2012.

　　康德·帕特尔（Kant Patel）和马克·拉什夫斯凯（Mark E. Rushefsky）是美国密苏里州立大学的政治学教授，他们的著作《美国的医疗政治与政策》①，三次再版，此书主要阐明了融入社会、经济、政治和意识形态环境的美国医疗政策，勾勒了私营医保制度和公共医保制度在美国医保政治和政策中的作用，书中有许多关于私营和公共医保的数据图表，是快速理解、通俗易懂的美国医保制度方面的专著。

　　菲利普·丰吉洛（Philip J. Funigiello）是历史学教授，2005年他发表了《从罗斯福到布什时期美国医疗保障政治的长期争斗》②，重点分析了为什么美国长期没有全民医保的原因，主要因为从罗斯福新政到小布什时期，医保制度改革长期存在两党政治斗争，从而增加了立法难度。另外，在公共医保制度发展史上，自由派和保守派、民主党和共和党没有把医疗保障作为政府为每个公民提供的一种权利。

　　詹姆士·莫罗尼（James A. Morone）是美国布朗大学政治学教授，他和明尼苏达大学教授劳伦斯·雅各布斯（Lawrence R. Jacobs）在2005年合作出版了《健康、财富和公平：医疗保健和美好社会》③，书中指出：美国是世界上最富有的国家，但公民的预期寿命比其他大多数先进工业国家的低，婴儿死亡率则高，甚至不如一些发展中国家。这种财富和健康的强烈对比是因为社会中不平等现象日益扩大造成的，健康、财富、公平可以识别美国医保制度存在的问题，书中提出了改革建议。

　　雅各布·哈克（Jacob S. Hacker）是耶鲁大学政治学教授、医保问题研究专家，2002年出版了《福利国家的分歧：美国社会福利的公共与私有之争》④，提出为什么美国的公共项目比西方其他国家少且完整性不够，为什么美国成为唯一一个没有全国性医保项目的高度工业化民主国家，为什么美国如此依赖私人雇佣制为基础的医保制度，分析了美国反政府

---

① Kant Patel and Mark E. Rushefsky, *Health Care Politics and Policy in America*, (third edition). New York: M. E. Sharpe, 2006.

② Philip J. Funigiello, *Chronic Politics: Health Care Security from FDR to George W. Bush*, Kansas: University Press of Kansas, 2005.

③ James A. Morone and Lawrence R. Jacobs edited, *Healthy, Wealthy & Fair: Health Care and the Good Society*, New York: Oxford University Press, 2005.

④ Jacob S. Hacker, *The Divided Welfare State: The Battle over Public and Private Social Benefits in the United States*, Cambridge: Cambridge University Press, 2002.

价值观、工会弱小、政治机构分裂、种族冲突伤痕等原因。

（二）专题研究专著

专题研究主要围绕老人、贫困人群、儿童的公共医保问题。

詹妮·雅各布斯·克罗尼菲尔德（Jennie Jacobs Kronenfeld）是亚利桑那州立大学医学社会学专家，在美国公共医保制度研究方面特别突出，主要成果《美国医保政策中联邦政府角色的变化》①《医疗照顾：今天的医疗保障问题》②《美国公共医保的扩大：儿童医保项目和它的影响》③，均论述了政府在公共医保中的作用，描述了《医疗照顾》立法的详细过程和《医疗照顾》发展的大事年表。

戴维·史密斯（David G. Smith）是宾夕法尼亚州斯沃斯莫尔学院政治学系名誉教授，自1965年以来一直致力研究美国医疗政策，研究领域主要是医保法律和医保法律体系。他的《福利政治学：医疗照顾与医疗补助，1995—2001》④，介绍了里根总统时期的公共医保预付制、老布什总统时期《医疗照顾》项目费用明细表、克林顿总统时期为医生建立的《基于资源相对值》（Resource-Based Relative Value Scale）付费方式和管理式医疗改革。

西奥多·马莫（Theodore R. Marmor）是耶鲁大学公共政策和政治学著名教授，1970年出版《医疗照顾政治》⑤，1973年和2000年再版，马莫主要探究了公共医保制度的起源和发展，公共医保制度的政治后果及影响。

乔纳森·奥伯兰德（Jonathan Oberlander）是北卡罗来纳大学分校的教授，在医学院和政治学院授课，研究医疗保险政策，他出版的《医疗

---

① Jennie Jacobs Kronenfeld, *The Changing Federal Role in U. S. Health Care Policy*, Connecticut: Praeger Publisher, 1997.

② Jennie Jacobs Kronenfeld, *Medicare: Health and Medical Issues Today*, California: Greenwood, 2011.

③ Jennie Jacobs Kronenfeld, *Expansion of Publicly Funded Health Insurance in the United States: the Children's Health Insurance Program and Its Implications*, MD: Lexington Books, 2006.

④ David G. Smith, *Entitlement Politics: Medicare and Medicaid, 1995 – 2001*, New York: Aldine de Gruyter, 2002.

⑤ Theodore R. Marmor, *The Politics of Medicare*, Second Edition, New York: Aldine De Gruyter, 1973.

照顾制度的政治生活》①，主要研究了 1965—1995 年《医疗照顾》的发展历程，考察了在 30 年间政治经济环境发生巨大变化过程中，《医疗照顾》的政治生命。

凯伦·戴维斯（Karen Davis）是美国经济学家、联邦基金会主席，专门研究医疗、社会公共政策，他与罗根·雷诺兹（Rogen Reynolds）合作出版《医疗照顾和医疗补助在获得医保中的影响》②，与戴恩·罗兰德（Diane Rowland）合作出版《医疗照顾政策：健康和长期护理的新方向》③，对政府公共医保政策的作用和影响加以肯定。

理查德·海梅尔法本（Richard Himelfarb）是霍夫斯特拉大学公共政策方面的专家，他在《灾难政治：1988 年扩大公共医保覆盖灾难性费用法案的成败》④ 一书中指出，1988 年里根政府通过的《〈医疗照顾〉覆盖灾难性费用法案》（*The Medicare Catastrophic Coverage Act*）是自 1965 年公共医保制度确立以来比较大的发展，他总结了政治和经济环境中公共医保制度的变化，社会对该法案的正面和负面反应。

里士满大学公共政策专家瑞克·梅斯（Rick Mayes）和马里兰城市研究所罗伯特·贝伦森（Robert A. Berenson）的《〈医疗照顾〉预付制和塑造美国医保》⑤，讨论了预付制是公共医保支付模式的创新，预付制触发了医疗三方的权利转移，是管理式医疗的基础，作者建议政府在改革医疗市场中发挥更大作用。

乔治华盛顿大学健康政策系教授顾尊礼（Leighton Ku）、马克·林（Mark Lin）、马修·布罗德斯（Matthew broaddus）的《改善儿童健康》，是一本关于《医疗补助》和《儿童医保计划》作用的解析专著。

---

① Jonathan Oberlander, *The Political Life of Medicare*, Chicago：The University of Chicago Press, 2003.

② Karen Davis and Rogen Reynolds, *The Impact of Medicare and Medicaid on Access to Medical Care*, Washington D. C.：Brookings Institution, 1977.

③ Karen Davis and Diane Rowland, *Medicare Policy：New Directions for Health and Long-Term Care*, Baltimore, Maryland：The Johns Hopkins University Press, 1986.

④ Richard Himelfarb, *Catastrophic Politics：The Rise and Fall of the Medicare Catastrophic Coverage Act of 1988*, University Park：Pennsylvania State University Press, 1995.

⑤ Rick Mayes and Robert A. Berenson, *Medicare Prospective Payment and the Shaping of U. S. Health Care*, MD：The Johns Hopkins University Press, 2006.

（三）综合资料、专题研究论文

虽然此处主要介绍美国学术界的研究成果，但美国一些权威的政府部门和研究机构整理的综合数据资料和研究论文非常重要，值得一提。这些成果凝聚了大量政府部门工作人员、学者、专家的精力，为后来的进一步研究提供了依据。例如：由美国政府出版局（U. S. Government Printing Office）出版的美国参众两院分别讨论的相关政策议案、美国人口统计局（U. S. Bureau of the Census）的人口调查报告、卫生人类服务部（U. S. Department of Health & Human Services）的统计数据、审计总署（U. S. Government Accountability Office）向国会提交的报告、美国公共医保中心（Centers for Medicare & Medicaid Services）的研究报告和相关数据图表专辑等，这些内容都涉及公共医保的受益人数、利用效率、费用、发展趋势等。又如：联邦补充医疗保险信托基金的年度报告（Annual report of the Board of Trustees of the Federal Supplementary Medical Insurance Trust Fund）、卡托研究所（Cato Institute 智库）收集的论文，特别是凯撒家庭基金会（Kaiser Family Foundation）不断更新的《医疗照顾数据图表集》[1]，它的分析数据资料来自美国公共医保服务中心（The Centers for Medicare & Medicaid Services，CMS）、国会预算局（Congressional Budget Office，CBO）、达特茅斯医疗政策和临床实践研究所（Dartmouth Institute for Health Policy & Clinical Practice）、雇员福利研究所（Employee Benefit Research Institute）、乔治敦大学等各大学的卫生健康政策研究所等重要机构的研究和跟踪调查，有重大参考价值。

许多大学研究机构的相关学术论文主要发表在该领域有影响的刊物上，如：《美国医学会杂志》（*Journal of the American Medical Association*）、《健康事务》（*Health Affairs*）、《法律、医学、伦理学杂志》（*The Journal of Law，Medicine，and Ethics*）、《新英格兰医学期刊》（*New England Journal of Medicine*）、《医疗政治、政策和法律杂志》（*Journal of Health Politics，Policy and Law*）、《法律、伦理和公共政策杂志》（*Journal of Law，Ethics and Public Policy*）等。具体列举以下几例：

---

[1] Juliette Cubanski，etc.，*Medicare Chartbook*，The Henry Kaiser Family Foundation，Fourth Editon，2010.

德鲁·奥特曼（Drew Altman）和威廉姆·H. 弗里斯特（William H. Frist）撰写的论文《老年和贫困人群公共医保 50 年：透视医保受益人、医保专业人士、机构和政策制定者》①，深入分析了公共医保费用支付，直接影响着联邦和州政府的财政预算，由此成为两党争论的焦点。论文有数据分析，有个人、组织的调查，有理有据。

美国国家社会保险研究院专家斯图亚特·奥特曼（Stuart Altman）和萨福克大学法学院教授马克·罗德文（Marc A. Rodwin）发表的《不彻底的竞争市场和低效率的管理：美国医保体系》②，论述了美国医保体系的历史与现状，指出美国一直试图制定一项控制医保费用支出快速增长的战略政策，而政府对市场的监管得失，形成了一个不彻底的竞争市场和低效率管理的政治僵局，预测 1990 年代政府会重新加强干预，但美国人不太可能比以前更愿意容忍政府干预，所以医疗费用还将继续增长。

有关奥巴马医改的论文非常多，大多数涉足该领域的学者既出版专著，又发表论文。如雅各布·哈克，他的论文《为什么发生医改》③，分析了美国历经百年医改挫折，为什么到 2010 年奥巴马医改最终成功的原因。杜克大学法学院克拉克·哈维格斯特（Clark C. Havighurst）和巴拉克·瑞奇曼（Barak D. Richman）的《谁支付？谁得益？美国医保中的不公平》④，主要阐述了在奥巴马新医改法案中，实现扩大医保覆盖率筹资问题，税收来源与医保费用消费的公平问题。乔治城大学的教授劳伦斯·戈斯廷（Lawrence O. Gostin）和艾伦诺拉·康纳斯（Elenora E. Connors）合作发表了《医改——一个美国社会政策历史性时刻的改革》⑤，

---

① Drew Altman, William H. Frist, "Medicare and Medicaid at 50 Years: Perspectives of Beneficiaries, Health Care Professionals and Institutions, and Policy Makers", *Journal of the American Medical Association*, July 28, 2015.

② Stuart Altman and Marc A. Rodwin, "Halfway Competitive Markets and Ineffective Regulation: The American Health Care System," *Journal of Health Politics, Policy and Law*, Vol. 13, 1988.

③ Jacob S. Hacker, "Why Reform Happened", *Journal of Health Politics, Policy and Law*, Vol. 36, No. 3, 2011.

④ Clark C. Havighurst and Barak D. Richman, "Who Pays? Who Benefits? Unfairness in American Health Care", *Journal of Law, Ethics and Public Policy*, Vol. 25, 2011.

⑤ Lawrence O. Gostin and Elenora E. Connors, "Health Care Reform—A Historic Moment in US Social Policy", *Journal of the American Medical Association*, Vol. 303, 2010.

主要论述了奥巴马医改法案通过是美国社会政策改革史上的重要时刻，公共医保范围在老年人、贫困人群、儿童公共医保的基础上进一步扩大。

美国医改历史已有百年，公共医保制度的确立也已经半个世纪，医保制度早就成为美国学术界研究的重要领域，所以美国在该领域的研究比较成熟，许多成果对本书研究有重要的参考价值。

二　中国学术界的主要研究成果

我国学术界对美国医保制度的研究是随着改革开放的深入和医改的深入逐步展开的。许多政府相关部门、研究机构、大专院校的学者有机会走出国门，在了解美国医保体系和医保制度基础上，撰写出一系列介绍、分析美国医保制度的专著和论文，有的研究关注美国历次医改，论述其医保制度的发展变化，属于综合研究；有的研究关注美国的公共医保制度，涉及老年人、贫困人群、儿童等医保问题，属于专题研究，这些成果都为我国医改的深入提供了参考与借鉴。

（一）综合研究成果

改革开放以来，对美国医保制度研究涉及较早的是医疗卫生专业和社会学专业的学者，医疗卫生专业的学者在 20 世纪 80 年代就发表了一些介绍美国医疗卫生保健、保险、保障制度方面的文章，而社会学专业的研究比较深入一些，触及制度的特点、问题、原因等方面。20 世纪 90 年代起，我国越来越多的社会科学学者关注民生问题、医改问题，尤其是随着我国医改的深入和美国奥巴马医改法案的通过，学术界除医疗卫生学、社会学外，政治学、经济学、公共政策管理、历史学、保险学等，纷纷加入研究美国医保制度的学术队伍，研究成果也越来越多。

在众多综合研究成果中，其中有涉及美国公共医保制度的介绍和初步研究，比较有影响的列举如下。

前国家卫生部新闻发言人毛群安的《美国医疗保险制度剖析》[①]，是 1990 年代早期有影响的力作。作者利用在美国考察和研究的实践，全面系统分析了美国医保制度的构成、完善、特点、问题、发展趋势，其中有章节简单介绍了美国的公共医保制度，这有助于中国学者的了解和进

---

① 参见毛群安《美国医疗保险制度剖析》，中国医药科技出版社 1994 年版。

一步研究，是中国医改重要的参考书。

北京师范大学历史系黄安年教授的《当代美国的社会保障政策》①，对当代美国政府社会保障政策进行历史考察，分别从历史考察和综合考察两个方面，对美国的社会保障制度进行了系统而全面的研究。由于主题是社会保障，所以只有少部分内容涉及美国医疗保障，更少部分提到公共医保制度，但作者运用的许多权威原始资料涉及医疗保障的历史和现实背景，有重要参考价值。

武汉大学社会保障研究中心、公共管理学院的张奇林教授，在该领域成果很多，影响很大。综合研究的主要成果有《美国医疗保障制度研究》②《中国医疗保障制度改革研究——以美国为借鉴》③《美国医疗保障制度评估》④ 等，张教授注重阐述美国医疗保障制度的历史、现状、基本内容、发展趋势、结构分析等内容，分析其形成原因，总结对我国医改的借鉴意义。在张教授的研究成果中，有部分章节涉及美国公共医保制度。

上海复旦大学经济学院丁纯教授发表的《世界主要医疗保障制度模式绩效比较》⑤ 和《美国医疗保障制度现状、问题与改革》⑥ 等影响也比较大。作者主要比较了世界主要国家的医保制度模式，偏重对美国医保制度的问题研究，指出美国制度存在费用持续增长和缺乏覆盖率问题，面临财政可持续性危机和医保服务可及性、公平性差的困境。

苏州大学历史学教授高芳英 2006 年以来发表有关美国医保制度的系列文章，主要有《美国医疗保健服务体系的形成、发展与改革》⑦《社会价值冲突：以美国医改为视角》⑧《美国医疗体制改革历程探析》⑨，这些成果主要从历史学的角度考察美国百年医改历程，未对美国公共医保制

① 参见黄安年《当代美国的社会保障政策》，中国社会科学出版社 1998 年版。

② 参见张奇林《美国医疗保障制度研究》，人民出版社 2005 年版。

③ 参见张奇林《中国医疗保障制度改革研究——以美国为借鉴》，武汉大学出版社 2007 年版。

④ 参见张奇林《美国医疗保障制度评估》，《美国研究》2005 年第 2 期。

⑤ 参见丁纯《世界主要医疗保障制度模式绩效比较》，复旦大学出版社 2009 年版。

⑥ 参见丁纯《美国医疗保障制度现状、问题与改革》，《财经论丛》2006 年第 5 期。

⑦ 参见高芳英《美国医疗保健服务体系的形成、发展与改革》，《史学集刊》2010 年第 6 期。

⑧ 参见高芳英《社会价值冲突：以美国医改为视角》，《国外社会科学》2012 年第 4 期。

⑨ 参见高芳英《美国医疗体制改革历程探析》，《世界历史》2014 年第 4 期。

度重点分析。

其他还有很多涉及美国医保制度的成果，但侧重的都是研究美国私营市场化医保体系、模式、制度，有关公共医保制度的研究内容较少。

（二）公共医保制度专题研究

关于美国公共医保制度的专题研究成果非常少，有一定影响的也是屈指可数。首先，哈佛大学医学院博士后研究学者卢春玲在《美国研究》上发表了《美国老年保健计划与改革》①，该文回顾了美国政府《医疗照顾》计划的建立和发展，重点评析了克林顿和小布什时期《医疗照顾》政策改革的成效与问题，但对《医疗照顾》制度发展的重要节点与制度变化的内容缺少阐述和分析。其次，张奇林教授除了在综合研究方面有影响外，在专题研究方面也有建树，他在《美国的医疗援助制度及其启示》② 一文中，实际上介绍、分析了美国的《医疗补助》制度，对美国贫困人群公共医保的概况、变化趋势、政策特点进行了分析，总结了美国的经验教训以及对我国的启示。

其他也有一些学者和博士生、硕士生的成果与美国公共医保制度有关，但大多数没有深入研究，影响也不大。

三　参考文献来源

本书的参考文献来源主要分三大类：

（一）权威性原始文献资料

权威性原始文献资料主要包括：1. 美国总统或国会主要领袖的讲话；2. 国会有关的文件、议案及通过的法案；3. 联邦政府相关部门发布的统计数据等。

（二）权威性研究报告、报道

权威性研究报告和报道主要包括：1. 美国主要医疗产业协会的研究报告；2. 美国专业医疗卫生事业研究领域中非营利智库的研究报告；3. 美国主流媒体报道。

---

① 参见卢春玲《美国老年保健计划与改革》，《美国研究》2003 年第 1 期。

② 参见张奇林《美国的医疗援助制度及其启示》，《经济评论》2002 年第 2 期。

（三）中美学者的学术研究成果

（详见书尾的参考资料）

第四节 研究意义、构思、创新

一 研究意义

随着人们越来越重视生命和生活质量，对医疗和健康关系的研究兴趣越来越大，随着世界各国掀起了医改大潮，医疗史、医保史备受学者关注，尤其是从社会史角度研究各国的医保制度，有助于更新观念。

美国是典型的自由市场经济体制的资本主义国家，比其他西方资本主义国家的古典自由放任和自由竞争传统深厚，经济自由主义、个人主义和种族主义的特征格外明显，医保制度具有世界上以私营为主最典型的市场化特点。第二次世界大战以后，西方资本主义国家纷纷建成高福利国家，建立国家全民医保制度，提高了社会保障水平。但美国虽是西方国家中的经济强国，它的高福利并没有涵盖到国民医保领域，公共医保制度缺失。随着第二次世界大战后美国经济快速发展，市场竞争的残酷性造成社会贫富差距越来越大，老龄化问题越来越严重，私有市场化机制的医保制度不能保障弱势群体，医疗不公形成了严重的社会问题。1965 年美国不得不出台国家公共医保制度，政府运用其政治权力和组织管理力量，通过税收和福利补助，矫正市场机制缺陷，提高了弱势群体的医疗保障水平。1965 年后，美国公共医保制度一直成为两党、利益集团、社会各界争论的重要议题，虽然公共医保制度发展缓慢，但经过多次医改，弱势群体的医保水平不断提高，特别经过奥巴马新医改，公共医保制度成为提高全民覆盖率不可或缺的重要组成部分。

国内学者研究美国复杂的医疗体系、医保制度、医改等主题的起步较晚，从 1980 年代后期开始成果逐渐增多，其中肯定美国医保市场化、高效率的较多，这在我国医疗体制转型时期，需要在社会统筹模式中引入市场竞争机制时，有特别重要的借鉴意义。目前，我国医改已经更加深入，进入发挥多方职能、完善制度改革、提高全民医保水平的阶段，因此本课题重要的研究意义主要有两方面：一是通过探究美国公共医保制度演进，了解美国在社会公平视角上提高弱势群体医保水平的进程，从美国公共医保制度发展缓慢评判美国政治、经济体制暴露的弊端。二是通过探究美国公共医保制度演进的实践，解释弱势群体医保问题属于社会领域范畴，不能简单套用市场化的原则，政府需要干预制定社会公平的公共政策。说明即使政治体制不同，在国家全民医保中，公共医保制度在社会保障中不可缺少，公共医保的作用存在普遍意义。本课题研究对我国医改的深入和福利国家的建设有一定启示意义。

二　研究构思

美国公共医保制度主要受益的是弱势群体。所谓公共医保制度的演进是指在美国医疗保险中新制度（或新制度结构）的产生，旧制度变迁的动态过程。美国公共医保制度的完善很大程度上是政府干预的结果，与美国的政治、经济、福利思想有关。本研究力图从社会公平的视角考察美国公共医保制度从无到有的动态演进，在此基础上分析形成特有动态演进的原因和影响。全文贯穿如下内容：

第一，概述美国公共医保制度从无到有的历程，按照时间顺序阐述美国公共医保制度建立、发展、改革的演进历程。运用历史学的因果理论，分析美国公共医保制度形成的原因、制度内容、制度特点、制度改革、制度成效及其意义。

第二，运用社会学社会公平正义理论，分析美国人在不同历史条件下，对社会公平原则的不同评判。公平正义是一个发展的历史范畴，在不同的历史条件下，美国人对公平正义的认识是不同的，本没有恒定不变的公平正义标尺。今天认为"不公正"的现象，历史上就曾以"公正"的面貌出现过；今天认为"公平"的事情，随着历史的发展逐渐演变成"不公平"。在美国资本主义自由竞争阶段，弱势群体没有能力加入私营医保体系是公平的；在资本主义福利国家形成以后，这种"公平"被世人视为是不公平的。因此，把公平正义放在一定的历史条件和历史环境中来讨论，能够更准确地分析社会公平与公共医保的关系，突出弱势群体权益与公共医保涵盖面扩大艰难的原因。

第三，分析美国经济强国和全民医保覆盖率低的矛盾，分析自由竞争与社会公平的矛盾，说明经济领域的公平正义，主要是指市场经济等价交换原则所体现的平等，也就是机会均等、公平竞争。而在社会领域的公平正义，主要体现在保障弱势群体的基本生存需求方面。不能把经济领域公平竞争、优胜劣汰的公平原则简单运用于社会领域。

第四，分析美国完善公共医保制度艰难的原因，主要受美国经济发展水平、政治制度、社会制度、文化传统等因素的影响。

具体章节安排如下：

第一章绪论，阐述研究的意义、范畴，在进入正文前，简介美国的医保制度、国内外主要研究成果，介绍本课题的创新之处。

第二章至第七章，主要阐述美国公共医保制度从无到有、从简单到丰富的发展过程。美国公共医保制度从诞生到今天的演进，经历了尝试变化和三次较大的发展变化，这几章重点分析制度的建立、制度变化的原因、在争议中制度发展变化的进程、制度改革发展的成效和意义。同时，探究了从约翰逊到奥巴马，基本上每一届政府在公共医保制度方面的医改策略和医改的成败。

第八章至第九章，重点分析公共医保制度与政治文化和福利哲学的关系，因为美国政治制度的特色是反对政府干预经济活动，但市场经济缺陷造成了严重的社会问题，而美国作为一个福利国家，又需要政府发挥扶贫帮弱的社会公平正义责任，公共医保制度就是在这种矛盾中诞生和发展变化的。这两章重点研究美国的政治文化环境和福利制度、福利哲学对公共医保制度演进的影响。

第十章，作为本书的总结，评价美国公共医保制度的演进，从演进的意义、特点，以及对中国的启示进行了全面评价。美国公共医保制度的演进，不仅对美国自己的全民医保覆盖率贡献很大，而且为世界医保模式展示了多样化的范例，揭示了即使是政治、经济、社会体制不同的国家，公共医保制度仍然具有普遍意义。虽然美国公共医保制度演进的总体特点是起步晚、发展慢，但依然对中国的医改有重要的启示作用。

三　创新之处

第一，选题与国内大多数学者不同。美国经济发达、医疗技术领先，医保市场化特点突出。虽然医疗体系纷繁复杂，但国内学者偏重研究美国市场化的医疗体制,并从正面肯定美国高度市场化医保体制效率的居多。在论及美国公共医保制度方面,国内学者仅从美国政府颁布的某个公共计划入手,进行单个项目分析,到目前为止还没有一部比较全面分析美国公共医保制度的专著问世,本书通过社会公平视角,全面考察了美国政府针对弱势群体颁布的公共医保制度,从公共医保制度的发展历程,评判美国医疗高效率、医保低覆盖的制度缺陷,分析美国历次医改的成败得失,揭示发展公共医保的美国意义和世界意义。

第二,运用学科交叉的研究方法。由于医保涉及社会科学的多个学科,本书运用历史学、社会学、政治学、经济学和福利学等学科交叉的相关理论与研究方法进行研究。首先,以美国公共医保制度从无到有、从简单到复杂的变化演进为历史主线贯穿始终,首次划分了美国公共医保制度从诞生以来改革的尝试、突破的几个阶段,清晰阐述了美国公共医保制度的概貌与动态。其次,以社会公平理论支撑研究公共医保制度的发展演变,抓住了美国这个以市场化为导向的国家如何在公平视角上提高弱势群体的医疗水平问题。最后,以美国特有的政治文化环境反映公共医保制度演进的复杂进程,指出美国公共医保制度发展的局限性;以美国式有限福利制度分析了公共医保制度没有演变扩大成欧洲式国家全民医保制度的原因。

第三,采用独特的视角。本书聚焦美国作为典型资本主义国家和西方福利国家,当经济高速发展与国民医保不匹配时,原来在创立资本主义工业化和现代化时期被证实是成功的经济市场化理念,在医保领域不再那么有效得力了。美国必须抛弃意识形态中"公共医保"等同"社会主义"的理念,发展国家社会主义的福利制度,发挥政府保护弱势群体的作用,解决社会不公、医疗不公的社会问题。本书清晰透视美国公共医保制度产生的复杂背景、演进的复杂过程,充分证明在医保领域,世界各国有相同的问题,有相通的经验,应该取长补短,医疗公平是任何一个国家都追求的社会文明。

第四,着力综合分析。本书把公共医保制度演进的主线放到美国历史大背景中去考察,除了重视医保理论、医保实践外,每一步分析都不同程度地联系政治理论和实践(包括政治制度、政治家、政策制定议程)、经济理论和实践(包括经济制度、经济规律、经济态势)、社会学理论和实践（包括社会保障、福利制度）、文化理论和实践（包括文化传统、价值冲突），使成果不是单纯的一部美国公共医保制度史，而是一部与美国政治、经济、社会、文化相关的医保制度史，其内容力求丰富，含有一定的知识性、可读性。

第 二 章

全民医保制度的萌芽

美国关于建立国家全民医保制度的设想由来已久，早在 20 世纪初，西奥多·罗斯福在追求第三届总统竞选纲领中，就提出了建立全民医保制度的倡议，因为他在大选中落败，所以此倡议不了了之。1930 年代美国发生经济"大危机"，富兰克林·罗斯福推行新政，着手解决社会保障问题，全民医保问题开始正式引起政府和社会的普遍关注。由于当时反对势力过于强大，罗斯福认为条件不成熟，决定先行解决失业、养老等迫在眉睫的生存问题，暂缓考虑医保问题，所以 1935 年国会通过的《社会保障法》并没有涵盖全民医保内容。此后几乎用了 30 年时间，经过罗斯福、杜鲁门、艾森豪威尔多届政府努力，都没有成功建立全民医保制度。到了 1960 年前后，由于社会各界长久对建立国家全民医保制度不能达成共识，倡导者逐渐将注意力转移到老年人和贫困人群的医保问题上，试图"退而求其次"，先解决特殊群体的医保问题，然后渐进逐步扩大到全民。从老罗斯福提出倡议到 1960 年前后的半个世纪，美国一直在尝试建立全民医保制度。

第一节　半个世纪的尝试

一　老罗斯福的构想

19 世纪末 20 世纪初，美国已告别农业时代，步入工业时代。工业时代的到来，促使生产规模扩大和资本集中，大垄断组织出现，随之产生了许多社会问题。当时"美国人普遍认为国家需要一场政治经济的改革"①，进步运动应运而生。西奥多·罗斯福（亦称老罗斯福）进入白宫时，正是进步运动进入高潮时期，进步主义改革成为当时美国政治的基调。

当时美国和欧洲其他国家的医疗科技已经有了较大的进步，医生的水平、医院的设备和规模也有了长足的发展，医学界对许多疾病，如：霍乱、黄热病、结核病、白喉、天花和痢疾等的治疗有了新的突破，但普通百姓的医疗费用也随之上升。欧洲一些国家开始尝试建立全民医保制度，德国、瑞典、丹麦、法国、瑞士等先后开始建立本国的全民医保体系，但美国政府还没有任何计划。进步运动是一场自下而上的社会民主改革运动，对贫民窟、食品卫生安全、政府腐败、健康和失业保险、反托拉斯等问题关注较多。在国内进步运动的推动下，在欧洲国家纷纷建立全民医保制度的影响下，老罗斯福于1912年首次提出了建立国家全民医疗保障的倡议。

老罗斯福认为，美国应该向德国等欧洲国家学习，建立国家全民医保。1912年他决心竞选第三届总统。本来他在1909年两届总统已经期满，为了美国能继续推进自己没有完成的进步主义改革，他推举塔夫脱为下届总统，希望塔夫脱上台继承自己的改革。但塔夫脱上台后推行的一系列内政外交与他的想法有很大的不同，令他失望。1911年，他与塔夫脱决裂，决定东山再起，希望再当一届总统，完成自己的改革心愿。老罗斯福本属共和党，当他宣布角逐共和党总统候选人时，塔夫脱已经把党内重要人物收归自己麾下，使他无法再成为共和党总统候选人。他决定和自己的支持者成立第三党——进步党，以进步党总统候选人参与竞选。1912年8月，在进步党组织召开的大会上，老罗斯福发表竞选演说，纲领就以"建立全民医保制度，以保护民众的家庭生活免遭疾病危害"②为重点内容。当时的《纽约时报》评论，罗斯福清楚表达了"罗斯福的信条"③，他指出：任何产业将饱受折磨的民众随意扔回社会的做

---

① Richard Hofstadter, *The Age of Reform*, New York：Knopf, 1968, p. 132.

② Kevin Hillstrom, *U. S. Health Policy and Politics*：*A Documentary History*, p. 185.

③ "Roosevelt's Own Creed Set Forth", *New York Times*, August 7, 1912.

法是不正常的。患者、事故受害者、身体虚弱者、非自愿失业者、老年人都应该获得保险服务……在国家出现重要问题时，需要有一个新的政党，组成人民的政府，制定社会保险制度……现在是设置公共福利、建立全民医保的时候了①。

非常遗憾，美国关于建立全民医保的首次倡议，随着老罗斯福第三届总统竞选失败而息声，他的构想无法变为现实，他的倡议直到1930年代初小罗斯福上台以后，才成为创建《社会保障法》讨论的热点问题。

二　小罗斯福时期的三次尝试

（一）1930年代经济大危机的窘境

1930年代的美国经济与1920年代相比，形成了强烈的反差。1920年代，美国经济发展欣欣向荣，被誉为前所未有的"繁荣年代"。当时美国的汽车、收音机、冰箱等生活耐用品的新市场、新需求，刺激了实业家大量投资扩大生产。另外，政府也在道路、桥梁和其他公共设施建设方面，倾注了亿万美元资金。大多数市民也因有了汽车，在市区和乡村之间，在家庭住宅和工作地点之间有了更多的选择。由于耐用品消费革命的推动，建筑、钢铁、水泥、石油、橡胶等其他工业发展也十分迅猛，为美国人创造了更多的就业机会和财富收入。大多数人猜测这种繁荣会长久延续下去，连当时的胡佛总统也一样相信，美国已步入永久繁荣的轨道。

但是这种经济繁荣和经济增长是不稳固的，是依靠消费者掀起的耐用品消费革命支撑的。当消费革命结束时，经济崩溃不可避免。1929年10月纽约股市大崩盘，直接引发了1930年代的"大萧条"，美国经济陷入了有史以来最严重的经济危机，而且经济危机的规模、深刻的程度和持续的时间，在历史上空前绝后。"美国国民生产总值从1929年的1044亿美元下跌到1933年的556亿美元。"② 许多银行倒闭，大批工厂关闭，

---

① Kevin Hillstrom, *U. S. Health Policy and Politics：A Documentary History*, p. 186.

② 任东来、王波等：《当代美国——一个超级大国的成长》，贵州人民出版社2001年版，第31页。

大批工人失业，失业率从 1929 年的 3.2% 飙升到 1933 年的 24.9%[①]，经济进入了停滞、下降、倒退的深渊。全美各地弥漫着绝望的气氛，这种令人窒息的气氛渗透到社会生活的每个角落。成千上万的工人流落街头，企图寻找工作。更多人在慈善机构门口排起了长队，等候分发食物。小业主由于顾客减少而破产，律师几乎没人委托而失业，医生发现成千上万人因挨饿营养不良，大多数人把温饱放到了疾病治疗、健康保护之前[②]。

当 1932 年总统竞选时，美国已经经历整 3 年经济大萧条的煎熬。3 年来经济萧条丝毫没有得到缓解，反而越陷越深。无论是民主党还是共和党，无论是党内还是党外，都对胡佛总统不满，拯救美国的重任就落到了富兰克林·罗斯福（亦称小罗斯福。下文不产生误解时简称罗斯福）的身上。正是在美国经济跌入最低谷的时刻，1933 年 3 月，罗斯福上台就任总统。在 3 月 4 日的就职演说中，他满怀激情地表示，为了美国人民走出困境推行"新政"，重要内容是金融改革、农业改革、"以工代赈"、建立社会保障制度。在他长达四届的任期内，罗斯福始终关注全民医保问题，曾经做过三次建立国家全民医保制度的尝试。

（二）第一次尝试

罗斯福上台后的 100 天内，就推动国会通过了 20 项重要的新政立法，积极扩大政府干预经济的力度，试图通过国家政府的力量来补救私有市场经济的缺陷，把美国人民从萧条的灾难中拯救出来，过上正常的生活。罗斯福的行动印证了英国经济学家凯恩斯 1936 年在《就业、利息和货币通论》中提出的凯恩斯理论，"避免现行经济形态全部毁灭的唯一切实办法，是扩大政府职能，让国家的权威与私人的策动力量互相合作"[③]。

在医疗领域如何倾注政府的投入也是罗斯福关注的内容。在正式宣誓就职前，他就对医疗成本核算委员会（the Committee on the Costs of

---

① Robert Famighetti ed. , *The World Almanac and Book of Facts 1998* , Mahwah, NJ: World Almanac Books, 1997, p. 143.

② John H. Cary, Julius Weinberg, Thomas L. Hartshorne, *The Social Fabric*: *American Life from the Civil War to the Present* , Boston: Little, Brown & Company Limited, 1987, p. 217.

③ ［美］赫伯特·斯坦：《美国总统经济史》，金清、郝黎莉译，吉林人民出版社 1997 年版，第 2 页。

Medical Care）的调查研究报告十分重视。该委员会是 1927 年为研究美国医疗费用可负担问题成立的，经过 5 年多的调查研究，于 1932 年 11 月 29 日在纽约医学院举行的大会上公布其最终调查报告。这是一个具有里程碑意义的报告，主要内容有美国医疗服务、医保的现状，委员会的建议。报告针对目前随医学科技发展带来的医疗费用成本大幅上涨，病人缺少医保的现状，建议、敦促政府立即果断行动，在医疗卫生方面增加政府的参与和投资①。在该委员会报告期间，罗斯福向大会发信件，希望该委员会的调查报告能为当前民众的医疗健康紧急情况提供切实可行的解决方案。罗斯福表示：我们相信促进和维持公众健康是政府的一项极其重要的职责。5 年前当你们开始这项研究时很多美国人无法获得医疗卫生服务的问题就已经相当严重，现在因为发生了席卷全球的经济大萧条，这个问题就更加严重了。当前无数人连饮食等最基本的生活必需品都难以保证，医疗卫生服务就更加无从谈起，这个问题必须引起我们的高度重视②。

为了迅速着手解决失业、养老、医疗等一系列社会保障问题，罗斯福总统任命由劳工部长、财政部长、农业部长、司法部长和联邦紧急救济署长为首，组织经济保障协调委员会，负责起草、论证《社会保障法》，开始了第一次建立国家全民医保制度的尝试。

1934 年 6 月 8 日，罗斯福出席国会联席会议，并明确表示支持建立国家社会保险制度，称目前新政的重心已经从恢复美国金融秩序到解决贫困、失业和其他紧迫的社会安全保障问题，他设想中的社会保障体系应该覆盖全体美国人民③。3 周以后，罗斯福颁布一项行政命令，创建经济安全委员会（Committee on Economic Security），由内阁成员劳工部部长费朗西丝·珀金斯（Frances Perkins）担任委员会主席，给他们 5 个月的期限，提交《社会保障法》草案。

经济安全委员会委派埃德加·辛顿斯特瑞克（Edgar Sydenstricker）

---

① Committee on the Costs of Medical Care, *Medical Care for the American People*：*Final Report of the Committee on the Costs of Medical Care*, Chicago：University of Chicago Press, 1932, pp. 2 – 3.

② 参见翁新愚《美国人看不起病?》，机械工业出版社 2011 年版，第 54 页。

③ Kevin Hillstrom, *U. S. Health Policy and Politics*：*A Documentary History*, p. 258.

和伊西多尔·福尔克（Isidore S. Falk）负责其中"疾病对经济保障风险"的研究，他们俩都是医疗成本核算委员会的成员。在 5 个月后委员会向总统提交研究报告，认为保障国家经济安全必须包括就业保障、失业金保障、养老金保障、儿童安全保障等，建议联邦政府增加联邦投资（通过国家财政补贴的形式）建立一个养老社会保障计划和失业补偿制度。另外，国家的经济安全和国民健康、贫困和疾病之间有着紧密的关联，国家全民医保是政府全方位挑战商业医疗保险公司、医师联合会对医疗资源及医疗服务资源的控制①。至于建立国家全民医保制度，他们不准备提出建议，因为医疗卫生问题主要应该由州和地方政府资助解决，由州政府和地方卫生部门筹资，联邦政府仅提供一些资金和技术援助②。

尽管经济安全委员会对建立全民医保制度态度不积极，但是一些社会名人态度坚决。美国著名经济计量学泰斗、耶鲁经济学家欧文·费雪（Irving Fisher）直接写信给罗斯福总统，强烈要求"把制定包括医保的国家健康制度，作为'新政'的重要组成部分"③。1934 年 10 月，曾是医疗成本核算委员会成员，后又负责"疾病对经济保障风险"调查研究的埃德加·辛顿斯特瑞克，力劝纽约民主党参议员罗伯特·瓦格纳（Robert F. Wagner）在起草《社会保障法》时，将"充足的医疗保险计划"纳入《社会保障法》中，并且提醒瓦格纳：罗斯福先生曾表明将医保作为其经济保障计划的一部分，他担心目光短浅的反对派会竭力反对，使总统打消原有的设想④。

罗斯福确实曾希望"政府主办国民医保计划，使民众得到良好的、及时的、负担得起的医疗保障"⑤。但随着各阶层讨论的深入，国会议员中产生了分歧。一部分人认为，当前较为迫切的问题是保证通过基本的社会保障（失业、养老保险和公共福利援助）法，将医保纳入其中必然

---

① Philip J. Funigiello, *Chronic Politics：Health Care Security from FDR to George W. Bush*, p. 13.

② Kevin Hillstrom, *U. S. Health Policy and Politics：A Documentary History*, p. 263.

③ Philip J. Funigiello, *Chronic Politics：Health Care Security from FDR to George W. Bush*, p. 14.

④ Ibid. .

⑤ Kevin Hillstrom, *U. S. Health Policy and Politics：A Documentary History*, p. 224.

遭到势力强大的医疗利益集团反对，从而阻挠整个社会保障法通过。另一部分人却认为，医保必须纳入社会保障法。这部分人的代表是联邦紧急救济署（The Federal Emergency Relief Administration）负责人哈利·霍普金斯（Harry Hopkins），他认为：随着支持"新政"的呼声越来越强，可能再也不会有如此合适的机会把全民医保纳入社会保障法中。他公开表示："保护和维护公众的健康是我们政府的首要功能。"①

事实正如有人担心的那样，以美国医学会（American Medical Association）为首的医疗利益集团强烈反对政府插手、监管医疗行业。它们认为医疗问题是患者个人的事务，政府不应该进行干预。如果政府推出强制医疗保险，必然导致政府医疗官僚主义，必定影响医生自由和破坏医生与患者之间的需求关系。医学会甚至谴责联邦紧急救济署的政府积极行为，反对在华盛顿政府机构中爆发的关于新政与医疗保险方面改革的言论。它们一次次向国会议员写信抗议，它们的反对影响了国会各委员会的态度，草案讨论遇到困难。在巨大压力下，埃德加·辛顿斯特瑞克和伊西多尔·福尔克成为最后劝说罗斯福把全民医保方案与《社会保障法》捆绑的说客，但是，罗斯福不再听劝，最终认为，"大萧条引发的失业救济和养老问题比医疗问题更为棘手"②，不想冒捅马蜂窝的风险，担心将全民医保捆绑放进《社会保障法》，可能导致整个《社会保障法》流产，从而影响其他社会保障问题都不能解决，"新政"的目的难以实现。所以，保险起见，避开强大反对势力，先行通过涵盖其他社会保障的法案，以后再通过修正案形式补充医保条款，也许会容易顺利一些，此举不失为上策。最终，罗斯福决定"暂缓考虑"医保问题，在提交国会的《社会保障法》中删除了国家医保内容。劳工部长费朗西丝·珀金斯解释，这完全是出于担心来自美国医学会的反对，防止它与其商业和国会的盟友扼杀整个《社会保障法》③。1935 年 8 月 8 日，《社会保障法》在国会顺利通过，罗斯福 8 月 14 日签署生效。

① Kevin Hillstrom, *U. S. Health Policy and Politics: A Documentary History*, p. 224.

② Paul Starr, *Remedy and Reaction: The Peculiar American Struggle over Health Care Reform*, p. 37.

③ Philip J. Funigiello, *Chronic Politics: Health Care Security from FDR to George W. Bush*, p. 17.

1935 年通过的《社会保障法》无疑具有重大意义。它为失业、退休养老、母婴援助、残疾、职业伤残等提供了社会保障。它是 20 世纪美国国会通过的最重要的单一社会立法，为美国社会保障制度奠定了基础，创建了一个新的主管美国人民福利事务的联邦政府机构——社会保障委员会，对逐步完善美国社会保障制度产生了极为深远的影响，促使美国朝着福利国家方向迈进，为美国社会稳定发展添加了"安全阀"和"调节器"。《社会保障法》也开创了美国政治先例，永久性地改变了政府与社会市场的关系，美国政府职能的扩大得到了确认，政府有责任和义务保障弱势群体的权益。

但是，美中不足、令人遗憾的是罗斯福对全民医保的"暂缓考虑"，使颁布的《社会保障法》缺失医疗保障，这是罗斯福与党派、利益集团妥协的结果，反映了罗斯福保守求稳的一面。从此，美国建立公共医保制度、提高全民覆盖率的医改道路更加曲折艰难。

（三）第二次尝试

《社会保障法》通过后，支持和反对立法的争论并没有结束。以劳工部长珀金斯为首的改革派建议罗斯福趁势适时考虑推动社会保障法修正案，加入全民医保项目。可对于保守派而言，保障法的先例是惊人的，他们指责这一立法是政府对财政不负责任的行为，是否定美国传统价值观、背叛大社会小政府自由经济市场原则的立法。在 1936 年大选期间，来自堪萨斯州的共和党总统候选人阿尔夫·兰登（Alf Landon）表示，如果他当选下届总统，立即废除《社会保障法》。在这种局势下，罗斯福面临第二届连任竞选，态度保守，他表示"在有把握赢得选举之前不想留给共和党对手一个现成的反对议题，认为下个冬季（总统选举之后）将是处理全民普遍健康问题的合适时机"①。

但是罗斯福也不想打击改革派。1936 年 10 月宣布成立协调健康和人类福利活动的跨部门委员会（The Inter-Departmental Committee to Coordinate Health and Human Welfare Activities），任命约瑟芬·洛克（Joesephine Roche）为主席，目的是将最优秀的人才聚合在一起，为联邦政府筹划国

① Philip J. Funigiello, *Chronic Politics: Health Care Security from FDR to George W. Bush*, p. 21.

家全民医保计划。这是他的竞选策略，以承诺继续为全民医保筹划获取
"新政"支持者的选票。1936 年大选投票结果，罗斯福大获全胜，以压倒
性优势连任总统。投票的优势给了阿尔夫·兰登一记响亮的耳光，说明
大多数美国人并不支持政治保守派。罗斯福的连任，是美国工薪阶层和
中产阶级选民对罗斯福新政的奖励。赞成国家全民医保的改革者，如：
20 世纪前半个世纪美国社会保险领域中倡导医改专家中的领头羊艾萨
克·拉比诺（Isaac M. Rubinow）、美国劳工立法协会的约翰·安德鲁斯
（John B. Andrews）、美国社会保障协会的亚伯拉罕·爱泼斯坦（Abraham
Epstein）、朱丽叶·罗森沃尔德基金会的迈克尔·戴维斯（Michael
M. Davis）和若瑞明·鲁弗斯（Rorem C. Rufus）、调查机构的保罗·凯洛
格（Paul Kellogg）等，他们不畏保守派的反对，更加积极谏言罗斯福制
定全民医保制度。

　　1937 年跨部门委员会建立医疗保健技术委员会（Technical committee
on Medical Care），负责协调和研究医疗卫生服务于社会保障相关问题，
主要调查如何为国民提供医保、联邦政府应该在这方面扮演怎样的角色。
1937 年 9 月，该委员会对有必要建立全国性医保计划达成共识，赞扬了
进步改革者，谴责保守的医疗机构，确认联邦政府有责任通过制定合理
的医保制度保障全民健康安全。1938 年跨部门委员会主席洛克建议医疗
保健技术委员会拟定全国性医保计划的框架，委员会提交了《国民医疗
服务制度详细条款》（*The National Health Inventory*），建议联邦政府和州
为医疗保险及医疗保健提供刺激和援助，认为这是联邦政府实施全国性
健康保险计划必不可少的。

　　1938 年跨部门委员会请求总统召开与医保有关部门、党派的联席会
议，试图与美国医学会合作。但立即遭到美国医学会反对，医学会抨击
《国民医疗服务制度详细条款》忽视了美国各州、各城市的不同情况，是
"不切实际的""社会主义的""反美的"。最典型、最有影响的反对之声
来自《美国医学会杂志》编辑莫里斯·菲什拜因（Morris Fishbei），他发
表多篇文章抨击《国民医疗服务制度详细条款》，认为"美国公民已经被
强制失业保险和养老保险，现在拟定强制医疗保险是分解民主的另一个

阴谋"①，他的观点在中产阶级中有较大影响。尽管有反对之声，但此次会议对解决全国性医保问题是非常有利的，促成参议员罗伯特·瓦格纳完成了《建立一项国民医疗服务制度》(*Establishing a National Health Program*) 的提案，罗伯特·瓦格纳曾参与起草 1935 年的《社会保障法》，他的提案参考了《国民医疗服务制度详细条款》，1939 年他向国会提交了提案。

但是，1939 年第二次世界大战爆发，直接影响了美国总统和国会对瓦格纳提案的关注度。1939 年 3 月，以西班牙共和国垮台为信号，法西斯主义在整个欧洲蔓延，德国进入捷克斯洛伐克，意大利跨过亚得里亚海占领阿尔巴尼亚，苏德缔结互不侵犯条约，9 月 1 日德国以闪电战术一举占领波兰，9 月 3 日英法对德宣战。一系列国际事件迫使美国放弃传统孤立主义外交政策，总统和国会立即采取在国际危机时刻通常采取的步骤，要求通过国防立法，开始动员军队，发展战时经济。总统和国会的重点关注，已经转移到欧洲冲突和太平洋战争方面，认为目前"在社会政策方面做任何进一步的创新都非常困难"②，社会改革必须让位于国家安全的战时防御和战时经济建设。当时跨部门委员会主席的助理亚瑟·奥特曼耶（Arthur J. Altmeyer）确信："总统已经改变了他在总统竞选时想要建立全国健康计划的想法。"③ 所以，当洛克建议瓦格纳提案立法时，"罗斯福建议国会仔细研究，但没有立即支持立法"④。第二次世界大战爆发，瓦格纳提案夭折。

（四）第三次尝试

到 1941 年，罗斯福和国会都认为，美国卷入第二次世界大战不可避免。德国对苏联的入侵，敦促美国严阵以待。虽然此时美国尚未卷入战争，但罗斯福已经在考虑战后的种种计划，《大西洋宪章》充分显示了美国的安排。随着 1942 年美国参战，美国的战时经济蓬勃发展，西部军事

---

① Kevin Hillstrom, *U. S. Health Policy and Politics: A Documentary History*, p. 285.

② Gerard W. Boychuk, *National Health Insurance in the United States and Canada: Race, Territory, and the Roots of Difference*, Washington, D. C. : Georgetown University Press, 2008, p. 29.

③ Peter A. Corning, *The Evolution of Medicare*, *Research Report No. 29*, Office of Research and Statistics, Social Security Administration, Washington, D. C. , 1969, p. 52.

④ Paul Starr, *The Social Transformation of American Medicine*, p. 277.

工业解决了很多失业工人就业问题，全民行动起来，无论在战场上、在生产中、在民防中都各有所为，失业率几乎不存在，直接降到 1.9%①。虽然战争诱发的经济繁荣使人们暂时淡化了医保迫切性，但有两件事情又让搁置的医保议题重新提起。

第一件事是服役军人的体质问题。随着美国参战，战争动员征召的 100 万服役军人竟然 40% 有体质问题，引起支持和关心建立健康保险改革者的关注。时任社会保障委员会主席的亚瑟·奥特曼耶表示：迫在眉睫的问题是国家安全，国家安全与人民健康紧密相关，无论战时还是和平时期，必须全力以赴为国家的生命健康保障巩固阵地②。

第二件事是英国的《贝弗里奇报告》。第二次世界大战爆发后，为了尽快打赢战争，英国政府必须动员更多的民众参加反法西斯战争，但战争的残酷和血腥，严重地威胁到参战百姓的生命健康，英国政府以此为契机，考虑建立全民医疗体制，以期将"战争国家"变成"福利国家"，为浴血奋战的民众提供保障。为此，英国政府委托英国著名的经济学家贝弗里奇，调查英国国民的医疗状况与其他社会福利现状，设计战后国民社会保障的蓝图。1942 年贝弗里奇提交了著名的《贝弗里奇报告》。英国在战后的 1948 年，以此报告中医疗服务的"普及、全面、免费、税收支持"③ 等原则为蓝本，颁布了《国家健康服务法》（*National Health Service*，NHS），建立了一个全民"从摇篮到坟墓"的政府计划型国家医疗服务体制，这种世界上政府管理最集中、政府包揽国民一生的医疗体制赢得了英国国民的赞赏与信赖。

这份报告对世界各国都有影响，对美国的触动也很大。亚瑟·奥特曼耶建议立即修正《社会保障法》，把健康保险条款加入《社会保障法》中，制订"美国的贝弗里奇计划"，它是美国参战军人和家属的愿望，也代表这一时期美国人要求国家福利的意愿。罗斯福在 1943 年 8 月 14 日

---

① Robert Famighetti ed. , *The World Almanac and Book of Facts 1998*, p. 143.

② Philip J. Funigiello, *Chronic Politics：Health Care Security from FDR to George W. Bush*, p. 51.

③ Odin W. Anderson, *The Health Services Continuum in Democratic States：An Inquiry into Solvable Problems*, Michigan：Health Care Administration Press, 1989, p. 28.

《社会保障法》签署 8 周年的时候表示，国会应该立法保障因不健康带来严重巨大的经济风险。

美国军人的体质问题和英国贝弗里奇计划，再加上罗斯福的态度，鼓舞了改革派，通过修正《社会保障法》来实现全民医保的提议，迎合了参议员瓦格纳 1939 年提出的方案。于是，1943 年瓦格纳积极与蒙大拿州民主党参议员詹姆斯·莫雷（James Murray）、密歇根州民主党议员约翰·丁格尔（John Dingell）合作，提出《瓦格纳—莫雷—丁格尔法案》（*Wagner-Murray-Dingell bill*），并呈递罗斯福总统，成为罗斯福任内第三次尝试的标志。

1944 年罗斯福面临又一次连任竞选，《瓦格纳—莫雷—丁格尔法案》的提案让总统陷入两难：第二次世界大战没有结束，苏联和日本问题都非常棘手，他既不可能冒险疏远那些与他合作、为他提供战争所需资源的大商业资本家、社会保守派、国会盟友，也不可能冒险让市民因不能立法而失去信心，从而影响战时生产效率；既不能因阻挠瓦格纳等改革派的努力而失去民主党党内自由派的支持，也不能因支持改革派而得罪共和党党内反对改革的保守派。在两难处境中，罗斯福选择了政治上的安全路线，仅仅决定允许提案提交国会，而不是代表白宫支持该项提案。事实上，当时国会中的保守势力越来越大，提案根本没有机会在国会通过。1945 年罗斯福逝世，改革者的梦想留给了继任者杜鲁门总统。

三　杜鲁门"至死不渝"的行动

1945 年 4 月 12 日，在经历了国家经济萧条和世界战争的罗斯福总统，在结束大战、开启举世瞩目新时代的前夕与世长辞。副总统杜鲁门继任总统后，在 1945 年 5 月 4 日就表示坚决支持 1943 年的《瓦格纳—莫雷—丁格尔法案》，并把建立国家公共医保计划作为 1945 年国内改革的重点。杜鲁门在位 8 年，对建立国家公共医保制度的立场比罗斯福积极得多，他鲜明表示："我不认为国家强制性医疗保险就是社会主义，它是必要的，我将至死不渝促成国家公共医保制度的建立。"① 所以杜鲁门是美国历史上第一位全力推进国家全民医保的总统，后来被美国人尊称为美国全民医保的"政治教父"。

（一）敦促国会制订国家公共医保方案

杜鲁门一上台，力图在内政方面继承罗斯福的新政。为了保持社会稳定，他推行"公平施政"，提出采取措施减少失业，进行农业、教育、医保、民权等多项社会改革。1945年9月6日，第二次世界大战结束后3周，杜鲁门给国会提案，主要是处理战后恢复问题和扩大"新政"福利项目，其中特别重视医保、社会安全、教育问题。杜鲁门要求法官萨缪尔·罗森曼（Samuel Rosenman）加紧编制总统向国会提交的国家公共医保计划方案，内容主要包括两部分：第一部分概述国家医保不足的健康需求，第二部分陈述政府解决此问题的建议。1945年11月，杜鲁门在国会发表演讲，其中关于国家全民医保方面，他说："我们要为所有美国人提供医疗保障，不管其居住地、身份、种族——国家全民覆盖。我们现在着手解决全民关注的健康问题，克服财政障碍，全民健康应该得到整个国家的帮助。"② 他在谈论当前国民身体健康状况时说，美国有成百上万人不能获得良好的医疗服务，因病致贫的人数也不少。在适龄服役的年轻人中，大约有30%的人体检不合格，这种情况必须引起足够重视。杜鲁门建议建立一个全面的联邦医保计划，主要由五个板块构成：增加医院设施、扩大公共医疗服务、增加医学教育和研究方面的投资、为残疾人现金支付医疗费、强制预付医疗服务费③。

提出五板块的原因如下。（1）为什么要增加医院设施，因为，虽然美国拥有医生的比例比其他国家高，但是分布不平衡，在贫困地区、边远地区，特别是中西部、西南部地区缺少医生和医院，医疗资源十分匮乏。所以联邦和州政府要拨款，帮助这些地区兴建医院，添置医疗设备。

---

① Harry S. Truman, "This is not Socialized Medicine", *Truman Calls for National Health Insurance*, Special Message to the Congress Recommending a Comprehensive Health Program, *Public Papers of the Presidents of the United States*: *Harry S. Truman*, 1945. Washington, DC: Government Printing Office, 1961, p. 476.

② Ibid., p. 482.

③ Ibid., p. 479.

（2）为什么要扩大公共医疗服务，因为公共医疗服务对提高国民健康素质具有极其重要的作用，而美国还有许多地区不能提供母婴保健等公共医疗卫生服务。这必然影响婴幼儿、儿童和少年的身体健康，从而影响国民的整体素质。（3）为什么要增加医学教育和研究的投资，因为不能满足现有的医疗水平和医学科技。在医学领域还有许多疾病的治疗没有攻克，癌症疾病每年夺走几万、十几万人的生命，所以必须加强医学研究和医学教育，联邦政府必须出资鼓励医学的教育和研究。（4）为什么要帮助残疾人，因为因残致贫会导致人精神崩溃、家破人亡，残疾人因病或受伤丧失劳动力，必须保障他们的基本生活正常。为防止因病致贫的经济不安全，杜鲁门希望国会建立两个社会保险体系：一个覆盖因疾病和残疾失去收入来源的人，另一个通过预付社会保障税为工人及其家属提供全面医疗服务。（5）为什么要强制预付医疗服务费，因为医疗费用不断上涨，超过了个人支付的能力，连中产阶级也面临这样的困境，何况贫困人群。所以联邦政府可以创建一项全国性医疗保险基金，所有公民每月只要交纳少量保险费，就可以在需要医疗服务时享受保险保障。

杜鲁门对法官萨缪尔·罗森曼和财政预算主任哈罗德·史密斯（Harold Smith）详谈扩大《社会保障法》的安全网，要求瓦格纳、莫雷、丁格尔修改《瓦格纳—莫雷—丁格尔法案》，起草《社会保障法》修正案，瓦格纳等三人积极行动，尽量把方案修改得与总统提出的五个板块内涵保持一致。杜鲁门通知史密斯向国会传递医保计划正在设计的消息，并给联邦安全局（Federal Security Agency）局长沃森·米勒（Watson Miller）提供相关材料[①]。6月，瓦格纳和莫雷向参议院介绍了他们修改的《瓦格纳—莫雷—丁格尔法案》（S. 1050）[②]，但是被参议院财政委员会否决，莫雷转交给参议院教育和劳工委员会，当时他是该委员会的主席。丁格尔在众议院介绍相同法案（H. R. 3293）[③]。

（二）"不遗余力"推行公共医保

杜鲁门的建议几乎得不到国会两党保守派的支持，与罗斯福时期一

---

① Harry S. Truman, *Memoirs*, 2vols, New York：Garden City 1956, pp. 56 - 57.
② 提交国会参议院的文件编号。
③ 同上。

样遭到医疗利益集团的强烈反对。共和党和保守的民主党，以及医疗利益集团支持杜鲁门关于投资医院建设和医学研究的建议，但他们坚决反对强制性预付医疗保险制的建议，因为它是通过提高了 4% 的社会安全税来实现的，贫困人群没有资格享有联邦税收覆盖的社会安全保障费用。因此，围绕修改后的《瓦格纳—莫雷—丁格尔法案》，国会内外的争论成为政治争论。

美国医学会从一开始就攻击杜鲁门的医疗保险计划，医学会在众议院的代表发布他们自己的医疗保险计划，坚持政府涉及医疗保险应该限制在对地方公共卫生、精神病和儿童护理计划的财政支持方面。任何超越就是危险的"极权主义""官僚医药"，将分裂神圣的医患关系和侵蚀美国的自由氛围及个人责任。学者米切尔·格雷（Michael R. Grey）评论，这种顽固的反对观点被大多数民众接受，他们害怕国家医疗保险可能成为官僚医药，政府在医生和患者之间插进一脚……许多人甚至相信国家医疗保险代表着医学专业责任与权威的丧失……州和地方医学会的医生普遍相信，如果由医生自由关注医学贫困问题比任何第三方插手要好。大多数医疗利益集团都反对修改的《瓦格纳—莫雷—丁格尔法案》，认为自愿保险是医疗保障覆盖最好的途径。制药工业集团也强烈反对该法案，因为法案条款允许联邦政府制定药品价格。另外还有美国律师协会、国家农人协进会、美国商会（the U. S. Chamber of commerce）等都谴责强制保险是违背、反叛美国自由主义精神的①。

1946 年国会中期选举，结果让杜鲁门难堪，共和党得到了惊人的胜利，在参众两院都占有优势，这是自 1928 年以来共和党首次成为参众两院主控党，这给在位民主党总统推动国家医疗保险立法带来很大的难度。国会中的共和党人变本加厉地描绘杜鲁门的方案"是国会有史以来最社会主义的提案"②。随后国会举行了为期 4 个月的听证，尽管改革者耐心和反复解释：国家公共医保计划不会使医生成为政府雇员，而偿付医生的服务费和其他私人保险费相同，改革计划与社会主义公费医疗模式完全不同。杜鲁门也再三强调，在全民医疗保险基金制度下，医患双方关

---

① Kevin Hillstrom, *U. S. Health Policy and Politics：A Documentary History*, p. 293.
② Ibid. , p. 294.

系不会变化，依然可以自由选择和自由决定。但立法者心中"社会主义"的阴影无法抹去。

其实，杜鲁门自己是"冷战"政策的制定者和实施者，他的"杜鲁门主义"成为美国反对共产主义的对外政策。1947年3月12日，杜鲁门总统在致国会的咨文中，提出以"遏制共产主义"作为国家政治意识形态和对外政策的指导思想。咨文中他说明援助希腊、土耳其的直接原因是美国要阻止任何国家的人民革命运动和民族解放运动，因为这些都危害着国际和平基础和美国安全。他宣称世界已分为两个敌对阵营："极权政体"对"自由国家"，美国要承担"自由世界"抗拒共产主义的使命，充当国际宪兵。这就是多米诺骨牌理论的早期说法。因此，他要求国会立即采取果断行动，向希腊和土耳其提供4亿美元的军事援助，因为如果丧失希腊，就会立刻危及土耳其和整个中东，不仅影响东方，而且波及西方，产生多米诺骨牌效应。杜鲁门的对外政策——"杜鲁门主义"是反"社会主义"、反"共产主义"的标签，但令人啼笑皆非，他的国内社会改革良政——国家医保制度被贴上了"社会主义"的标签。在"冷战"兴起的年代，任何社会改革"被贴上了'社会主义'或'共产主义'的标签时，就没有成功的可能了"①。

国会中的保守派始终抵制按总统意图修改的《瓦格纳—莫雷—丁格尔法案》，把它停留在参众两院各委员会审议阶段，不进入立法投票程序，杜鲁门改革方案彻底失败。虽然如此，听证会后两党也有妥协合作，1946年国会通过另外两个有关医疗保障的法案：《国家精神病患者健康法案》（*National Mental Health Act*）与《医院调查和医院建设法案》（*Hospital Survey and Construction Act*）。实际上这两个法案内容是杜鲁门方案五大板块中的两个，前者法案促使1949年建立了美国国家精神病患者康复治疗机构，后者推动了乡村及边远地区，特别是南部、中西部、西部新医院的建设。

随着冷战深入，美国人的冷战思维越来越浓，杜鲁门的国家全民医保计划一直被指责为共产主义的"公费医疗"，杜鲁门虽然无可奈何，但

---

① ［美］沃尔特·拉菲伯、理查德·波伦堡、南希·沃洛奇：《美国世纪：一个超级大国的崛起与兴盛》，黄磷译，海南出版社2008年版，第335页。

没有彻底放弃。1951 年命令成立国家医疗需求总统委员会（Presidential Commission on the Health Needs of the Nation），要求其负责分析美国的医疗卫生需求，并负责提出相应的建议或措施。1951 年，美国麦卡锡主义开始泛滥。关于共产主义分子已经渗透到政府中，大多数有名望的民主党人通过朝鲜挑起战争，为共产主义服务的危言耸听言论，弄得国会议员人人自危，无人再敢与丁点共产主义因素沾边。杜鲁门明白国家全民医保不可能在他任上实现，但还是要求总统委员会继续研究和提交推进改革的具体建议。1 年后，由保罗·马格纳森（Paul B. Magnuson）为首的委员会提交了一份长达 5 卷的美国医疗保障体制综述报告。此时杜鲁门即将卸任，只能在离开白宫时"将这份国家医疗保障体制综述报告作为留在艾森豪威尔总统办公桌上唯一的文件"①。

杜鲁门"至死不渝"的行动虽然最终成效不大，但他的国家全民医保计划设想比罗斯福"新政"时期的更加具体，支持"新政"的罗森曼、瓦格纳、莫雷、丁格尔等改革派，在构建杜鲁门国家全民医保制度方面发挥了重要作用。杜鲁门与罗斯福的保守和迟疑不同，他的积极行动是总统主张建立国家医保制度史上的里程碑②。

四　艾森豪威尔推动私营医保发展

艾森豪威尔上台后，对杜鲁门留给他的医改报告持怀疑态度，他的观点与杜鲁门截然不同，他基本站在保守派一边，与美国医学会的观点一致，"认为国家医保计划根本行不通，因为涉及政府财政问题。他赞成限制政府干涉，让自由市场运行，不希望医疗行业置于官僚政治之下而死"③。在这个时期，冷战已经开始，美国政治家和医疗利益集团都把私人医疗保险看作是可以消灭无保险的模式，认为普通大众通过私人自愿保险组合、贫困线以下的通过公众救助形式，更适合美国的需求和传统，建立国家医保制度会触及敏感的政治问题。

---

① Paul B. Magnuson, *Ring the Night Bell*: *The Autobiography of a Surgeon*, Alabama: The University of Alabama at Birmingham, 1986, p. 364.

② Michael M. Davis, "A Milestone in Health Progress", *Survey Graphic 34*, Dec. 1945, p. 485.

③ Kevin Hillstrom, *U. S. Health Policy and Politics*: *A Documentary History*, p. 300.

在这种政治背景下，美国的私人医疗保险事业发展迅速。1950 年代，数百万以前没有医疗保险的人都被私营医保制度覆盖，从 1940 年到 1960 年，被各类私营医疗保险项目（商业保险或非营利"双蓝"）覆盖的美国人从 9% 快速上升到 68%[①]。面对私营医疗保险市场化快速发展的趋势，反对建立国家公共医保制度的人都认为美国医疗保障不需要公共医保制度，"私人医疗保险完全可以实现基本全民医保的"[②]。

私营医疗保险市场的快速发展，与艾森豪威尔时期提倡雇主为雇员提供医疗保险有重大关系。第二次世界大战期间，战时工业蓬勃发展，工厂劳动力特别短缺，雇主之间竞争，争抢劳动力。罗斯福为了防止物价上涨造成通货膨胀，下令将所有工资和物价冻结[③]，许多雇主被迫采用为雇员提供医疗福利的方法，变相提高工资，增加了雇佣吸引力。为稳定雇工队伍，由雇主提供的医疗福利在"冻结令"解除后，依然被大部分雇主采纳保留，雇主提供医疗福利逐渐成为就业者医疗保障的主要途径。1954 年，艾森豪威尔提议国会正式修正《国内收入法》，以免税优惠政策方式，鼓励雇主为雇员提供医疗保险。《国内收入法》第 106 条中明确规定：雇主为雇员支付的意外保险费和医疗保险费，均属免税范围[④]。从此，美国企业中雇主在商业医疗保险市场，纷纷为雇员选择各种保险项目作为福利，逐渐形成"雇主提供式"雇佣惯例。"免税鼓励政策，使'雇主提供式'成为美国医保体制的基础，超过 60% 的美国人都通过就业获得医疗保险"[⑤]，医疗保障领域形成"工作锁"效应。

但是，私营医保市场化发展有其自身的供求原则和逆向选择理论。首先，供求原则是美国私营医保市场化的基础。人们为防止发生因病致贫的巨大经济损失，就会愿意购买保险；风险发生率越高，购买积极性

---

①　Rosemary Stevens, *In Sickness and in Wealth: American Hospitals in the Twentieth Century*, New York: Basic Books, 1989, p. 259.

②　Alan Derickson, "Health for Three-Thirds of the Nation: Public Health Advocacy of Universal Access to Medical Care in the United States", *American Journal of Public Health* 92, No. 2 Feb. 2002, p. 180.

③　参见［美］加尔文·林顿编《美国两百年大事记》，谢延光等译，第 369 页。

④　参见翟继光《美国税法典》，第 247 页。

⑤　Grace-Marie Arnett ed., *Empowering Health Care Consumers through Tax Reform*, Ann Arbor: University of Michigan Press, 1999, p. 32.

越高；保险价格越高，愿意投保的人越少；有时候收入多少与购买保险多少成正比，相反健康状况与购买保险多少成反比。其次，逆向选择理论显示：市场化决定保险公司必然以利润最大化为宗旨，为规避风险必须采取逆向选择投保人群策略，公司往往选择收入高、健康好、年轻、潜在风险低的客户群作为运营主体，对收入低、健康差、年老等弱势群体，私有保险公司必然采取高保费来抵御风险，或者干脆拒绝其投保来回避风险。

　　显然，美国名目繁多的私营医保项目，并不能使所有人在抵御疾病和突发毁灭性事故打击方面都有医疗保障。由于私人保险的主动权主要掌握在保险公司一方，这就使得一些有严重疾病或家族病史的患者，一些老弱病残注定要消费高额医疗费的患者，必然被私营医保公司拒之门外而失去保障。同时，各类私营医保项目除了要缴纳一定的投保费外，受保范围也各不相同，"对于穷人和贫困人群、老人和弱势群体，是缺乏医疗保障的，尤其是 65 岁以上老人，他们容易患大病、重病，医疗费用通常是很高的"①。

　　另外，艾森豪威尔时期"免税鼓励政策"下的"工作锁"效应，也不是百分百的。虽然许多大企业雇主主动替雇员交付大部分医疗保险费，但只有马萨诸塞州有法令明文规定企业主必须为自己雇员购买医疗保险，其他州并没有法令明文规定。雇主与雇员签订的劳资协议不一定包括医疗保险项目，尤其是小企业主往往不愿为其雇员缴纳。一般计时工和从事低收入工作的人，其雇主也不会为他们购买任何医疗保险，即使雇用期间有，但如果一旦失业，原来享受的医疗保险待遇就不复存在。另外，大量移民，包括合法和非法的医疗基本没有保障。所以，1950 年代，超过一半的老年人口，以及 65 岁以上老人没有基本医疗保险，更别说拥有任何大病重病保险，简单原因是经济利益所致。

　　显然，私营医保并不能覆盖弱势群体，低覆盖率和美国经济增长反差形成的社会问题有可能引发政治危机。艾森豪威尔在 1954 年提出"再保险"计划，向国会递交提案建议联邦政府资助商业和非营利保险公司，

---

① Milton I. Roemer, M. D., *An Introduction to the U. S. Health Care System*, New York: Springer Publishing Company, Inc., 1982, p. 91.

要求它们为高风险人群提供保险。但是国会中无论是自由派还是保守派，大多数都反对联邦政府用税收来补贴私人保险公司的不足，私有保险公司、企业、医疗利益集团也拒绝响应，只有政府召集的美国医院协会和"双蓝"组织，同意为高危人群提供医疗覆盖，希望从政府补贴无保险人的计划中得益。最终因更多人反对联邦政府给私有保险公司提供"赠品"，"再保险"方案失败。"双蓝"为了保险计划能正常运营，不得不提高其保费来平抑风险。"双蓝"逐渐被称为"垃圾堆积场"，意为接纳过多弱势群体而不堪重负。

五　全民医保转向老年医保

（一）老年医保成为新的立足点

进入 1950 年代以后，一些曾参与《社会保障法》和杜鲁门国家全民医保计划制订的国家安全和社会保障专家，如：威尔伯·科恩（Wilbur J. Cohen）、伊西多尔·福尔克（Isadore S. Falk），他们在经历了几十年国家全民医保立法失败后，开始思考换一种思路，尝试改变一下策略，是否提出相对温和、渐进式的方案就容易在国会通过。1951 年在联邦安全局（Federal Security Agency）担任顾问的科恩、福尔克与安全局局长奥斯卡·尤因（Oscar Ewing）一起讨论医保改革方案。他们设想把医保受益面缩小到老年群体，于 1951 年 4 月向国会提交了一个小型议案，每年为 700 万老年退休人员提供 60 天的医疗保险，但是国会没有通过。

虽然这个小型方案没有通过，但是标志着改革者们关于国家全民医保立法的关注点发生了变化，"毫无疑问，这是一个政治上务实的决定，在某种程度上说，是非同寻常的决定，因为世界上没有哪一个工业国家有独立的老年医保项目"[1]。美国许多政治学家和政策分析师都认为，美国的重大公共政策一般不会发生重大变化，公共政策的转变通常使用渐进方式，在建立全民医保制度受挫时，转而关注老年医保立法，这是美国渐进式制度改革的成功。

这种转向是因为改革者研究了过去长期争论激烈，导致立法不成功

---

[1]　Jennie Jacobs Kronenfeld, *Medicare: Health and Medical Issues Today*, p. 10.

的原因。例如，杜鲁门的国家全民医保计划主要存在四个异议：第一，杜鲁门计划里的医疗保险明显是个"赠品"项目，没有资格线，哪些人应该获得、哪些人不应该获得没有明显区分；第二，如果实行杜鲁门的计划，似乎涵盖了许多不需要援助的并不贫穷的美国人；第三，现有医疗服务使用增长率会加快，超出系统承受能力；第四，联邦对医生的控制将会加强，疑似为社会主义在美国提供先例。相反，老年医保项目不存在这些异议。通过规定老年受益者的年龄和人数，无须担心是否"赠品"，因为与其他群体相比，老年群体被视为经济条件差、更容易生病、获得保险机会更少的群体，所以老年群体容易得到公众同情。每个人年轻时可以通过雇佣关系"工作锁"，获得医疗保险，但随着年龄的增长，到了退休，他们就失去"工作锁"的医疗保险。因此，逻辑上有理由为老年人建立一个单独的医保项目。

政治上同样有理由为老年人建立公共医保制度。1950年代中后期，随着美国战后经济发展，老龄化问题严重，大多数老年人不能负担自己的医疗保险费。从情理上老年人在职时为社会做出了贡献，年老了应该有权获得社会福利保障，如果老龄化问题越来越严重，将会引发严重的社会政治问题。有些政治家认为，政府发挥职能，建立《医疗照顾》，显得越来越迫切。

大众心理也容易接受《医疗照顾》。自从这种渐进式的转向出现后，在现有的社会保障体系中植入一个老年医保项目的设想，很快得到了公众广泛的支持。社会保障体系并不是纯福利的，而是退休后的既得福利，社会保障体系的资金来源，是人们以工资税的形式向社会保障体系里投钱。这种体系赢得公共支持的重要原因，是因为它有利于大多数老年人，可以把目前在职人员向社会保障体系缴纳的工资税集中起来，在职人员将来年老之后可以得到这项福利，他们的父母能更快受益。因此，大众的支持可以转变成大众对政府的政治支持。

由于艾森豪威尔总统上台就反对杜鲁门的国家全民医保提案，而且艾森豪威尔时期共和党人赢得了参众两院的多数，总统和总统党的政治倾向使1950年代初期全美的政治气氛比较保守。但是到了1954年，国会参众两院民主党占多数，为民主党的国内社会改革立法创造了条件，各种老年医保方案频频出现，最受政府和社会各界关注，进入国会立法争辩的是《弗朗德法案》（*Froand Bill*）和《克尔—米尔斯法案》（*Kerr-Mills Bill*）。

（二）两个《医疗照顾》方案

1.《弗朗德法案》

《弗朗德法案》是《老年公民机会》修正案的再修正版。1956 年成为关注老年医保立法的转折点，许多关心国家老年医疗问题的政治家和政策专家，参与起草老年医保立法草案。如参议院劳动和公共福利委员会成员威廉姆·瑞迪（William Reidy），委员会主席李斯特·希尔（Lister Hill）和委员威尔伯·科恩起草了《老年公民机会》（Senior Citizens Opportunity）草案，并提交国会。虽然国会没有进入立法程序，但是参议院还是通过决议，拨款 3 万美元用于进一步研究老龄化问题。

美国劳联—产联社会保障部门领导人纳尔森·克鲁克香克（Nelson Cruikshank）和联邦社会保障税收政策部门负责人罗伯特·巴尔（Robert Ball）积极组织修改《老年公民机会》，新的修正案内容主要包括给予老年人 60 天住院保险和外科手术费保险。为了防止美国医学会的反对，规定患者可以自由选择任何参与此项目的医生或者医疗机构，医疗教育福利部门秘书负责项目管理，不管控医疗实践，医院和护理涉及医疗运作的所有工作人员政府给予一定补偿，项目费用融资依靠提高 0.5% 的社会保障工资税，补贴每位交纳工资税者 12 美元。估计税收增加足够支付每年约 800 万美元的开销。

《老年公民机会》修正案递交众议院，遭到众议院筹款委员会主席杰瑞·库珀（Jere Cooper）的反对，他称病拒绝接受。但得到众议院筹款委员会其他三位资深委员的支持，他们是田纳西州民主党人威尔伯·米尔斯（Wilbur Mills）、肯塔基州的民主党人诺贝尔·格里高利（Nobel Gregory）、罗德岛民主党人艾米·弗朗德（Aime J. Forand）。他们商议对该修正案稍作修改后，于 1957 年 8 月由弗朗德向国会递交他们对《老年公民机会》修正案的再改版（H. R. 9467），因由弗朗德递交，称《弗朗德法案》。再改版方案把美国推向更高的福利国家，一方面以社会保障的导向覆盖了所有年龄段的人；另一方面又以福利为导向的方式，只覆盖 65 岁及以上的自己无力支付医疗费用的人。社会保障方面，覆盖住院保险、养老院护理费用，福利方面覆盖更广，包含医生服务费、牙科费用、药品费等。筹资通过额外的工资税，加重了低收入的负担。

《弗朗德法案》有一点容易让美国人接受，就是无须调查人们的经济状况。美国人通常认为调查经济状况是对老年人的侮辱，无须经济调查能够扩大这个项目的政治吸引力，它让所有老年人受益。该法案中社会保障方法将由社会保障部门制定统一的国家标准，其中以福利为导向的方法将由州和地方官员制定不同的标准。所以，自由主义者有点出乎意料地支持了《弗朗德法案》，比较保守的福利支持者也支持为一贫如洗的老人提供覆盖面更广的福利。

从 1958 年起，国会众议院筹款委员会主持听证会，征求对该法案的赞成与否。听证会经历了漫长、曲折的辩论。虽然听证会期间没有明显的结论，但是吸引美国人开始关注老年医疗保险不足的问题。1959 年秋，国会经济委员会进一步报告中表示对老年问题的关切和忧虑。听证会还欢迎任何个人发表意见，这样在许多地方，如波士顿、匹兹堡、旧金山、查尔斯顿、迈阿密、底特律等地方的老年人纷纷证言老年医疗不足、生活贫困，媒体作了很多宣传，引起社会保障部门和国会的重视。

听证会也引起了医疗利益集团的关注。美国医学会自认为在杜鲁门时期已经击败了关于全民医保的设想，针对目前观念变化舆论导向，他们很快做出反应。医学会一如既往坚持自己的观点，认为《弗朗德法案》将会带来政府干预私人医疗的情况。他们使用了各种数据，说明老年人比其他年龄段人的经济状况要好，为老年人提供医疗保险是美国向国家社会主义迈进的第一步。医学会打政治牌的目的是提高政治担忧意识，使许多政治家不再支持《弗朗德法案》。医学会联合其他医疗利益集团，如美国医院协会、全美蓝盾计划协会、美国人寿保险协会等，还有一些商业组织，如全国制造商协会、美国商会、美国农场联合会、美国退伍军人协会等，一起阻止《弗朗德法案》出台。表示支持的利益集团和社会团体，主要是几个劳工组织，如美国劳联—产联、美国护士协会、社会工作者协会、美国老年病学学会，以及许多自由组织团体，如犹太联合会理事会和福利基金会、美国退休人员协会、全国农民联盟。

《弗朗德法案》立法的第一步就失败了，众议院筹款委员会并没有通过这份提案，在多种因素中米尔斯态度转变有重要的影响。米尔斯负责管理联邦税收和社会保障系统，在众议院筹款委员会中，在整个税收政策方面的关系网中，影响力非常大，在发展联邦经济政策和社会保障领域扮演着关键性的角色，被称为华盛顿的第二号强有力的人物。但是最初支持该法案的米尔斯，此时的态度转向保守，他主要担心该法案的实施会增加联邦政府的财政支出，不同意通过社会保障的财政支撑医疗保险。艾森豪威尔依然是总统，他仍然反对任何类似《弗朗德法案》的立法。一些共和党人，包括未来的总统候选人理查德·尼克松，反而担心艾森豪威尔的这种反对态度，不利于下届共和党总统候选人的竞选，因为 1950 年代后期人们已经高度关注老年医疗问题了。最后，众议院筹款委员会在米尔斯的提议下，投票否决了《弗朗德法案》。

2.《克尔—米尔斯法案》

《弗朗德法案》失败，并不是各方对建立老年医保制度没有达成共识，而是对具体的条款意见不一致，这也是自老罗斯福以来的一大转变。无论是民主党还是共和党，老年医保问题将成为下届大选的政治砝码。1960 年又到了竞选季节，民主党总统候选人肯尼迪声称支持《弗朗德法案》，他的政治同僚出谋联合支持医疗改革的议员重新起草法案。共和党不甘示弱，他们的对策是联邦发放救济照顾年收入不到 3000 美元的老人。当时已经升任众议院筹款委员会主席的米尔斯，立即联系俄克拉荷马州民主党参议员罗伯特·克尔（Robert·Kerr），希望抢在肯尼迪之前，提出一个兼顾《弗朗德法案》和共和党救济方案的妥协案，于是就形成了后来的《老年医疗援助计划》（*Medical Assistance for the Aged*），也称《克尔—米尔斯法案》（*Kerr-Mills Bill*）。

《克尔—米尔斯法案》的主要内容是，由联邦授权州政府为调查清楚的贫困老人提供医疗援助，各州可自愿参加，并自行制订援助计划和范围。这是一个由州管理的针对老年贫困者医疗援助的项目，目的是给予贫困老人医疗救助，联邦政府承担各州为贫困老人所支付的医疗保险费的 50%—80%。

为了促使国会通过自己的提案，克尔进行了多项活动。克尔虽不是参议院财政委员会主席，却是最有实力的委员，他深知要想使自己的提案成功，必须得到医学会和艾森豪威尔的支持。他飞往芝加哥会见美国医学会领导，要求他们尽其所能保证合作。开始克尔并没有获得满意的结果，后来直接告诉他们，目前颁布老年医保法案是大势所趋，你们要么选择《克尔—米尔斯法案》,要么选择《弗朗德法案》,两者必取其一是迟早的事,而且是迫在眉睫的事。医学会领导人最终屈服,同意不会反对《克尔—米尔斯法案》,这是他们到目前为止最一反常态的做法。在参议院财政委员会讨论时,克尔介绍了自己的草案,通过他与艾森豪威尔的财政顾问达成亲密关系,使委员会相信,他的草案得到了行政最高当局的支持。

由于《克尔—米尔斯法案》是医疗援助计划,实际上是一个遏制普遍公共医保计划的方案,因为全民公共医保需要更多的财政税收支持。因此,该法案在讨论时没有遇到过分激烈的反对,1960 年国会最终投票通过。有人担心,总统艾森豪威尔要否决该法案,因为该法案存在一种慷慨的配额模式,该法案对于低收入的州有倾向性,尤其是对克尔选区的俄克拉荷马州、阿肯色州特别有利。克尔通过社会保障委员会主席对总统解释,通过多样灵活的形式可以对配套资金进行处理,使低收入的农业州比富裕的城市工业州享受相对较高的联邦资金配套比例。艾森豪威尔总统最终签署实施。

但是《克尔—米尔斯法案》的实施不太成功。一些观察家,如民主党参议员帕特·麦克纳马拉(Pat McNamara)从一开始就预测,这项计划是纸上谈兵,注定要失败的[1]。这个预测后来被证明是准确的,富裕的州有能力建立服务更好、资助范围更大的医疗援助项目,贫困的州则因为财政等问题而缩减补助额度或者不加入老年医疗援助计划,事实上许多有大量贫困人群的州和南方州不愿执行《克尔—米尔斯法案》。1963年,美国 50 个州中有 32 个州不执行该法案,到 1965 年,联邦政府按《克尔—米尔斯法案》补助额的 90% 给了加州、纽约州、马萨诸塞州、密歇根州和宾夕法尼亚州,全美国仅有 31% 的老年人受益[2]。

显然,对于积极倡导建立国家老年医保制度的改革者来说,《克尔—米尔斯法案》是非常有限的,特别是该法案实际实施效果不佳。《华盛顿邮报》描绘《克尔—米尔斯法案》是"一个寒酸的笑话",240 万有资格

---

① Kevin Hillstrom, *U. S. Health Policy and Politics: A Documentary History*, p. 359.

② Brown E. Richard, "Medicare and Medicaid: The Process, Value, and Limits of Health Care Reforms," *Journal of Public Health Policy*, Vol. 4, No. 3, 1983, p. 342.

获得援助的老年人，除了每人每月可以得到联邦政府补助的 12 美元外，再没有什么。其他 1000 万老年人将有资格获得各州的援助，但必须依据各州愿意拿出多少，以及接受援助的人必须证明他们足以贫困不能支付医疗费用①。《克尔—米尔斯法案》的局限性从一开始就决定了"寿命"不会太长，进一步的改革很快就会到来。

第二节　半个世纪的争论

从 1912 年老罗斯福开始到 1960 年代前期的半个世纪，美国多次尝试建立公共医保制度，无论是设想、草案、提案从提出到终结，整个进程都充满各种复杂的争议，多重纷争使建立公共医保制度难达共识。在历史上，美国没有其他社会保障立法如医疗保障立法那么艰难，竟然从提议到立法几十年都没有成功。美国是个典型的自由市场经济体制的资本主义国家，市场化已经深深扎根于美国社会的各个角落。一切按照市场化原则、规律运行早就天经地义。市场观念、市场原则，以及市场实践在塑造美国政治、经济与社会的过程中起着决定性作用。医疗保障领域私营医疗保险充分体现了市场化原则，而建立公共医保制度，则是对传统私有制的挑战，是对市场化樊篱的突破。这必然触及人们的传统价值观，威胁某些利益集团的既得利益，从而引发多重争议，导致制度难以创立。纵观半个世纪，围绕是否应该建立公共医保制度，争议从来没有间断。

一　民主党和共和党的不同主张

（一）两党的基本立场

美国的两大党在本质上并无多大区别，共和党和民主党都是资产阶级政党。由于资产阶级内部因产业和地区不同形成利益不同的集团，两大党通常分别代表不同的利益集团。另外，由于历史原因和其他原因，两大党的选民基础不同。中下层基本支持民主党，上层大多支持共和党。

---

① Philip J. Funigiello, *Chronic Politics*：*Health Care Security from FDR to George W. Bush*, p. 111.

共和党内保守派多，民主党内则自由派略多于保守派。美国宪法规定了代议制是美国政治制度的基本原则之一，所以选举在美国政治生活中起着十分重要的作用。任何一届政府，在制定或改变其政策时，都不能不考虑公众的意见。否则，不但政策因得不到选民的支持而难以确立和推行，执政权也会丧失。两党最重要的目标是赢得选举胜利，上台执政。为此，两党的纲领和政策必须首先着重考虑其传统的基本选民的意向、愿望和要求，可以稳住自己的阵脚。同时要抨击对方的政策，寻找对方政策的弱点，积极争取数量不断增加的那部分游移不定的选民，以求在选举中获胜，顺利执政。

美国的两大党虽然在政治本质上没有多大区别，但由于历史的原因两大党的政治思想倾向不同。民主党通常是自由主义思想的代表，支持民权，主张社会革新，他们的选民基础是中下层。共和党通常是保守主义思想的代表，强调维持现状，主张减少政府干预政策。民主党的政治传统是关心下层和援助穷人，因此从罗斯福开始，主张建立全民医保制度的改革多数在民主党总统任内，共和党总统一般不把医改作为主要的国内政策，即使面对医疗困境，也不主张扩大政府职能进行大规模的体制改革，更倾向通过市场调节，规范医疗服务和给付方式，降低医疗成本。因此，在这30年间，在建立全民医保制度的讨论中，无论民主党提出什么建议或方案，都会遭到共和党保守派的抨击和反对。

（二）两党争议的焦点

两党争议的焦点主要集中在医疗保障领域政府的权限和以何种方式提高医保覆盖率的两大问题上。

第一，关于政府权限之争。1930年代之前，美国联邦政府在经济和社会福利领域主要奉行自由放任政策。1930年代美国爆发"大萧条"，经济环境恶化导致社会问题严重，联邦政府在社会保障领域发挥作用。1935年《社会保障法》颁布后，社会保障领域的其他问题基本解决，但医疗保障成为遗留难题。原因主要是医疗保障领域的经济属性和社会属性，犬牙交错特别复杂。医疗领域的经济属性，反映在医疗资源配置的供需关系、自由选择、机会均等、公平竞争等市场公平原则上。社会属性反映在人人均有平等健康权和生命权的社会公平原则上。经济领域的公平依靠市场调节维持，社会领域的不公平依赖政府承担责任进行修正。

但是美国人对政府干预存有根深蒂固的戒心，对政府主导建立公共医保制度保持高度警惕。一方面经济属性要求限制政府干预医疗市场，另一方面社会属性又需要政府干预解决市场化产生的弊端，两者矛盾重重，导致扩大还是限制政府权限的争辩始终不断。

第二，关于如何实现全民医保的方式之争。由于美国的政治、经济、文化特性，共和党和大多数美国人都相信，虽然美国医疗保障方面有缺陷，但相比其他国家，在医疗系统和医疗技术方面美国都是领先的，没有必要对这个有效的系统作根本的改变。虽然弱势群体需要更多照顾，但可以通过发展私营医疗保险的实践和制度，让大多数人得到覆盖，让贫困人得到医院和医师的慈善服务。所以 30 年中，公共医保制度没有建立，而私营医疗保险市场得到迅速拓展。当美国医疗困境越来越严重时，究竟是建立和扩大公共医保制度，还是扩大市场化医疗保险市场，抑或两者兼顾，成为 20 世纪后半个世纪美国医改讨论的重点。

二　医疗利益集团的持续反对

利益集团是美国政治制度的产物和权力结构的组成部分。医疗利益集团，主要是代表医疗领域专业技术人员利益的集团、医疗服务提供者利益的集团、代表医疗保险行业利益的集团。美国有势力和有影响的医疗利益集团是美国卫生保健协会（American Health Care Association）、美国医学会、美国护士协会（American Nurses Association）、美国牙医协会（American Dental Association）和美国医院协会（American Hospital Association）、美国医学院协会（The Association of American Medical Colleges），还有美国健康保险协会（Health Insurance Association of America）等，它们关心美国政治，寻求影响政府政策，虽然它们的目标不是上台执政，而是通过各种活动支持或反对政府出台有关政策，达到维护和促进本集团成员的利益、维护和促进本集团追求的理想和事业的目的。它们为了政府能制定有利于自己利益集团或否决不利于自己利益集团的政策，经常采用游说的手段与国会议员保持密切联系，以期影响国会委员会对议案的审议，并通过对国会议员施加压力，影响议案的进程。在一定意义上，利益集团是政党的补充，它们的活动必然加剧两党政治斗争的激烈程度。

在美国医疗利益集团中，美国医学会的势力和影响比较大。早在1847 年美国医学会就在费城成立，它是世界首创的全国性专业医疗协会，开始建立统一标准的医学教育、培训和实践。到 1897 年医学会已经是美国最大的医生协会，它的使命是促进医学和科学，改善公共卫生，促进医生和患者的利益，游说有利于医生和患者的立法，并为医学教育筹集资金。它有自己创办的刊物《美国医学协会杂志》（JAMA），是世界上周发行量最大的医学杂志。由于其在医疗科技、教育和医师队伍、医院建设方面的地位，医学会逐渐成为美国最有影响力的全美医生和医院利益方面的代表。

随着美国经济和社会的发展，美国政府的职能日益扩大，尤其是美国福利国家形成后，多届政府谋划建立全民医保制度，但都受到以医学会为首的医疗利益集团的强烈反对，主要原因是医疗利益集团的共同目标是保证其成员收入最大化，提高医院和医生的声誉，有利于集团成员的进一步生存发展。全民医保制度的计划本来应该扩大需求，从而增加医疗服务提供方的收入，但政府的目的主要是扩大弱势群体的覆盖面，使大部分原来尚无保险或无力支付医疗费用的人享有保险。为达此目的，政府的补助和支持必然增加，"而政府承担的费用越大，就会越关注医疗的价格、服务的使用和费用的控制，这些都会影响医疗服务提供者的收入"[1]。因此，长期以来，医疗利益集团是反对政府建立公共医保制度的。同样，保险行业的利益集团，它们的主要目的是维护和扩大保险公司的利益，政府保护弱势群体的医保政策必然以降低保费为目的，或者倾向通过对保险费的规定来控制成本上涨，这就不利于保险公司的利益增长，所以保险业的利益集团也竭力阻挠政府建立公共医保制度。

从老罗斯福的倡议到约翰逊政府颁布公共医保制度前，美国政府在半个世纪中努力创建全民医保制度，均遭到以美国医学会为首的医疗利益集团的强烈反对。例如，罗斯福就因为美国医学会强烈反对政府干预医疗市场，所以没有把医疗保障条款纳入《社会保障法》。当时医学会特别担心政府以此为契机介入医疗市场。建立国家全民医保制度，必然涉及谁来管理医保项目、是否应该强制、如何筹资为其提供资金等问

---

[1] 张奇林：《美国医疗保障制度研究》，第 55 页。

题，这些将直接影响医疗利益集团的利益。因此，医学会不可调和地反对"政府医疗"，"以此确保医师获得满意的报酬、地位和权力"①。杜鲁门时期，医学会通过《美国医学会杂志》表达反对态度，发布自己的"建设性医疗计划"，毫不妥协地坚定扩大私人医疗保险计划、否定政府参与医疗行业的观点。医学会通常花费大量资金炮制新闻稿，举行演讲，发宣传小册子来攻击他们反对的法案，重点向议员们免费提供反对相关提案的资料、数据、分析报告，对国会议员施加压力，对《瓦格纳—莫雷—丁格尔法案》《弗朗德法案》《克尔—米尔斯法案》中提议的政府干预，医学会都看作是"国家奴役"，坚称个人自愿医疗保险体系是美国的传统，市场化可以比联邦政府或者任何州政府做得更好。国会议员经常受到来自美国医学会的压力而趋于谨慎，导致相关提案立法失败。

第三节　半个世纪尝试失败的主要原因

20世纪的前半个世纪，重点是后30年间，美国同世界一起经历了经济"大萧条"、第二次世界大战、冷战兴起等重大历史时期，美国与世界各国的社会都发生了重大变化。在医疗保障领域，英国抓住了第二次世界大战爆发的历史契机，急剧扩大政府职能，在把"战争国家"变为"福利国家"的口号下，成功建立了政府计划型国家医疗体制。德国早在俾斯麦政府时期，就抓住工业革命的历史契机，在缓解劳资关系恶化、稳定社会的改革中，构建了世界第一个医保法令，为德国全民社会医保体制奠定了框架。在第二次世界大战以后，德国完善了"政府引导市场型"的社会医保模式，实现了全民医保覆盖。其他西方发达国家当时也都纷纷实现或基本实现国家型或社会型全民医保覆盖，可美国还在喋喋不休地争论，到底是扩大私营医保市场还是尝试建立国家公共医保制度。美国与英国、德国等西方国家的政治、经济、文化、价值观念基本相同，都是经济自由主义和个人主义传统占据上风，践行自由放任主义，热捧限制政府干预经济的，但是美国在特定的历史阶段，没有抓住契机，没

---

① Roy Lubove, "The New Deal and National Health," *Current History*, Aug. 1963, p. 86.

有在"新政"时期，乘罗斯福政府职能迅速扩大，解决失业、养老等社保问题的东风，一起解决全民医保问题。罗斯福当时选择"暂缓考虑"全民医保，在颁布的《社会保障法》中剔除了医保内容，等于错失了创建国家全民医保制度的最佳良机。以后几十年的医改事实证明，整个 20世纪再也没有比颁布《社会保障法》时更好的时机了①。

　　当然，不同历史时期，美国社会面临的主要问题不同，各方政治力量提出的解决方案也不同。罗斯福之所以决定"暂缓考虑"医保问题，导致以后多次尝试困难重重没有成功，主要原因是美国当时在医保领域的市场化势力特别强大，而政府职能相对弱小。

一　医保领域市场化势力的强大

　　美国的私营医保事业诞生于经济大萧条时期，来势凶猛的经济大危机沉重地打击了美国的经济。但是，经济大萧条对私人医保行业非但没有危害，相反刺激了该行业的诞生与发展。美国得克萨斯州达拉斯贝勒（Baylor）大学医院的贾斯廷·福特·金博尔（Justin Ford Kimball），洞悉许多人因灾难性经济危机，连温饱都有问题，根本付不起医药费。于是，他萌发了建立私人医疗保险的想法，从此私营医保公司纷纷成立。当时，从某个侧面看，似乎医保只涉及投保人与设保人的个体行为，与温饱相比，还不是首要的生存问题，也不会危及国家主要的经济部门。因此，罗斯福"新政"重点关注的是与失业相关的生存问题和其他社会保障问题，私营医保便有了发展的空间。

　　美国自由市场经济传统和多元文化传统的影响，是私营医保企业发展的土壤。与西方其他发达国家相比，美国承袭的古典自由放任和自由竞争历史传统更多，经济自由主义和个人主义始终贯穿在国民的一切生活之中。在自由市场经济模式下，美国众多企业的经济活动主体是单人业主制、合伙制、公司制等组织形式，它们独立而自由地从事多种行业的生产经营活动，为整个社会提供各种各样的商品和服务，自由企业制度构成了市场运行框架。这种制度的核心是私人财产所有权，私人财产

---

　　①　Paul Starr, *Remedy and Reaction*: *The Peculiar American Struggle over Health Care Reform*, p. 35.

受法律保护神圣不可侵犯。每个人可以自主自由地决定如何使用自己的财产，在切身利益的驱动下，个人可以选择利益最大化的方式使用自己的财产。在美国社会中，私人财产始终占据主导地位。在自由企业制度下，每人都有权利自己创办和经营企业，决定企业的经营方向、产品和服务的定价，决定生产经营的规模、决策等。

美国的私营医保行业毫无例外地遵循了自由企业制度，遵循了市场化的规律。根据医保的需求理论，为了防止发生因病致贫的经济损失，人们就会愿意购买保险；购买者生病风险发生率越高，购买积极性越高；医保费用价格越高，愿意投保的人越少；购买者的收入与购买保险多少一般成正比；购买者的健康状况与购买保险多少一般成反比。在美国私营医保诞生以后，有的人只愿意为门诊投保，有的人只愿意为住院治疗和手术治疗投保，有的人只愿意为不可测的突发疾病和重症疾病投保。凡此种种，市场供求关系经常发生变化，为了适应私营医保市场的需求，各种形式的私营医保公司纷纷成立，它们之间的区别就是提供各不相同的保险覆盖类型，在费用分担方式上各有差异供投保人选择。各私立医疗组织为了吸引更多的客户，追求利润最大化，不断修改保险计划，改革服务范围和服务方式，尽可能减少行政管理费用支出，加强企业的竞争能力。这种自主性和竞争性极大地活跃了美国医保行业的商业性和市场化。

私营性质的医保公司在这一时期承担重要角色，当时美国人获取医保大多数依赖私营医保公司。在医保市场中，美国人可以选择各种各样的保险品种，有单项选择、多项选择、交叉选择或者综合选择。这种灵活的选择性恰恰迎合了美国人自由主义、个人主义的文化价值观，促进了私营医保行业的迅速发展，"1940 年有 1300 万人参加私人医疗保险，到 1955 年激增至 1 亿人"①。正是私营医保行业的快速发展，强化了医保领域市场化的势力，以至于许多美国人相信通过扩大私营医保市场，美国可以实现全民医保覆盖，无须政府干预改变美国传统。

---

① Theodore Marmor, et al., *Nonprofit Organizations and Health Care*, Connecticut: Yale University Press, 1987, p. 227.

二 医保领域政府职能的弱小

美国医保市场化势力的强大，决定了政府对医保市场的干预比西方任何一个发达国家都少。美国与欧洲许多国家在第二次世界大战后逐步成为社会高福利国家，政府和公民之间就某种责任和义务达成一种社会契约。这种社会契约规定了国家向公民提供福利作为公民纳税的回报，同时表明政府有设计和管理达到预期福利效益的责任。但是在医保领域，美国与以英国、德国为代表的欧洲国家的社会契约理念有实质性的差异。英德等欧洲国家把医保看作是公民的合法权利，医保由政府筹资或由雇主和雇员强制性的"互助"来提供；美国则把医保看作是一种特权，通常表现为就业时提供的一种福利，并不强调政府的责任，主张市场调节①。正是这种社会契约理念的不同，加之经济发展水平、文化传统的某些差异，以及某些特殊历史事件的影响，导致同是西方发达国家，政府在医保领域的职能大小不同。

"大多数发达国家都有政府实施的国家医保计划，政府通过一般税收资助解决保险资金问题，几乎所有的国民都有权利享受医保，接受公共医疗卫生服务，包括日常的和基本的医疗保健。"② 在英国和德国，政府承担主要的医疗保险费用，通过税收或雇主、雇员分担来解决经费问题。英德的医保模式都体现了政府负责的"强制性"特征。而美国完全不同，"美国有长期提倡私人企业而不鼓励政府干预企业的历史传统"③，政府仅仅通过财政、税收和货币政策对医保市场进行间接调控，主要是依法对企业经营活动进行监管。例如，美国最大的私立保险公司"双蓝"集团，它是非营利性组织，政府免除其纳税的义务，但"双蓝"集团必须遵从各州保险委员会的监督管理，保险金的上调必须经过该委员会的审批。

美国医保领域市场化势力强大，决定了政府对医保方面干预力度的

---

① Robert Rich, "Health Policy, Health Insurance, and the Social Contract," *Comparative Labor Law and Policy Journal*, Winter, 2000, Vol. 21, pp. 399 – 400.

② Leiyu Shi, Douglas A. Singh, *Essentials of the US Health Care System*, p. 1.

③ Lattrene A Graig, *Health of Nations: An International Perspective on U. S. Health Care Reform*, p. 10.

弱小。美国人价值观的一个重要标志是自由主义和个人主义，长期以来这种价值观支配着美国人在自由平等、政府责任和公民权利义务方面的认识，"大社会、小政府"的观念已经根深蒂固，他们普遍认为政府干预是对个人自由的妨碍。在享受医保方面，美国人的观念也与其他西方国家不同。"当美国人面临选择建立以税收支助为基础的人人享受医疗保险制度，还是让无保险的自找出路时，他们会选择后者"[1]。所以为什么半个世纪以来，美国多次尝试建立国家医疗服务改革的提议都遭遇失败，因为美国人资本主义信念特别强烈，依靠个人奋斗获取不同程度的福利是他们追求的目标，平等的公共福利除非特殊时期绝对必要（大萧条时期），否则是行不通的。因此，在医保市场化的运行中，政府的作用只是一小部分。

---

① 毛群安：《美国医疗保险制度剖析》，第 237 页。

第三章

1960 年代公共医保制度的诞生

"1960 年代，美国出现了更加自由的政治氛围，这是建立国家公共医保制度的好时机。"[1] 美国在这个年代，无论是社会、经济，还是政治、思想环境都发生了很大变化，出现了自罗斯福"暂缓考虑"后重新考虑建立全民医保制度的一次契机。虽然肯尼迪和约翰逊政府没有在自由主义盛行、各种社会运动高涨的历史时刻，抓住 1964 年《民权法》通过的历史契机，推动颁布国家全民医保制度，但是经过 5 年的争论辨析，终于把社会各界长期争论不休的注意力转移到老年人和贫困人群医保方面，最终达成妥协共识，把民主党、共和党、医学界分别提出的三个方案进行融合、互补，形成两个法律文本——《医疗照顾》《医疗补助》，分属"三层蛋糕"，以《社会保障法》修正案的形式立法，确立了老年人和贫困人群的公共医保制度。虽然这两项公共医保制度颁布时仅涵盖美国 20% 左右的人群，只是国家全民医保制度的"妥协版"或者"缩小版"，但它是美国半个世纪医改进程中取得的最大成绩，打破了长期以来美国私营医疗保险项目独占医保市场的格局。从此美国医保变成公私"双轨"制，美国人的医保覆盖率由原来的 60% 左右扩大到 85% 左右。

第一节 建立公共医保制度的理论基础

一 "市场失灵"论

（一）"市场失灵"理论的解读

以英国经济学家阿尔弗雷德·马歇尔（Alfred Marshall）为代表的传

---

[1] Paul Starr, *Remedy and Reaction: The Peculiar American Struggle over Health Care Reform*, p. 43.

统自由市场经济理论家认为，只有以市场作为资源配置的基本工具进行
各种经济活动，才能使整个经济取得最高效率。无论是产品市场还是生
产要素市场，价格和市场竞争会精确反映商品的稀缺程度和资源的价值，
从而引导生产、投资和消费，达到经济资源有效配置。任何政府对经济
的干预都会造成价格信号的扭曲，从而影响社会资源的有效配置①。奥地
利裔英国经济学家弗里德里奇·哈耶克（Friedrich A. Hayek）也反对任何
类型的政府干预，包括政府的福利政策，认为政府干预有可能导致"奴
役之路"②。美国是西方自由市场经济模式国家中的典型，市场化已经深
深地扎根于美国的社会之中。美国人认为任何东西都是可以"出售的"，
一切都可以通过市场竞争得到改善③。市场观念、市场原则，以及市场实
践都在塑造美国政治、经济与社会的过程中起着决定性的作用。根据市
场竞争原则，竞争是市场经济有效性的根本保证，能够迫使企业提高效
率，达到优化资源的配置。完全竞争市场是竞争充分不受政府干预的一
种市场结构，市场完全由"看不见的手"进行调节。

　　市场失灵理论是建立在新自由主义理念的基础上的。以英国经济学
家托马斯·格林（Thomas H. Green）、约翰·霍布森（John A. Hobson）、
里奥纳德·霍布豪斯（Leonard T. Hobhouse）、约翰·凯恩斯（John
M. Keynes）等人为代表的所谓新自由主义或社会自由主义放弃了对市
场经济的放任主义立场，主张政府积极干预经济市场运作，力主阶级合
作和社会改良，增加对劳动者的福利待遇。根据他们的新自由主义理
念，完全竞争的市场结构只是一种理论上的假设，现实中是不可能全部
实现的。自由放任基础上的市场竞争机制，并不是在任何领域、任何状
态下都能够充分有效运作，即使在一些领域市场机制能够充分发挥作
用，事实上也不能达到整个社会要求的资源公平合理配置结果。这些问
题就是市场经济本身无法克服的弊端，所以在理论上称为"市场失
灵"论。

---

① 参见［英］阿尔弗雷德·马歇尔《经济学原理》，朱志泰译，商务印书馆 1964 年版。

② ［英］弗里德里奇·哈耶克：《通向奴役的道路》，王明毅、冯兴元等译，中国社会科学
出版社 1997 年版。

③ Martha Derthick and Paul Quirk, *The Politics of Deregulation*, Washington, DC：Brookings
Institution, 1985, p. 85.

（二）医疗保险市场的失灵

美国从 1930 年代私营医保制度形成到 1965 年公共医保制度形成前，在医保领域一直实践着医保全面市场化，经过 30 多年的发展变化，在理论上被认为可以通过市场化实现的医保，遭遇了现实最残酷的抨击。1963 年，美国经济学家、政治理论家肯尼斯·阿罗（Kenneth J. Arrow）发表了《不确定性与医疗的福利经济学》[①]，在文中他界定美国现实中的医疗市场已经与完全竞争市场出现偏离，尤其是疾病发生和治疗成本的不确定性、不可预测性带来的风险分担市场严重缺失。换句话说，就是美国的医疗市场已经失灵。

医疗市场失灵最常见的就是传染病和流行病引起的公共医疗卫生保健缺失，而医疗市场失灵为政府公共部门参与医疗卫生保健市场提供了合理的理由。当一个特定活动的社会效益大于个人效益时，就会导致个人投资或者消费不足。免疫和传染病的治疗就是最典型的两个例子。在传染病和流行病的治疗中，自由市场中私人企业提供的产品通常供不应求，而公共财政和公共基础的提供很有可能是实现合乎社会需求结果的必要条件。政府公共财政投入的公共产品，每个人都有权利受益，一个人对该产品的消费不会影响到另一个人对该产品的消费。因为自由市场（私有市场）通常不可能仅仅为某一个人生产某种他们不可能卖出去的产品。所以在传染病和流行病领域，私有产品首先考虑的是自身经济效益，只有公共产品不但对特定的群体有益而且具有社会效益。控制和治愈传染病及流行病，不但能改善病人的身体机能，而且还能通过提高劳动生产率促进经济进步。

医疗保险市场失灵也属于医疗市场失灵的范畴，医疗保险市场失灵主要与医疗保险的道德风险和逆向选择理论有关，道德风险和逆向选择妨碍了私营医疗保险市场的有效运作。道德风险是指，当一个人投保后，他不再需要自己支付全部的医疗费用，于是他们就缺少经济刺激来迫使他们注意避免会导致他们健康状况不佳的行为或者高成本的服务。通过保险使人们避免支付全部的医疗成本费用的做法，可能在事实上增加了

人们危险的举动，以及保险范围内疾病的发生率。减轻道德风险影响的举措中包括使病人对医疗费用的实际成本保持敏感。然而，这些方法并不是医疗保险的初衷。

逆向选择意味着病人比普通人更热衷于购买那种可以提供更多的医疗福利的保险计划。这种选择提高了保险费用的平均成本，并促使低风险个人（身体条件较好的病人）退出这个保险计划而去别处寻找花费更低的保险计划。私营医疗保险公司为了降低逆向选择的风险，不允许为潜在成本高昂的已有疾病缠身的患者投保，所以保险公司要求被保险人体检，拒绝高风险的人投保，而且还制定医疗保险的等待期（保险生效期限）。一项对美国的研究发现，与传统的按服务项目付费（Fee For Service）相比，通常后来建立的预付制医疗保险项目更愿意网罗年轻的（以及身体更健康的）人投保。这项研究还发现，为了规避逆向选择的风险，私营医疗保险公司吸纳的投保人患有慢性疾病，比如癌症、糖尿病、心血管疾病的比例很低[①]。规避风险成为私营保险公司增加利润的手段，却削弱了医疗保险分担风险的有效性。

所以，当第二次世界大战以后美国经济发展迅速，福利国家形成，贫富差距加大，老龄化问题逐渐突出，需要医疗保险市场发挥更大作用时，万灵的市场失灵了。医疗保险市场化下的逆向选择，导致弱势群体医疗保险严重缺失，医疗保险公司的策略是对收入低、健康差、年老等弱势群体，采取高保费来抵御风险，或者干脆拒绝其投保来回避风险。现实使高度市场化可以实现医疗资源公平配置，自由选择，按需分配，改善医疗保险水平的市场经济理论遭遇了尴尬，市场失灵和医疗保险市场产品供给不足，给政府干预提供了合理性和必要性。

二　社会公平和社会正义论

政府干预医疗保险市场还得到社会公平和社会公正理论的支持。社会公平是当代西方政治哲学讨论的重要命题。美国政治哲学家和社会学家约翰·罗尔斯（John Rawls）在 1971 年发表《正义论》，罗尔斯提出了一个融汇西方正义概念的基本含义，又极大丰富了其内涵的当代社会正

---

① Jennifer Prah Ruger, *Health and Social Justice*, p. 171.

义理论，也有社会公平含义。他认为在社会基本制度中，应当遵循公平正义的原则，核心就是平等关注①。这一理论恰好可以解释以前医疗保险领域的许多原则，最主要的有三个方面：公平原则、优先原则、充裕原则②。公平原则是满足社会人群同等需求并给社会所有人群同等的待遇；优先原则是对弱势群体更多关怀与关注；充裕原则是让所有人都可以达到医疗保险的"门槛"。很显然，根据社会公平理论的诠释，医疗保险属于一种特殊商品，它更注重的是社会效益。这一属性决定了医疗保险的范畴是社会领域。社会领域的公平与经济领域的公平，其内涵不尽相同。经济领域的公平是指市场经济等价交换原则所体现的平等，就是机会均等、公平竞争；而社会领域的公平，主要体现在保障弱势群体的基本生存、健康需求方面。因此，在社会领域范畴的医疗保险公平，不能简单通过运用经济领域的公平竞争、优胜劣汰的公平原则来实现。

越来越多的人把健康权作为人的基本权利，与社会公平和社会正义密切相关。健康权主要来自《国际公约》第12条关于经济、社会及文化权利的规定。国际公约要求政府承认"人人有权享有生理和心理健康方面可达到的最高标准"③。现代政治活动家、非政府组织、学者在促进人权，更广泛地扩展健康权及人权领域取得了很大进步，为弥补健康权在跨学科中的归属奠定了基础，明确健康权关联医学伦理、国际关系、国际人权法、医疗保健、医疗保险、公共政策等领域。在医疗保险的社会公平和社会正义的理论中，由于市场条件下不同人群占有医疗服务资源不均，需要政府发挥作用，给弱势人群或在一定贫困线下的人群提供医疗保险服务，通过政府介入和干预维护社会公平正义。

第二节　建立公共医保制度的现实基础

1960年代，美国社会经济环境发生了重大变化。在社会生活方面，

---

① John Rawls, *A Theory of Justice*, England：Oxford University Press, 1999, pp. 57 - 65.

② Alexander Kaufman, *Capabilities Equality：Basic Issues and Problems*, New York & London：Routledge, 2006, pp. 17 - 43.

③ Jennifer Prah Ruger, *Health and Social Justice*, p. 119.

美国的老龄化和贫富差距正在进一步扩大；在社会民主运动方面，爆发了黑人民权运动，推动了社会民主思潮涌动。社会经济环境的变化，影响了美国政治发展的传统，两党在政治斗争中谋求合作，医疗利益集团和社会团体组织出现分化，一批医改政策的专家逐渐成熟，为建立老年人、贫困人群的公共医保制度创造了条件。

一　老龄化和贫富差距扩大

（一）老龄化程度加深

第二次世界大战以后，随着经济繁荣、社会富裕、现代医疗技术水平提高，美国的人均寿命普遍提高，老年人口逐年增加。1900 年，美国老年人数约为 308 万，占总人口比例的 4.1%；1950 年老年人数猛增至1227 万，占总人口比例的 9.2%[1]，美国人口年龄构成类型开始进入老龄化。人口的老龄化趋势加重了老年人医保问题的恶化，增加了老年群体对公共医保的迫切需求。

老年人由于身体各项器官机能的退化，还因晚年生活孤独、抑郁等精神因素的影响，发生疾病的概率较高，而且患的多数是慢性病。"一项健康调查显示，65 岁及 65 岁以上老年人口患慢性疾病的风险和住院周期是 65 岁以下人口的两倍。"[2] "1950 年代，超过一半 65 岁以上的老年人没有任何大病重病医疗保险，还有上百万高危人群没有医保"[3]，慢性病患病率高的直接后果就是药品和医疗服务费用大。1965 年，老年群体的医疗费用已占到全美国医疗总开支的 20%。美国医学科技的发展促进了各项医疗服务费用的上涨，但老年人随年龄增长收入反而下降。1960 年代中期，贫困家庭中 65 岁以上老年人的比例为 55%。工业社会基本不需要老年人重新进入劳动力市场，老年人唯一经济来源的养老金，根本无法保证他们购买基本的私营医疗保险。据统计，1956 年，有 600 万 65 岁以上的老年人家庭年收入少于 3000 美元，其中 70% 都没有参加任何医疗保

---

①　Borgna Brunner ed., *The Time Almanac 1999*, Boston：Information Please LLC, 1998.

②　Theodore R. Marmor, *The Politics of Medicare*, New York：Aldine De Gruyter Inc., 2nd ed., 2000, p. 18.

③　Kevin Hillstrom, *U. S. Health Policy and Politics：A Documentary History*, p. 301.

险项目①，1963 年，美国 65 岁以上的老年人仅有不到 56% 的拥有医疗保险，退休对于一些老年人就意味着失去原来在职时由雇主提供的医保项目，有些老年人退休后只能个人购买私营医保，而私营医保常常因利润逆向选择提高保费，大大增加了老年人的医疗风险和经济负担。虽然从 1960 年开始实施《克尔—米尔斯法案》，但是由于其局限性，无法满足老年人普遍的医保基本需求，老年群体的强烈需求政府无法漠视回避。

（二）贫富差距越来越明显

第二次世界大战后，一方面，美国经济迅速崛起，到 1960 年代美国已经成为世界强国。约翰逊继任总统后继承肯尼迪的社会改革政策，推动美国走向"伟大社会"。但是约翰逊的"伟大社会"却隐藏着另一个美国——贫困的美国，正如迈克尔·哈林顿（Michael Harrington）在《另一个美国》（The Other America）一书中描绘的：在富裕繁荣的美国，"还有一个欠发达的国度，一种贫困文化，生活在这个国度的居民……陷入了贫困的泥潭，不能自拔"②。"在 1962 年美国有 3500 万人的人均货币收入只有 590 美元，为全国人均收入的 1900 美元的 31%。大约有 1/5 的人口生活在贫困线以下"③。"1960 年代早期，贫困人口的就诊率比非贫困人口低出了 23 个百分点"④。"1964 年，有 28% 的贫困人超过两年没有看过医生"⑤。贫富差距直接导致拥有医保的差距。1959 年美国健康调查会的一项调查结果表明："年收入在 1999 美元以下的人口，只有 7.4% 的人拥有住院保险，6.6% 的人拥有外科保险。相比之下，收入在 4000—6999 美元的人口，有 42.1% 的人拥有住院保险，43.1% 的人拥有外科保险"⑥。

---

① Arthur E. Hess, "Medicare after One Year," *The Journal of Risk and Insurance*, Vol. 35, 1968, p. 120.

② ［美］迈克尔·哈灵顿：《另一个美国》，郑飞北译，中国青年出版社 2012 年版，第 125 页。该版本作者的译名为哈灵顿。

③ 黄安年：《当代美国的社会保障政策》，第 105 页。

④ Karen Davis, Diane Rowland, "Uninsured and Underserved: Inequities in Health Care in the United States," *Health and Society*, Vol. 61, 1983, p. 159.

⑤ Karen Davis, "Achievements and Problems of Medicaid," *Public Health Reports* (1974), Vol. 91, 1976, p. 312.

⑥ ［美］迈克尔·哈林顿：《另一个美国——美国的贫困》，卜君等译，世界知识出版社 1963 年版，第 219 页。

　　另一方面，失业问题依然困扰着贫困人群。1950 年代开始，美国失业问题依然严重，主要原因是战后"婴儿潮"带来了城市劳动力快速增长，以及第三次科技革命改变了经济生产的结构，非技术工人失业率上升。1960 年代自动化以每周 3.5 万人的速度排挤工人。工人的失业率由 1950 年的 5.0% 上升至 1960 年的 5.5%[①]。在私营医保体制下，失业就等于失保，需要自己在市场购买医保，这就必然加重个人和家庭的经济负担，但如果自己不购买，就直接加入无医保行列。另外，失业导致的新贫困，更容易遭到健康问题的困扰。这些贫困人群迫切希望政府颁布公共医保。"60 年代正如 30 年代一样，穷人们联合起来攻击救济制度。失业团体就是在大萧条期间涌现出来并最终联合组成了劳工联盟，所以 60 年代也出现了福利权利团体并联合组成了国内福利权利组织"[②]，强烈要求政府出台公共医保制度。

二 《民权法》增加社会民主氛围

　　1950 年代兴起的黑人民权运动，是一场黑人反对种族歧视与压迫、争取民主权利的社会运动。美国种族歧视问题是建国以来就存在的历史问题，种族歧视理论是 1700—1900 年随欧洲在全世界范围内推行殖民化而发展起来的，欧洲帝国主义者把自己吹捧为优等种族，把其他人种特别是黑人种族说成是劣等种族。这种以肤色为表面现象来划分群体的观念，就是为殖民扩张、奴役其他民族提供依据的。历史上美国虽然没有欧洲国家那种严格的等级政治，但奴役和歧视黑人的影响比欧洲任何一个国家都严重。美国的工人阶级是以种族划分的，统治者利用白人的优越感来强化社会种族优劣意识，并压制任何处在萌芽之中的黑人政治运动。黑人的政治平等与社会平等被长期维持在种族间的优劣差距所阻滞，这一问题经常使美国的政治民主处境尴尬。第二次世界大战以来，美国国内存在的严重问题之一就是民权问题。

---

① Robert Famighetti, *The Almanac and Book of Facts*, New Jersey: K-III Reference Corporation, 1997, p. 143.

② ［美］约翰・沃克、哈罗德・瓦特：《美国大政府的兴起》，刘进、毛喻原译，重庆出版社 2001 年版，第 121 页。

事实上，南北战争以后，美国有色人种没有真正获得宪法第13—15条修正案所允诺的权利。黑人不仅在政治上被剥夺了选举权，在教育、住房、交通、医疗方面都遭受种族歧视。在医疗领域，种族歧视的现象更加严重。因为医疗服务必须有肌肤和身体的直接接触，这是种族歧视中最禁忌的。为了隔离，社会为不同种族提供不同的医疗服务、医疗条件、医疗设备。白人享受着美国较好的医疗服务和优质的医疗技术，黑人只能在简陋、肮脏、陈旧的医疗环境中就诊。1960年代以前，美国的医院有白人医院、黑人医院、综合医院之分，黑人只能到黑人医院和综合医院看病。许多南方州，综合医院为数很少，如阿肯色、佐治亚、南卡罗来纳、得克萨斯4个州，直到1957年还没有供混合人种医治的综合医院。另外，黑人医院无论是条件、设备，还是医务人员都比白人医院的低级，即使在综合医院里，为白人和黑人治疗的设备也是分开的，为黑人治疗的设备一般设置在地下室或者阁楼上，或设置在分离于医院主楼之外的附楼里。1964年，黑人和其他少数民族每年有病求医的平均次数为3.1次，而白人是4.7次①。商业医疗保险公司通常将黑人列入高风险人群，不愿接受黑人投保。

1960年代，美国黑人经过多年思想上和组织上的准备，在广泛的政治民主运动和社会运动推动下，民权运动逐渐展开。1963年4月到5月期间，在伯明翰爆发的示威活动中，黑人共举行了750多次示威，几乎每个有相当多黑人居民的大城市都卷入其中。在南部各州，示威谋求在公共场所取消种族隔离、扩大黑人选民登记的呐喊很高。在其他各处，示威者要求结束学校里的种族隔离，给黑人同等受教育和就业的机会。1963年8月28日，黑人领袖马丁·路德·金在"为争取就业和自由向华盛顿进军"中，向聚集在首都示威的20万人发表了著名演说，"我有一个梦"，要求黑人公民权。马丁·路德·金主张用非暴力的手段，转变白人心灵意识上极端鄙视黑人人格的观念，把黑人看作国家公民的一员，缓和白人和黑人之间情绪和行动上的对立，最后实现和谐社会的种族平等。在争取民权运动过程中，马丁·路德·金领导黑人展开了争取种族

---

① Davis K. Lillie, Blanton M. Lyons, "Health Care for Black Americans: The Public Sector Role," *The Milbank Quarterly*, Vol. 65, 1987, p. 217.

平等权利的斗争，终于迫使美国最高法院在 1964 年通过了"禁止任何基于种族、肤色或土著民族歧视"的《民权法》，美国的有色人种冲破历史传统藩篱，迎来了种族平等的春天。

虽然根深蒂固的种族歧视观念并非一个《民权法》的颁布就能彻底消除，而且要在人们的心灵深处清除种族歧视的痕迹并非易事，但毕竟这是社会民主的一大进步，增强了社会民主氛围，对国内其他社会民主、社会民生改革有推动作用。正是在《民权法》的推动下，美国政府于 1965 年颁布了针对弱势群体的公共医保制度，使弱势群体有了基本的医疗保障，为社会弱势群体领域享受同等医疗资源迈出了一大步。

三 一批医保政策专家逐渐成熟

1935 年《社会保障法》解决了失业、养老的社会保障问题，促使联邦政府和官员更加关心老年人和贫困人群的医疗问题。和欧洲国家不一样，美国在建立国家公共医保制度之前先建立了老年人的养老保险。世界上没有任何一个西方国家如美国那样，单独讨论为老年人筹措建立公共医保制度的，美国是在养老保障制度建立以后，有明确理由为老年人建立一个单独的医保项目。这个理由就是：以雇主支付为基础的私营医保制度下，老年人退休就失去医保，而大多数老人自己不能负担自己的医疗费用。在社会各年龄层次中，老年人始终是相对贫困的群体，它比劳动人群贫困率高。老年人有权获得医疗保障，因为他们工作时做出了贡献，退休后获得医疗保险是可以被理解的。支持《医疗照顾》政策的专家相信，把老年医疗保险项目整合到社会保障体系中将完善社会保障，赋予社会保障的完整性和合法性。

《社会保障法》实施 30 年，培养了一批政策专家和项目执行人员，他们在医疗保险制度的制定过程中，可以借鉴他们在启动和建设社会保障中的经验。这些专家，如：经济安全委员会劳工部长费朗西丝·珀金斯、协调健康和人类福利活动跨部门委员会的约瑟芬·洛克、纽约民主党参议员罗伯特·瓦格纳等，都参与了《社会保障法》的起草，他们在1965 年公共医保制度出台前都参与多个方案的起草、讨论、制订。还有值得一提的是威尔伯·科恩，他从罗斯福"新政"开始到 1960 年代，一直在政府工作，是肯尼迪在社会保障方面的顾问，他与其他国会成员和行政部门工作人员一起，参与起草和修订《社会保障法》的多项修正案，如：起草《残疾人法案》、《老年公民机会》草案，修改《克尔—米尔斯法案》等，掌握有关法案的技术细节。1965 年为老年人颁布《医疗照顾》，正是多个方案交叉、融合、妥协争论的产物，这些提交国会最终投票的方案，都是一批成熟的社会保障专家操作，他们对公共医保制度的最终出台起到了积极推动的关键作用。

四 社会各界支持力度的加大

（一）医疗利益集团的分化

美国医学会在 20 世纪初成立后就形成了专业人士对本行业的控制，对于推动美国医疗保健事业的发展不无裨益，但是它在关于建立国家全民医保制度的进程中，始终保持比较顽固的反对态度，阻碍各种公共制度出台，一定程度上不利于弱势群体的利益。1960 年代，美国政治自由主义抬头，社会民主运动深入人心，老龄化和贫富差距扩大引发弱势群体缺少医保的问题，备受社会各界同情。医学会试图改变利用民众对"社会主义医疗"恐惧的宣传策略，重点抓民众对自由选择和个人主义的坚定信仰，对官僚主义和集体主义的厌恶情绪，对高税率的担忧，联络其他医疗利益集团、保险公司、企业及合作团体、农民协会、各种右翼团体，继续反对公共医保制度出台。但是，1960 年代政治氛围发生了变化，一些不满美国医学会行业独霸强势的行业利益集团，如：美国医院协会、医生论坛、美国护士协会等多个集团组织，开始支持国家建立《医疗照顾》，以至于它们在参众两院的代表对《克尔—米尔斯法案》进行修改，提出了老年照顾法案，最终成为公共医保制度法律成文的重要内容。

（二）劳工组织的支持

在 1960 年代新自由主义改革精神的鼓舞下，大批劳工组织、老年组织行动起来支持建立公共医保制度。美国劳工联合会—产业工会联合会（American Federation of Labor-Congress of Industrial Organizations，AFL-CIO 简称劳联—产联）为首的工人协会，在这一时期发挥了重要作用。1960 年代，劳联—产联连同其附属的 120 个联合会，拥有超过 1400 万的工人会员，他们的思想政治教育委员会积极宣传他们的主张，对民众进行公共制度教育。另外，老年组织为了维护老年人的利益，自发组织起了长者会（The Senior Citizens Council）、金环俱乐部（The Golden Ring Clubs）等社会团体来支持政府创立公共医保制度。在劳联—产联支持下成立的老年人利益集团——全国老年人理事会（The National Council of Senior Citizens），到 1963 年已发展了 150 多万名会员来支持政府出台《医疗照顾》。

（三）宗教和保险团体的支持

全国教会理事会（The National Council of Senior Churches）、长老派教会等宗教团体也表达了对政府公共制度建立的支持态度。还有一些中小型保险公司因自身利益，害怕为老年人提供医疗保险承担风险，转向支持政府解决老年问题，逐渐放弃反对公共医保制度的立场。反对势力的分化瓦解，增加了有利建立公共医保制度的筹码。

五　共和党和民主党少有的一致

美国的政治制度决定了任何一项社会立法都必须由共和党和民主党在国会内的合作，形成联合多数才能通过。如果两党对提案不能达成共识，一般立法不可能成功。

长期以来，共和党与民主党在医疗保险问题上意见针锋相对。以共和党为代表的保守阵营与民主党相反，反对政府对社会经济的干预，忧虑公共医疗保险的资金来源。每一届国会的席位多少，影响着两党主张的实现。1964 年第 89 届国会民主党和共和党在众议院的席位比是 295∶140，在参议院的席位比是 68∶32。尽管民主党内也有保守派，特别是南部民主党人和共和党人结成保守联盟，但是国会中的绝对优势必然刺激大多数议员顺势而为，也让共和党人的态度发生微妙的转变。

1963 年肯尼迪被暗杀，这一悲惨事件改变了建立公共医保制度的政治争论弧线，美国公众的全部信念确信，约翰逊总统会遵守接任时的许诺，尊重他罹难前任所确定的目标。在随后一年内，"一个受惊的、悲哀的国家在几个重大问题上立即出现了少有的一致……海啸般地支持民权立法和社会保障立法"①，国会和约翰逊总统为完成肯尼迪"新边疆"所谋求的立法而通力合作，加强社会进步立法，实现肯尼迪的政治目标。约翰逊继位后，政府制定的老年人《医疗照顾》、贫困人群《医疗补助》的公共制度紧锣密鼓地出台了。

第三节 《医疗照顾》的出台

1965 年 7 月 30 日，约翰逊总统在杜鲁门图书馆签署了为老年人的《医疗照顾》，以此作为《社会保障法》的修正案。在杜鲁门图书馆签署，主要是为了表彰杜鲁门在推进国家全民医保制度建立方面做出的努力。一个月以后，国会也顺利通过了为贫困人群的《医疗补助》，以此作为《医疗照顾》的补充制度。两项制度构成了美国公共医保制度的主体。

一 制度颁布前方案选择争论

虽然进入 1960 年代后，美国两党、国会内外、医疗利益集团都认为解决老年人和贫困人群的公共医保问题，是势在必行、大势所趋。但是以何种形式、何种方案立法，他们依然有太多的争论，各自都有自己的方案。公共医保制度的最终法律成文是民主党方案、共和党方案、医疗利益集团方案三方融合、互补、妥协的产物，民主党方案是新墨西哥州民主党参议员克林顿·安德森（Clinton Anderson）和加利福尼亚州民主党众议员塞西尔·金（Cecil King）在 1961 年提出的医疗照顾法案，也称《金—安德森草案》（King-Anderson Bill）；共和党方案是 1965 年 1 月国会赋税委员会资深委员，威斯康星州共和党议员约翰·伯恩斯（John Byrnes）对《金—安德森草案》的修正提案；医疗利益集团方案是保守的美国医学会在 1963 年对《克尔—米尔斯法案》的修正提案。

（一）肯尼迪总统与《金—安德森草案》

肯尼迪从 1956 年有雄心谋求总统开始就对老年医保表现出浓厚的兴趣，一路争取上位总统，支持老年医保立法的行动从没停止，《金—安德森草案》实际上是他积极影响的产物，代表了他的社会改革政策意图。

① Kevin Hillstrom, *U. S. Health Policy and Politics: A Documentary History*, p. 361.

1. 肯尼迪就任前对法案的关注

1956 年主张建立全民医保立法的改革者的关注点已经转移到老年医保立法上，他们开始寻找国会重要议员的支持。参议院劳工与公共福利委员会（Committee on Labor and Public Welfare，CLPW）成员威廉·瑞迪（William Reidy）发现了委员会中来自马萨诸塞州的民主党参议员肯尼迪，虽然肯尼迪在委员会排名靠后，但他是一位雄心勃勃的议员，而且政治倾向明显，赞成老年医保立法。瑞迪设法接近肯尼迪，与他一起讨论老年医保问题。肯尼迪非常有兴趣，寻机与委员会主席李斯特·希尔（Lister Hill），自己的社会保障顾问威尔伯·科恩等商讨，由科恩负责起草《老年公民机会》草案，虽然草案没有立法，但倾注了肯尼迪的热情。

1958 年后，肯尼迪已经作为民主党总统提名人进入公众视野。当时《弗朗德草案》正在听证争辩期间，他在参议院发表了一次演讲，勾勒了他对老年政策的 10 个重点，通过这些政策来满足老年人口的需要，其中包括了社会保障领域的福利以及医保。肯尼迪的演讲使未来总统的愿望与自由派思想达成某种契合，肯尼迪的幕僚有几位是来自密歇根大学的教授，他们经常穿梭在密歇根和华盛顿之间，积极帮肯尼迪出谋划策，确定竞选纲领，他们认为老年医疗问题必然对 1960 年的总统选举结果产生巨大的影响。肯尼迪相信联邦政府在这个富裕时代应该扩大社会保障福利，保障老龄人口能和其他美国人一样，分享到国家经济快速发展带来的财富，至少不至于被落下、被抛弃，老年医保在社会福利立法当中的地位，依赖于对提高生产力的预期和人们更高工资的收入。这个观点成功运用在 1960 年的竞选中。

肯尼迪参与党内再次选举，希望李斯特·希尔出面建立一个研究老龄化的小组委员会，并由肯尼迪担任主席。1959 年，参议院授权成立关于老龄化和老年问题研究小组委员会。希尔委任麦克纳马拉为主席。虽然肯尼迪没有当上主席，但足以看出他对老年问题的重视。

当《弗朗德法案》被否决后，肯尼迪认为颁布一项合适的计划来满足老年医保需要刻不容缓，肯尼迪的政治幕僚建议联合各类支持者起草法案，吸收新墨西哥州参议员克林顿·安德森负责。安德森完成的提案比较接近《弗朗德草案》，实际上是《弗朗德草案》的修正案，也可以说是《肯尼迪—安德森草案》。内容有一定前瞻性，规定通过社会保障的养老保险基金（Old Age of and Survivors Insurance）系统为老年人提供医保。被提名的副总统林登·约翰逊也一起出力，帮助肯尼迪和他的同僚推动医保改革，解决老年人的医保已经变成民主党竞选阵营的号角。

针对《肯尼迪—安德森草案》，参议员们存在强烈的分歧，两党倾向支持《克尔—米尔斯草案》，尤其是克尔表示已获得总统艾森豪威尔的支持。为避免民主党内部分裂，肯尼迪决定采取渐进主义，把支持《克尔—米尔斯草案》作为一部梯子，以后再有机会来实施《肯尼迪—安德森草案》。当时，科恩已经看出，这两份草案，从某种程度上看，是对彼此的补充，肯尼迪认同他的看法。肯尼迪的渐进思维和不再坚持自己草案的态度，最终使国会通过了《克尔—米尔斯法案》。

2. 肯尼迪就任后对法案的支持

1961 年肯尼迪进入白宫，他对《克尔—米尔斯法案》的无效非常不满，在 1961 年 1 月 30 日，肯尼迪就告诉国会"在社会保障之下，采取有效措施为老年人提供医保……且必须在今年着手行动"。2 月 10 日，他向国会阐述了采取行动解决医保问题的政策。3 天后，参议员安德森和众议员塞西尔·金分别在参众两院介绍了他们的《金—安德森草案》（《肯尼迪—安德森草案》的修正）。该草案的主要内容为：大约 1400 万 65 岁及以上老人，享有 90 天的医院护理（最多可扣除 90 美元）、门诊服务（每次服务最多可扣除 20 美元）、180 天的家庭护理服务，以及由护士和其他医疗护理专家的 240 次家庭访问。整个项目所需费用，包括联邦对医疗院校设施的拨款和对医学专业学生的助学贷款总共估计 150 万美元。资金筹措还需增加雇主和雇员 0.25% 的社会保障税收，保证医患自由选择，不干涉医疗操作，不妨碍医患之间的秘密。

《金—安德森草案》与《克尔—米尔斯法案》的不同点有两个方面：内科医生的选择和个人隐私。后者很少给予患者选择内科医生的自由，因为它本质上是一项福利政策，患者花费的是福利，无论哪位医生，只要到了医院都会尽其所能帮助患者。关于隐私方面，申请《克尔—米尔斯法案》的帮助，许多州都规定需要对收入和资产的审核，同时，他们的医疗记录都通过福利机关人员进行详细审核。对医疗卫生护理费由各州负责，配套通常不均衡。

美国医学会依然持反对意见，他们认为《金—安德森草案》是英国式的国家医疗保险制度，在社会保障制度下延伸的医疗保险福利将证明费用飞涨和服务质量下降。为了反对国会通过《金—安德森草案》，美国医学会成立了美国医疗政策行动委员会，选择后来成为总统的里根作为他们的代言人。医学会精心策划了"咖啡杯行动"，让里根发表一段十几分钟的演讲，制成录音带分发给医学会会员的夫人们，请她们在与朋友喝咖啡的时候播放。大意是请她们给国会议员写信，请求他们在国会讨论《金—安德森草案》时投反对票。此行动获得很大成功，看似平静、自发的群众运动，但影响很大。

在国会，米尔斯利用主席的威望和权力反对《金—安德森草案》在众议院通过，肯尼迪面对美国医学会和国会的反对，决定发表公开演说，继续积极为草案通过创造条件。

1962 年肯尼迪总统的政治顾问策划电视转播肯尼迪演说，让肯尼迪直接向公众展示他倡导的提案，肯尼迪也擅长将电视转播变为一项主要的政治手段。1962 年 5 月 20 日，国家老龄委员会在麦迪逊广场举行集会，呼吁广大民众支持国会通过《金—安德森草案》，肯尼迪在集会上发表演讲。在演讲中，肯尼迪讲述了一个典型的退休老人因病致贫的故事，强调了老年医疗保险的重要性和迫切性。他指责医学会操纵公众向国会议员写信，让雪花般的信件扰乱国会议员们的视听。近 2 万名观众现场听取总统的演讲，绝大多数是老年人，全美三大主要电视台现场直播。医学会在总统演讲结束数小时内，也在麦迪逊广场聘请有关人员发表抨击肯尼迪政府的医改政策。

1962 年 5 月 27 日，众议院筹款委员会对《金—安德森草案》进行投票表决，15∶10，反对票占多数，该草案没有进入下一轮投票程序而宣告失败。肯尼迪事先与民主党重要人物米尔斯沟通，希望得到他的支持，但是米尔斯还是投了反对票。此后，虽然肯尼迪继续呼吁建立老年医保法案，但是国际局势分散了总统的精力，当时的古巴导弹危机、柏林墙的建立、太空竞赛等一系列重大事件需要处理，最终肯尼迪在任上遗憾地没有实现老年公共医保制度的立法。

（二）约翰逊总统与三方案合并

1963 年 11 月，肯尼迪遇刺身亡，副总统约翰逊接任总统职位，并开始准备自己参加下届竞选。大选的结果肯定至关重要，它将决定《医疗照顾》是否立法。

1964 年民主党约翰逊在大选中取得了巨大的、压倒性的胜利。可以说，这种胜利是对肯尼迪总统遇刺的反应，肯尼迪遇刺提高了民主党受欢迎程度。另外，约翰逊是一位富有经验的政治家，有多年从政经验，在担任副总统期间协助肯尼迪筹划老年医保立法。此时约翰逊竞选成功，国会中民主党的形势比较好，众议院民主党人的席位是共和党人的两倍多（295∶140），这是罗斯福新政以来民主党席位与共和党席位悬殊最大的一届。参议院中民主党人也远多于共和党人（68∶32）。约翰逊认为自己的"伟大社会"施政纲领包括消除贫困、建立公共医疗保险制度等。约翰逊为各种社会改革摇旗呐喊，总统党主控参众两院的大好形势，有利于老年医保制度立法通过。

无论是老年医保立法的支持者还是反对者，此时都意识到国内的政治环境发生了巨大变化，老年医保立法是必然的趋势。支持者感到必须加紧对原有方案进行修改，基本的老年医保还是集中在 60 天的住院保险和 60 天的养老院护理，医生门诊费也是备选项目，通过社会保障的方法进行融资。

此时的共和党人为避免自己被贴上"阻碍者"的标签，也积极行动起来，但他们希望按照自己的方案立法。所以众议院筹款委员会资深共和党人约翰·伯恩斯，提出了对《金—安德森草案》的修正提案，可以称共和党人的方案。他的提案中包括提供一个自愿性的联邦支付计划，以此来补贴老年人需要参与私营医疗保险项目。这是一个更广泛的项目计划，包括医生门诊和处方药覆盖，使用联邦总税收来资助这个计划。这部分内容其实就成为后来老年公共制度中 B 部分内容的蓝本。

美国医学会此时也一反长期反对的惯态，提出了对《克尔—米尔斯法案》的修正提案，可以称是美国医学会的提案。这是一个独立的建议，称《老年医疗补助方案》。这个方案是《克尔—米尔斯法案》的扩大版，因为《克尔—米尔斯法案》本来已经立法实施，只是在各州实施效果不好。现在的修改案还将覆盖医院费用、医生费用、手术费用、药物费用、X 光检查等化验费。这部分内容其实就成为后来贫困人群公共医保的主要内容。所以在 1965 年 2 月国会讨论之前，除了共和党伯恩斯的提案、美国医学会提案，再加之前肯尼迪竭力推出的民主党的《金—安德森草案》，已经有了三种不同的提案。

从 1965 年起，国会里活动频繁，各种听证会频频举行，显示国会正在酝酿重大立法事件。美国医学会担忧公费医疗，共和党想阻止民主党未来把老年医保制度获得通过的功劳全部归于民主党，所以到处挑民主党人提案的不足之处。伯恩斯强调民主党提案中不包含医疗门诊费用，例如医生费用和药物费用是一大缺陷，共和党的修改强调了自愿性补充医保，是老年人可以自由选择是否参与自己需要的私营医保项目。美国医学会也在宣传自己的提案，是弥补原来民主党人《克尔—米尔斯法案》的问题。国会上下纷纷攘攘，最多的讨论不是医学会的方案，而是民主党和共和党的提案，认为这两种方案是相互排斥的。

约翰逊认为，应该尽快结束关于老年医保立法的争论，趁目前政府和国会处于政治"蜜月期"，近几年的争论又对老年医保的具体项目和条款有了框架，都意识到各种方案互有所长、互有所短。米尔斯最后提出把三个方案合并一起，由政策专家团队、社会保障部门团队、卫生、教育和福利部（The Department of Health，Education，and Welfare，DHEW）的精算师、立法者等一起重新起草一份各方都提不出反对意见的方案，几乎让支持者和反对者都有点瞠目结舌。后来立法起草的重要人威尔伯·科恩，这位自 1951 年起凭借他的社会保障政策水平和政治运作能力对公共医保制度产生最大影响的人说："这是我在 30 年中见过的最杰出的立法行动，医学会无法再抱怨保险制度强制性的缺陷了，因为有自愿性选择的内容；共和党人也无法抱怨，因为方案的内容是他们自己的观点。"[1]

关于公共医保制度立法的争论，以政府在医保中担任更重要的角色而结束，这个角色的地位比任何人曾经设想的都要大。争论的结局，最终形成老年人《医疗照顾》、贫困人群《医疗补助》两个法律文件，1965年 7 月，经国会投票顺利通过，前者作为《社会保障法》第 18 条修正案立法，后者作为第 19 条修正案立法，美国经历半个多世纪建立国家全民

---

① Richard Harris，*A Sacred Trust*，New York：New American Library，1966，p. 187.

医保制度的改革，终于以有限公共医保制度的颁布取得具有里程碑意义的进展而告终。

二 《医疗照顾》的内容

公共医保制度分成三部分，俗称"三层蛋糕"。其中《医疗照顾》的内容有两个方面，是第一层和第二层"蛋糕"，分别用 A、B 来划分。

A 部分：住院保险。住院保险的参保资格最初设定为 65 岁及以上的所有人，1968 年后，参保资格限制为有资格获得社会保障福利的 65 岁及以上人群。项目规定了 65 岁及以上的老人住院的基本费用保险和出院后的专业服务费用，还包括部分种类的家庭康复护理费用。

第一，住院保险时间的上限。

制度规定任何疾病都享有 60 天住院治疗服务，但受益人必须支付 40 美元后才能享受全额报销（个人支付数额随医疗费用上涨而增加，主要反映平均住院费用水平）。如果需要，还可以增加 30 天住院期，但这 30 天内自己必须承担所需费用的 25%，所以每次项目受益人最多有 90 天的住院保险，住院次数没有限制。此外，每人终生有一次性的 60 天的额外住院保险，一旦用完，每次住院保险限定 90 天。

第二，专业护理时限。

住院后因同一疾病需要专业护理，制度规定提供 100 天的专业院外护理保险，专业护理机构必须是疗养院性质的，是制度批准的，它们有资质满足患者的专业护理需求，在紧急情况下有处理能力。

第三，家庭康复护理。

项目受益人出院后，家庭医疗访问期 100 天，如果需要在家康复护理，包括物理疗法、谈话疗法，只要有医生开具此类家庭服务处方，医生定期家访的康复护理费用也在保险范围之内，家庭护理不包括生活护理。

第四，精神疾病住院治疗服务。

终生最多有 190 天住院精神病治疗服务。

A 部分核心内容见表 3—1，其他关于重病大病、长期护理、急诊、临终关怀等都是以后制度拓展涵盖的项目，将在下文阐述。

表 3—1　　1965 年《医疗照顾》A 部分覆盖范围和受益人费用共担要求

医疗服务	覆盖范围	项目支付	受益人支付
住院治疗：	第 1—60 天	扣 40 美元后的全部	40 美元
双人病房	第 61—90 天	75%	25%
一般护理	第 91—150 天	50%	50%
住院服务	终生限 1 次		
住院资源	超过 150 天	无	全部
特护疗养院：	第 1—20 天	全部	无
一般护理	医生认可		
特殊护理	第 21—100 天	80%	20%
康复护理等	超过 100 天	无	全部
居家护理： 康复护理 物理疗法 谈话疗法等	100 天	全部	无
精神疾病住院治疗	190 天	全部	无

资料来源：根据 Juliette Cubanski，etc.，*Medicare Chartbook*，The Henry Kaiser Family Foundation，Fourth Editon，2010 整理。

B 部分：补充医疗保险。这是一个自愿项目，向所有满足医疗保险 A 部分资格并支付规定保险费的人开放。所有符合享有《医疗照顾》的人都可以因需要自由选择加入，它涵盖医生和其他专业医疗机构提供的规定范围内的服务费用，如：医院门诊服务、门诊治疗服务、外科手术、放射治疗、医生咨询服务、急诊转院、X 射线诊断、化验、输血等各种门诊诊断需要的仪器检查费用。在诊所或医院看医生、外科手术以及咨询服务，项目受益人必须支付 50 美元后才能享受 80% 的合理性费用报销，自己必须承担 20% 的费用。家庭医疗服务每年 100 天，自己必须承担 20% 费用。精神疾病治疗以及精神健康治疗自己承担 50% 费用，X 射线测试以及化验诊断测试和救护车等医疗设备费用自己承担 20%。详情见表 3—2。

表 3—2 1965 年《医疗照顾》B 部分覆盖范围和受益人费用共担要求

医疗服务	覆盖范围	项目支付	受益人支付
医药费: 医生服务 住院和门诊的 医药和手术 机能和语言疗法 诊治检验 医疗器械和设备等	医治需要无限制	扣 50 美元后全部 费用的 80%	50 美元 + 50 美元后全部 费用的 20%
检验服务项目: 验血 验尿等	医治需要无限制	核定需要 100%	无
居家护理: 间断性专业护理 家庭健康辅助治疗 医疗设备及其他	每年 100 天	80%	20%
门诊病人医院治疗: 疾病、外伤诊疗费	医治需要无限制	80%	20%
输血	医治需要无限制	80%	20%
精神疾病门诊	医治需要无限制	50%	50%

资料来源:根据 Juliette Cubanski, etc., *Medicare Chartbook*, The Henry Kaiser Family Foundation, Fourth Editon, 2010 整理。

三 《医疗照顾》的筹资

A 部分和 B 部分的筹资渠道是分开的。

A 部分的资金来源实际上是一个强制性的工资税,税率是每个雇员工资的 2.9%,由雇员和雇主各承担一半,对于雇员个人来说,就是工资的 1.45%。雇主和雇员还为社会保障交纳工资税,税率为 12.4%,也由雇主和雇员分担,但是仅应用于所得收入的第一个 62700 美元,超过部分不增加社会保障税。工资税直接从雇员工资中扣除,医保专款专用。无论是社会保障工资税还是项目 A 部分所提取的工资税,其雇主都必须匹配投入。A 部分的筹资系统与社会保障筹资系统一样,类似一个池子,雇主、雇员缴纳的工资税一起投入该池子。如果是自由职业者,或者不工作，而是靠投资生活，那么他的投资所得不需要交工资税，而是要交个人所得税。

从表面上看，社会保障其他项目的融资筹款和 A 部分的融资筹款是非常相似的，只是分属两个系统池子，但实际逻辑完全不同。如：社会保障中的养老金，受益人得到的数额是不同的，养老金的多少完全根据他们在职时投入到系统池子里钱的多少决定的，这个数额完全与工资收入高低有关。如果一个人赚得越多，投入到该系统池子里的税越多，最终得到的社会保障养老金就越多，贫困人群只有保障得到基本养老金。相反，《医疗照顾》A 部分的受益人，与其在职时的收入高低不挂钩，当他退休时，该得到什么样的医疗保险就能得到什么样的，与他在职时的工资收入高低无关。制度颁布时的老人享用的其实是当下年轻在职人员缴纳的工资税，也就是现在收取的医保税用来支付现在受益人的医疗费用，目前纳税人将来的医保由未来的纳税人承担。因此，工资税成为 A 部分的筹资机制，它是社会保障养老金的融资筹资方式提供的借鉴经验，它具有更加明确的国民收入二次分配元素，能确保低收入老人和较富裕老人一样，公平获得政府资助的公共医保，在一定程度上体现社会医疗公平。

由于 A 部分主要是住院保险，所以对住院费用有严格限制，享受者必须经过严格的审核程序。必须有医生证明患者需要住院治疗或护理；所住的医院必须是参与联邦政府《医疗照顾》计划的，并得到医院的效用评估委员会或医院复评组织最终审核批准的。

另外，同私人医疗保险一样，为了增强被保险人的费用意识，约束被保险人对医疗服务的使用，《医疗照顾》采取费用扣除和费用共担原则。如表3—1显示，A 部分规定了受益人住院所需分担的费用比例。

B 部分的筹资通过一般税收平等贡献，一部分是通过自愿选择加入者登记缴纳的投保费（1965年实施时每月3美元，随时间推移增长，以使受益人贡献的总数能够维持 B 部分总支出的50%水准）；另一部分是来自联邦政府的税收拨付。B 部分的融资与工资税无关，也不像 A 部分的工资税那样有国民收入二次分配的性质。如果收入足够高的人，其保费可以交得多。这种可选择性就是《医疗照顾》项目设想的基本理念之一。

受益于《医疗照顾》的许多人，并没有意识到自己交了保费，因为这个保费实际上是他们在职时缴纳的工资税，现在直接从他们退休后领取的社会保障养老金中扣除了，许多人没有注意从中扣除了多少医保费用。1965 年项目实施初期，在扣除 50 美元的免赔额（自付额）之后，B部分涵盖了 80% 的医生看诊、急救、会诊等"合理收费"。涵盖了每年100 天的家庭健康服务费用，病人自己要共担费用中的 20%。精神病门诊患者和精神健康治疗需要自付费用的 50%。实验室化验、X 射线诊断、急救服务费用也涵盖在 B 部分的医保费中。

B 部分的共担原则，主要指保险项目中受保者和保险公司共同承担的保险费用。通常情况下，其费用是在自付免赔额后出现的，自付免赔额的多少在不同年份随医疗费用上涨而增加。例如，患者要去看医生，你项目中有 100 美元的免赔额和 5000 美元最高共担保险费用，你的付费如下：首先是 100 美元的免赔额，5000 美元以下医疗费用的 20%。保险公司承担 5000 美元以下医疗费用的 80%，超过 5000 美元的费用由保险公司全款支付。详解：如果你的医疗费用是 2000 美元，你需要支付 100 美元免赔额和 20%（2000 − 100）= 380 美元 + 100 美元 = 480 美元，保险公司支付 80%（2000 − 100）= 1520 美元。

《医疗照顾》制度中的费用共担，有一定的意义。首先，费用共担在一定程度上减轻了联邦政府为老年医保制度支付的财政压力，否则联邦政府需要更高的税收收入来平衡医疗费用支出。其次，费用共担可以提高患者的费用意识，限制过度治疗和浪费医疗资源。再次，A 部分费用共担规定中，患者的比例较高可以刺激门诊治疗代替住院治疗，因为老年人慢性病多，住院必然增加更多的专业护理。

当然，费用共担也存在一些问题。例如：医生会根据患者的经济条件使用需要患者自费较高的药物和治疗手段；统一规定的自费比例会给经济条件差的家庭造成负担，如果共担比例按经济条件来划分，管理则更加复杂难以操作。

四 《医疗照顾》的管理

最初负责管理《医疗照顾》项目的是社会保障部（Social Security Administration，SSA），在 1977 年医保卫生财务管理部（the Health Care Financing Administration，HCFA）成立后，它与社会保障部共同管理，负责融资管理，负责保险范围和支付方式相关政策和原则的制定，对融资中介机构的监管，对医疗服务提供方的资质审核，对投保人保险费用的赔付，等等。例如：对各州参与《医疗照顾》项目的医院和疗养院，审核它们的参与条件，检查医疗费用使用情况，挑选费用低、服务质量高的医疗提供者。

另外，医疗卫生财政部管理参与项目的信托基金以及基金的拨付，卫生和人力服务部部长、劳工部长、财政部长、社会保障部专员、公共代表组成信托理事会，全权监督信托基金，信托基金理事会每年必须向国会汇报基金的运行情况。

《医疗照顾》的项目管理比其他社会保障项目的管理更为复杂，主要原因是患者与医疗服务提供方的付费形式不是直接支付，而是通过第三方保险公司或者财政中介支付，这就构成了三方利益关系。政府公共项目的筹资者、管理者希望医院为受益人提供既经济又实惠的服务，从而保持经费正常运转没有赤字；被保险的受益人希望政府审核最好的医疗提供者提供最大满足的医疗服务；而提供医疗服务的医院、诊所希望把服务转化为最大的经济效益，政府的审核、限价都是医院、诊所不愿意接受老年公共项目的原因。三方利益的交集，必然使该制度的管理更加复杂。

医疗费用按传统的医院、医生制定的"合理成本""合理费用"支付，理赔处理以及账单审计事务由 SSA 下设的医疗卫生保险局外包给私人财务中介机构和精算公司（主要是"蓝十字"和"蓝盾"计划）处理。

第四节　《医疗补助》的规定

一　《医疗补助》的内容

《医疗补助》的核心是医疗补助，它被认为是公共医保制度的第三层"蛋糕"，它是作为《医疗照顾》的辅助、补充制度出台的，目的是帮助老年贫困人群支付如下基本医疗服务费：住院治疗费用、医院门诊费、实验室和 X 光检查费、专业性护理费、医生服务费、家庭生育费、农村卫生诊所服务费等，让没有资格享受《医疗照顾》的贫困者得到医疗补助和医疗援助，它的性质带有一定的社会福利性。制度规定：凡人均年收入在国家贫困线以下（不同时期的标准不同）的低收入家庭和资产有限的贫困家庭，均可享受政府设置的医疗补助计划。该计划涵盖接受现金救助的贫困老人、儿童及其父母，或是残障失能和盲人。

《医疗补助》计划是联邦政府和州政府的联合方案，由联邦政府通过各州政府推行实施，具体采用联邦和州两级供款模式，即联邦政府和各州分担医疗补助计划费用。联邦政府拨给各州的费用以各州的人均收入为基础，如果人均收入等于全国平均水平的州，政府划拨 55% 的经费。高于或低于全国平均水平的州，可以分别获得 50% 到 83% 的政府拨款。[①]

《医疗补助》项目规定，所有建立医疗补助制度的州，需要为受益的贫困人群提供至少 5 个基本医疗服务：住院病人治疗，门诊医院服务，其他检查和 X 射线服务，专业疗养院服务，内科医生服务。其他许多服务，如眼睛验光、救护车、牙科护理等，各州可作为政策有效项目考虑。详情见表 3—3。

表 3—3　　　　　1965 年《医疗补助》强制和可选择的医疗项目

强制 项目	住院服务
	门诊服务
	农村医疗诊所和联邦政府授权的医疗健康中心服务
	化验和 X 光检查
	专业护理师服务
	21 岁及以上护理设施服务和家庭护理服务
	21 岁以下的早期和周期筛选、诊断、治疗
	生育服务和供应
	牙科的内外科治疗及手术
	护理助产士服务等
选择 项目	足病、眼睛验光、脊椎按摩、心理治疗、医疗社工服务、护士麻醉师服务、私人责任护理、一般诊所服务、一般牙科服务、理疗、职业疗法、谈话疗法、处方药、补牙、义肢、眼镜、预防性服务、康复服务、智障服务、21 岁以下精神病住院、基督教护士、基督教科学疗养院、急诊、个人护理、转院护理、病例管理、临终关怀、结核类疾病服务等

资料来源：Health Care Financing Adminstration, *A Profile of Medicaid Chartbook*, U. S. Department of Health and Human Services, 2000, p. 9。

---

①　Robert J. Myers, *Social Security*, Philadelphia：University of Pennsylvania Press, 1993, p. 289.

二 《医疗补助》的筹资及管理

医疗补助经费的筹措是美国联邦和州政府两级筹资，是联邦政府的税收收入和州政府的税收收入划拨而来。要得到联邦政府的配套资金，各州必须制订相应的财政拨款计划，向贫困人群提供一系列基本的医疗服务，包括医院手术、门诊、检查、治疗、专业护理等。管理也分联邦和州两级，联邦一级由管理老年公共项目的医疗卫生财政部管理，州一级的管理部门各州不尽相同，一般是由州卫生或公共事务部管理。

对贫困人群的医疗补助和老年公共项目性质有所不同，它不像老年项目带有强制性和全国统一性，它带有更多的州独立性和公共福利性。医疗补助的贫困人群不用交费，不与社会保障安全税捆在一起。在美国联邦制下，各州并不强制参与对贫困人群的医疗补助计划，各州有相对独立性，可以参与也可以不参与，如亚利桑那州直到 1982 年才建立医疗补助项目①。州政府可以制定本州医疗补助对象的资格认定标准，决定医疗补助的待遇和水平，决定对医疗机构的费用支付补偿机制等。具体可以决定限制住院天数和医生问诊次数，可提供选择性服务，如：药费、眼睛验光费、专业性护理、老年人和儿童少年的精神疾病住院治疗、物理疗法、口腔治疗等。这种州的独立性导致州与州之间差异很大，不仅获得联邦政府的配套拨款多少不同，各州的具体投入、享受水平也不同。

医疗补助是一种福利性的医保政策，更受经济和道德层面的制约。州政府经济好，税收充裕，医疗补助的待遇和水平就高，可选择项目就多。另外，道德层面的扶贫救弱是福利国家义不容辞的责任。医疗补助和老年制度一样，对服务提供者的费用按市场低价原则，虽然要求州政府提供给医院的医疗补助费用标准与老年制度的费用标准一样，但实际上是低于老年制度报销水平来支付医生服务费的。所以有些医生和医院会拒绝参与贫困人群公共医保的提供方。

---

① Paul Starr, *Remedy and Reaction: The Peculiar American Struggle over Health Care Reform*, p. 47.

第五节　公共医保制度诞生的意义

随着公共医保制度的不断完善，政府的责任和权力越来越大。这一点意义非凡。

一　强化了政府职能

"大社会、小政府"是美国传统资本主义社会法则的理念。与西方其他国家相比，美国人最不信任政府的权力和权威，"对自己的国家主权经常质疑"[①]。因此，政府权力的弱小和无能被大多数人接受。

美国政府职能的扩大可以追溯到老罗斯福时期，那时美国在理论上接受了"行政科学"的概念，并在实践中通过扩大"功绩制"加强政府的职能，建立一个有效率的政府。1930 年代的"大萧条"危机，使小罗斯福把美国政府塑造成西方国家中扩大政府职能的典范。按照小罗斯福的观点，西方民主是实行普选权和平民自由表达，民主政府必须在不违反宪法的前提下，恢复经济公平，因此民主制下政府职能的扩大是确保自由民主的唯一方法。正是在这种指导思想下，小罗斯福政府大大扩大和加强了政府行政的权力，全面实施"新政"，开启了美国政府职能逐步扩大的功能。

但是在医保领域，美国政府依然缺少干预。私营保险公司可以自主为有能力购买保险的人设计各种可供选择的保险计划，买得起保险的人愿意自己决定是否参保和选择以何种形式参保，前者追求利润最大化，后者追求自由选择，双方都不愿意政府强制划定保险政策，医保所需的医疗资源配置完全按照市场竞争原则运行，大多数人在观念上和行动上接受并享受这种体制带来的健康保护。

随着社会环境发生重大变化，医保市场机制出现了严重的漏洞。从罗斯福"新政"到约翰逊时代，差不多 30 年间，美国一直处于扩大社会保障安全网的过程。1960 年代美国公众和立法的辩论集中在公共医疗保

---

① James A. Morone and Gary S. Belkin, ed., *The Politics of Health Care Reform*, Durham, N. C. : Duke University Press, 1994, p. 154.

险问题上，繁荣促使"伟大社会"的构建者运用联邦政府史无前例的权力，以及约翰逊在 1964 年以压倒性优势的选举胜利，给公共医保制度立法创造了机会。1965 年颁布的公共医保制度，作为"伟大社会"的内容之一，改善提高了弱势群体的保障，政府针对公共医保制度的公共融资责任、规则和维护社会保障的体系，已经渗入到美国的政治机体之中，成为公共政策的主流。

政府公共医保制度的颁布，彰显了政府承担社会责任的政治能力。在世界典型的医疗体制中，没有别的国家像美国那样单独为老年医保立法，单独规定老年人享有公共医保的条件和范围，也没有别的国家如美国那样先建立老年养老保障制度，后确立《医疗照顾》。1965 年公共医保制度立法，说明政府在普通民众的医疗保障中，开始承担责任和拥有权力，从而改变了公众对美国政府在市场经济体制中职能弱小的传统观念，使公众开始依赖政府纠正资本主义市场经济中生产和消费蓬勃发展过程中出现的弊病。

政府职能的强化，使此时的意识形态发生了变化。杜鲁门时期攻击政府倡导建立国家全民医保制度为"社会主义""极权主义"的论战已经消失，没有迹象显示约翰逊和制定医保制度的立法者有"左"倾倾向，也没有迹象显示他们与"左派"保持密切联系。"事实上每个人认识到，或者至少是能容忍，联邦政府在公共医保中对资金和组织发挥着越来越大的作用"[1]，"公共医保制度已经变成美国政治中备受珍爱的制度，也成为美国福利国家为数不多的著名成就备受人们普遍拥护"[2]。

公共医保制度的出台，显示了联邦政府国家角色的延伸、罗斯福"新政"、约翰逊"伟大社会"三者之间的密切相连，创立了美国人容易接受的，在联邦和州政府干预下实现医保公共和私有相结合的美国模式。公众接受公共医保制度，认为政府既扩大了社会保障体系，又有限地扩大了政府的权力，既扩大了医疗卫生保障，又避免出现强大的联邦政府，

① Philip J. Funigiello, *Chronic Politics: Health Care Security from FDR to George W. Bush*, p. 159.

② Fay Lomax Cook and Edith J. Barrett, *Support for the American Welfare State: The Views of Congress and the Public*, New York: Columbia University Press, 1992, p. 56.

符合美国的政治、经济体制。

二　缓解了医疗不公

　　美国的医疗不公长期存在，尤其是在种族歧视和种族隔离状态下，尤为严重。医疗不公主要指医疗资源（医疗保险计划、医疗服务、医疗经费等）分配不公。美国的医疗市场化使它缺乏其他发达国家的政府计划性、法定性和社会性政策，导致全社会医疗资源分配不公，弱势群体受保率低下的问题严重。

　　历史上，不仅老年人和贫困人群缺乏医疗资源，老年人和贫困人群中的有色人种，特别是黑人享受的医疗资源更少。由于他们属于社会经济平均水平以下的弱势群体，经济弱势影响了他们在社会上种族间的平等。虽然1964年国会颁布了《民权法》，取缔了公共领域的种族歧视，但种族隔离依然存在，特别在医疗领域，种族不平等的现象非常严重。因为《民权法》"禁止的仅仅是种族歧视，并没有禁止经济歧视"①，《民权法》对医疗行业没有绝对约束力。在南方一些州中，老年人、老年黑人依然被剥夺享有同等的医疗保险，因为有些医院拒绝同等对待所有公民。

　　公共医保制度则是在《民权法》的基础上颁布的，在医疗保障方面比《民权法》更进一步，无论贫富、无论哪种种族都受公共医保制度保障之内，任何医疗机构都受公共医保制度的约束，任何医生或者医院违背制度原则，都是违法行为。联邦政府在公共制度颁布以后，立即通过分配医疗保险计划的医院床铺，专门处理了南部不愿意遵守《民权法》和公共医保制度的许多医院，约翰逊直接警告某些不执行法律的医院：你必须遵守，如果你在自己辖区的社区中歧视并抵制一些老年患者治疗，你就是破坏了法律政策。联邦政府将依法处置，不会放弃执法责任②。这种法律效力减少了社会上医疗不公的现象。经卫生教育福利部门检查，

　　① James A. Morone and Lawrence R. Jacobs edited, *Healthy, Wealthy & Fair: Health Care and the Good Society*, p. 81.

　　② William H. Stewart, "Civil Rights and Medicare," *Journal of the American Medical Association*, No. 156, June 13, 1966, p. 175.

大多数医院配合执行。

三　减轻了中产阶层压力

任何一个国家的中产阶层都是社会稳定的基石。美国以中产阶层为主体构成了"橄榄形"社会结构，美国的中产阶层是美国稳定发展的重要基础，也是实现高品质民主的前提条件。第二次世界大战以后，虽然美国出现了明显的贫富分化，但由于中产阶层的发展壮大，社会得以保持长治久安。美国中产阶层是美国经济、社会发展最主要的驱动力。在美国，缴纳个人所得税最多的不是处在金字塔顶端的5%左右的富人，也不是低收入的工薪阶层，而是中产阶层。中产阶层的税收贡献，在一定程度上支撑了美国的政治、军事、经济、教育、社会保障的正常运转。

虽然美国的中产阶层生活比较富裕，但他们的经济压力也是非常大的。第一，要维持中产阶层的生活水平，必须保持收入不下降。第二，如果收入下降，要动用储蓄和投资资产，造成家庭净收入下降。第三，医疗保险费用不断上升，加重了更多中产阶层的负担。医疗保健水平直接与生活质量相关，随着医疗科技发展，人的预期寿命增加，但维持有质量的生活水平需要花费更高的医疗费用，医疗费用上涨成为中产阶层最大的忧虑。第四，照顾孩子和老人的费用上升。每个家庭都有孩子、老人，培养一个孩子，让孩子有好的受教育环境和条件，赡养一个老人，让老人安度晚年，所有费用确实不低。第五，中产阶层还有购买住房、改善生活的多重压力。

1965年颁布的公共医保制度，是约翰逊"伟大社会"解决中产阶层焦虑和负担的重要措施①。因为制度既减轻了年轻一代为老年人医疗开支的费用压力，又给老年人提供了良好质量的医疗卫生护理。所以，在这个过程当中，公共医保制度提供了"黏合剂"，将年轻的中产阶层和他们的老年父母整合在一起，纳入经济增长和第二次世界大战之后的美国社会保障中，这是非常有意义的一场政治经济运动。从这个层面说，公共制度受益的不仅仅是老年人、贫困人群，还包括中产阶层，几乎所有年

---

① Philip J. Funigiello, *Chronic Politics: Health Care Security from FDR to George W. Bush*, p. 156.

龄段的人，都在不同程度上享受到了公共医保的益处。这也是制度设计者当初考虑到中产阶层是否拥有足够的资源和财力，在支付孩子学校教育费用的同时，为他们的父母提供医疗保障。

四　提高了覆盖率

1965 年《医疗照顾》和《医疗补助》制度确立，美国的医保体制结构从单一私有制转变为以私有为主、公共为辅的"双轨制"。公私兼容、互为补充成为体制结构新的特点。

在公共医保制度出台之前的 20 年间（1940—1960 年），美国私营医疗保险市场发展迅速，由就业锁定的"雇主提供式"私有保险覆盖率，从 9% 左右快速上升至 65%[①]左右。但是私营医保的发展趋势被社会的老龄化和贫富差距所阻，大量 65 岁及以上老年和贫困人群被私有市场排挤而得不到医保。约翰逊时期公共医保制度颁布后，在美国医改史上产生了划时代的意义，《医疗照顾》项目使"大约 1900 万 65 岁及以上的老年人获得公共医保资格受益"[②]，受益人数占当时人口总数比例为 10% 左右。《医疗补助》项目受益人将近 1800 万，使"占美国总人口 10% 到 12% 的贫困人群享有了公共医疗免费补助"[③]，美国的医保覆盖率一下由 65% 左右上升到 85% 左右。

《医疗照顾》项目颁布之初，美国超过 90% 的老人都登记纳入制度保险，后来的比例更高，达到了 98%。在实践中，大部分美国老年人都拥有 A 和 B 部分的保险，因为两部分涵盖的项目是满足一般老年人的基本医疗需求。虽然制度规定部分费用必须自己负担或者共同负担，但也在很大程度上减轻了老龄人自己的医疗负担。社会保障局在全国进行调查显示，公共医保制度实施两年后，覆盖范围扩大至 2000 万 65 岁及以上的美国老人（占全国人口的 10%），并支付了 84 亿美元给医院和医生账单（覆盖 1060 万住院病房和 64 万护理病房）。另外有 48.5 万美国老人从一

①　Rosemary stevens, *In Sickness and in Wealth: American Hospitals in the Twentieth Century*, p. 259.

②　Jennie Jacobs Kronenfeld, *Medicare: Health and Medical Issues Today*, p. 174.

③　Paul Starr, *Remedy and Reaction: The Peculiar American Struggle over Health Care Reform*, p. 50.

所家庭健康机构获得了家庭卫生护理保险①。详见表 3—4。

表 3—4   **1966—1975 年公共医保制度覆盖人数（人）**

年份	《医疗照顾》受益人数	《医疗补助》注册人数
1966	1910 万	（不详）
1970	2050 万	（不详）
1972	2150 万	1760 万
1973	2200 万	1960 万
1974	2300 万	2150 万
1975	2500 万	2200 万

资料来源：Juliette Cubanski, etc., *Medicare Chartbook*, p10. and Kant Patel and Mark E. Rushefsky, *Health Care Politics and Policy in America* (third edition), New York：M. E. Sharpe, 2006, p. 82。

公共医保制度保障了老年人和贫困人群的就医机会，保障了他们的医疗条件，改善了弱势群体的生活质量，提高了美国人的人均寿命。根据美国卫生健康中心的统计资料显示，美国 1930 年代的人均预期寿命是 59.7 岁，1940 年代是 62.9 岁，1960 年是 69.7 岁，1965 年是 70.2 岁，1975 年是 72.6 岁，1985 年是 74.7 岁，1995 年是 75.8 岁②。显然人均预期寿命的延长，与医保密切相关。

公共医保制度颁布与发展，使美国老年人的医保覆盖率高于其他年龄段人群。以 1996 年为例，美国医保未覆盖人群占总人口的 15.8%，其中 65 岁及以上的老人没有医保的有 33.6 万人，只占 1.1% 的未覆盖率③。

---

① Juliette Cubanski, etc., *Medicare Chartbook*, p. 10.
② Robert Famighetti, *The Almanac and Book of Facts*, p. 973.
③ Ibid., p. 971.

第四章

尼克松的医改尝试

1965 年美国直接出兵越南，美国能否在打一场耗资巨大的越南战争的同时，维持国内"伟大社会"计划的各种开支。总统约翰逊虽然向全国保证，美国非常强大，有足够的精力去实现国外战争和国内社会改革两方面的目标，但 1966 年 1 月美军派兵越南 19 万，12 月增加到 40 万。政府为战争花去的资金已经超过其在国内福利事业所承诺的费用。虽然《医疗照顾》《医疗补助》制度的颁布，为美国政府赢得了好名声，约翰逊的立法顾问们知道医疗财政支出必然会不断增加，但是他们大大低估赤字增长速度。1969 年尼克松竞选总统之际，越来越多的选民开始反对民主党约翰逊的"伟大社会"计划和反对越南战争，对已颁布的公共医保制度因政府财政赤字增加而备受质疑，大家渴望找到一个相对多数可以接受的医改方案。尼克松虽然是共和党人，但他与民主党自由派一样，赞成建立全民医保制度，但与他们在采用什么途径实现全民医保的观点上是不同的。尼克松并不主张单纯依靠扩大政府项目实现全民医保，而是主张通过私营商业医疗保险与政府医保项目合作，共同解决实现全民医保问题。在他任期内，围绕扩大医保覆盖率和控制医疗成本费用上涨两大宗旨，提出了改革方案，颁布了 1972 年《晚期肾病和残疾人医疗照顾》（*The Addition of End-Stage Renal Disease and Disabled Patients to Medicare*，AESRDDPM）和《1973 年健康维护组织法》，在有限的范围内，推动了公共医保制度的演进发展。

第一节　公共制度成本费用上涨失控

1965 年公共医保制度颁布之初，许多进步主义、自由主义者对政府在实现全民医保之路上迈出的这一大步大加赞赏。事实上，在 1970 年之前，政府医疗政策基本属于费用驱动型，不断增加医疗费用被视为公共政策的成就。但是，随着政府医疗财政赤字增加，人们发现了公共医保制度内在的问题和造成的残酷现实。

一　制度设计先天缺陷

1965 年颁布的两项公共医保制度，主要规定了资金来源和享受资格，没有任何细则条款针对成本和费用的控制，没有规定建立政府行政监管机构，仅依赖非营利和私人保险组织作为中介监管制度实施运行。该制度设计上的先天缺陷，直接导致政府对成本费用上涨和制度监管完全失控。

当初在反复讨论立法时，总统和改革者在设计公共医保制度时，就遇到了医疗利益集团的强烈反对。为了控制医生、医院、保险公司和其他相关医疗利益集团的费用偿还款项，有人主张采取"联邦直接管理"。但是立法者受到美国医学会对政府项目长期反对的担忧与惊吓，为了获得医生和其他医疗利益集团在立法讨论时的合作，决定采取妥协态度，故意削弱政府对公共医保资金的管理权，以放弃政府监管为代价赢得立法顺利通过。他们的工作重点就是迫切希望和医疗利益集团妥协、合作，使后者支持政府项目，参与政府项目，让公共医保制度成功颁布。为此，约翰逊总统明确说："老年医保制度不应在任何方面授权给联邦官员……联邦政府无权进行任何监管或控制……政府无权给任何医疗服务机构和个人提供补偿。"[1]

公共医保制度明文规定不过度干预私人医疗管理与实践，因此没有建立政府行政监管组织，仅依赖非营利和私人保险组织作为中介监管制

---

[1]　Public Law，No. 89 - 97，Sec 102A，转引自 Paul Starr，*Remedy and Reaction：The Peculiar American Struggle over Health Care Reform*，p. 48。

度项目运行。美国经济体制决定了大部分医院的私立性，公共医保项目主要通过私立医院、医生和私立保险公司参与得以实现。为激励医院和医生积极参与公共医保项目计划，所收费用基本按他们单方设计的"合理成本"，如同政府开出支付"空白支票"，放纵医生和医院利益最大化。具体来说，公共医保的财政中介由蓝十字组织运作，《医疗照顾》的 A 部分和贫困人群公共医保是根据住院费用进行支付的。住院的费用越高，医院就能得到越多的收入，这是导致医疗产品价格上涨的主要原因。任何削减费用的医院得到的收入就少。《医疗照顾》的 B 部分，是支付给医生的相关费用。立法并没有制定收费标准，只规定为"合理成本"，也就是费用标准由医疗提供者自己确定，只要医院认为是"合理"就行，保险公司按"合理"费用向政府索取理赔费用。作为"运营商"，仅仅是把成本转嫁给政府，私人保险公司没有动力去控制成本。

　　政府对制度项目成本费用的失控和对制度监管的失控，直接导致制度实施过程中各方开支快速加大。首先，受保人自认为有政府埋单，向医生和医院付费慷慨，小病大医、过度医疗现象严重。享受《医疗照顾》的受益人，一般不会很清楚地意识到自己也承担了一部分医保费，一方面这部分需要自己交的保险费已经直接从就业时的社会保障工资税中扣除了；另一方面，与政府共同承担的部分自己比例较小，所以当老年患者住院时容易误解是免费治疗，贫困人群享受的确实是一种免费治疗，所以他们对医疗费用多少基本不担忧，对价格不敏感，在相同健康状况下，比没有保险的人增加就医次数，更频繁享受医疗服务。

　　其次，医院和医生因受保者享有公共医保，少了欠费担忧，他们把提高医生待遇和医院建设费用都纳入收费成本，逐步提高收费标准。医生原来对政府公共项目持反对态度，政府为了吸引更多医院和医生参与政府项目，国会同意参与的医院和医生，可以照常按服务收费的标准不降低，政府补贴2%的附加成本红利。所以当制度真正颁布实施后，医生发现自己获益了。医生不再顾虑这些弱势群体患者没有医疗保险，过去通常免费的一些服务现在也能收费，过去一些费用较高的医疗检查也可以充分使用。有了公共医保，患者支付医院账单的能力明显提高，对医院和保险公司来说都大大减轻了风险压力。

　　最后，第二次世界大战后，美国作为世界科研中心，在医学科技发

展方面成果累累，抗生素、转基因、克隆等生物制药发展迅速，临床高
科技医疗技术和器械的使用、推广，大幅增加了医疗成本。这些费用的
一部分可以转嫁成"合理费用"，找政府埋单。

二　医疗费用快速增长

1950 年之前，大部分医院都是非营利性组织，它们的行政管理人员
都有降低成本的动机，因为成本问题是医患双方所烦恼的。从 1950 年以
后，私人医院快速发展，患者就医人数快速增加，医院各种服务的净价
开始上涨。单纯抑制成本的动机已经不再适用，医患之间供需要求改变
了相对低的净价，医院为患者提供更先进的医疗仪器、更舒适的住院房
间，医生需要增加工资，医院成本快速增加。1950 年之后，医疗成本以
每年 7% 的速度上升，相比总体价格水平，每年增加了 2% 不到。1959—
1965 年的成本增长率为 3.2%，1970 年上升到 7.9%。所以，1965—1970
年，无论是州还是联邦的医疗财政开支增长率每年都高达 20.8%[1]。1965
年至 1975 年，医疗卫生成本开支上升将近达到 140%。1975 年平均每人
每年不得不支付近 400 美元的医疗费用，这笔费用是 1965 年的两倍。处
方药费用支付以 65% 的速度增加，牙科费用支出增长 100%，内科医生诊
疗费增长 160%，同时期一般医院住院服务费增长 250%[2]。从 1960 年到
1970 年，美国的医疗费用支出增长速度惊人，具体见表 4—1。

表 4—1　　　　1960 年和 1970 年美国医疗费用支出（亿美元）

年份	1960	1965	1970
所有医疗费用支出	271	416	743
联邦政府医疗支出	29	48	178
州、地方政府医疗支出	37	55	99
医院费用	93	140	280

---

① Paul Starr, *Remedy and Reaction: The Peculiar American Struggle over Health Care Reform*, p. 52.

② Philip J. Funigiello, *Chronic Politics: Health Care Security from FDR to George W. Bush*, p. 167.

续表

年份	1960	1965	1970
医生费用	53	82	136
《医疗照顾》费用支出			77
《医疗补助》费用支出			54

资料来源：Kant Patel and Mark E. Rushefsky, *Health Care Politics and Policy in America*, p. 46。

医疗费用的快速增长，增加了政府在《医疗照顾》和《医疗补助》项目中的开支。《医疗照顾》实施4年后的1970年，政府费用支出达到77亿美元，1975年是157亿美元，1980年是375亿美元。表4—2是1970—1980年美国政府在《医疗补助》方面的支出数据以及它与上年相比增长的比例，从这些数据也可以看出从约翰逊到尼克松政府时期，政府医疗费用开支的快速增加。

表4—2　1970—1980年《医疗补助》费用支出及与上年相比增长比例

年份	总支出（美元）	增长比例	联邦政府支出（美元）	增长比例	州和地方政府支出（美元）	增长比例
1966	13亿					
1967	30亿					
1968	34亿					
1969	40亿					
1970	54亿		30亿		24亿	
1975	136亿	31.3%	76亿	32.4%	60亿	30%
1980	248亿	16.5%	137亿	16.1%	111亿	17%

资料来源：Kant Patel and Mark E. Rushefsky, *Health Care Politics and Policy in America*, p. 82。

整体而言，公共医保项目的政府开支不断增加，对于大部分民众，相应减少了政府为社会提供的经济效益，但对于少部分长期住院和基本没有储蓄的老年人而言，公共医保项目是天赐的礼物，满足了他们需要的医疗保险。随着时间的推移，在内科医生和医院清单当中，老年人自付比例也在不断增加，因为患者必须支付制度没有覆盖的医疗服务项目，每一医院的扣除自付标准都在增加，从 1966 年的 40 美元增长至 1975 年的 104 美元，同时门诊内科医生费用从 66 美元增长至 156 美元[①]。

三 多方关注制度缺陷

医疗的通货膨胀引起了美国多方关注。首先，总统约翰逊离职之前已经意识到问题的严重性，他的策略是同时打好国外越南战争和国内向贫困开战的两场战争，希望不为战争征税的同时控制医疗通货膨胀。他要求负责公共医疗的社会保障部门必须立即阻止不合理的医疗服务成本上升。他在公开场合告诫民众，公共医保制度不是慈善法案，是弱势群体的权利，政府为此做了大量工作，与历史上其他社会改革相比较，这项法案来之不易，希望医院、医生，以及受保人与政府合作，促使公共医保制度取得成功[②]。约翰逊责成卫生、教育和福利部（DHEW）启动医疗成本快速增长的广泛调研，给出抑制增长的建议。DHEW 联合经济顾问委员会、劳工部展开调查。

其次，新闻媒体关注。《华盛顿邮报》《华尔街日报》等新闻媒体报道了医疗费用螺旋式上涨的数据，报道了政府和社会上对该问题的担忧。报道引起了一些参议员的关注，询问是否行政当局对弱势群体给予太多的"甜味剂"，要求行政当局解释费用上涨的原因。他们对政府每年补偿整整 7500 万美元感到不满，对政府补偿参与项目医院获得其成本 2% 的红利不满。制度设计者威尔伯·科恩解释，这已经比医院最初要求总计 19% 的红利下降了很多，也比较合理。但这种解释依然没有让有些参议员满意。

再次，制度出台的重要人物，众议院筹款委员会主席米尔斯承认，"这是他职业生涯中最昂贵的失误"，"贫困人群的医疗补助计划错得有点离谱"[③]。米尔斯为不断上涨的公共医保费用犯愁，他意识到，住院保险

---

① Martin S. Feldstein, "The Rising Price of Physicians' Services," *Review of Economics and Statistics*, 52, May 1970, p. 229.

② Philip J. Funigiello, *Chronic Politics: Health Care Security from FDR to George W. Bush*, p. 164.

③ Ibid., p. 172.

成本开销增长速度已经超出了财政专项拨款的数额，已经威胁到税收体制。门诊内科医生费用飞速上涨是因为各州实施了"医疗贫困"的自由定义，由各州自定标准设置贫困线。米尔斯相信，问题的根源是约翰逊推行"伟大社会"政策，国会丧失了对税收的控制权。政府机构和税收团体已经转化为新的反贫困机构。贫困人群的公共医保已经渗入福利政策，在福利政策下，贫困者享有无条件权利获取来自政府的福利，保障自己的收入。这种社会改革与米尔斯所信奉的税收原则不同，政府包揽的幅度过大。米尔斯准备提出修改《医疗补助》的意见，抑制跑偏的医疗成本开销。通过设置贫困线的上限，使联邦政府为各州配套的医疗补助财政费用不超出上限，刺激各州为有资格获得联邦医疗补助资金配套，正确制定本州收入标准，符合联邦政府的贫困线上限。

1968 年 3 月，约翰逊在离开白宫前就知道，政府在 1970 年公共医保项目中的成本开支可能从占整个国家医疗费用的 26% 上升到 37%，同时，整个国家的医疗费用账单在 1975 年可能高达 1000 亿美元①。面对国外战争财政支出激增和国内医疗费用上升，约翰逊已无良策，他决定不参加下届总统大选，解决医疗财政危机的重任就落到了下届总统尼克松的肩上。

第二节　尼克松全民广泛医保提案

1965 年公共医保制度颁布后，美国通过公私"双轨制"的医保制度，把美国长期维持在 65% 左右的医保覆盖率一下提高到了 85% 左右，但依然有 15% 左右的人口不在医保覆盖范围之内。面对覆盖率低的一大缺陷，美国许多自由主义者期望进一步追求自 1935 年《社会保障法》以来追求的目标——国家全民医保，希望公共医保的覆盖面从有限人群到全民覆盖，通过从有限的受益群体逐渐扩大到全民的战略，达到逐渐提高医保标准和增加新的覆盖群体，直至国家能够提供有一定水平的全民医保项目，完善《社会保障法》。如果老年、贫困人群公共医保项目没有引发后

---

① Philip J. Funigiello, *Chronic Politics*: *Health Care Security from FDR to George W. Bush*, p. 168.

来的经济和政治后果，或许自由主义改革者追求的全民覆盖有可能在随后的历史进程中实现。事实上，在1968年共和党人尼克松当选总统后，国家全民医保这个大问题依然被大家关注，但关注的并不是是否被完成的问题，而是关注以什么形式实现的问题。尼克松任内两次向国会提交实现全民医保改革提案，在提案中具体设计了全民医保的蓝图，他是民主党和共和党历届总统中，第一位提出全民医保具体方案的总统。

一 提交医改方案的前期准备

尼克松对全民医保问题的关注早在1947年当选众议院议员时就开始了，他刚刚进入众议院就提出了全民医保的立法动议。当他成为艾森豪威尔政府副总统期间，以及后来在1960年与肯尼迪竞选总统期间，都参与了国家医疗现状调查，集中调查每一层政府的医疗融资短缺、医疗卫生质量和数量等一系列问题，认为颁布国家公共医保制度是大势所趋，劝说艾森豪威尔批准《克尔—米尔斯法案》。当他当选总统后，面对公共医保制度产生弊端的批评越来越多，要求对费用日益上涨的医疗事业进行评估的呼声也越来越高。当时美国的政治家、政策分析家、医疗卫生和社会保障积极分子等，纷纷调研和争论如何控制螺旋式上升的医疗费用、如何提高医保覆盖率和提供基本医疗服务、如何使医疗服务提供和产品更加有效、如何支持患者权利等。尼克松要求国家的DHEW部长罗伯特·芬奇（Robert Finch）组织调查工作组，对全国的医疗现状进行调查。尼克松认为费用上涨主要是政府主导的公共医保项目造成的，现在需要"一个强有力的政府"建立一个"有效率的医疗体系"。

自由主义者认为，目前的危机迫切需要建立一个全民医保制度和体系，从体系内控制费用开支。1968年，劳工领袖们带头建立了一个新的国家全民医保委员会，草拟自己的方案。同年，纽约州州长共和党人纳尔逊·洛克菲勒（Nelson Rochefeller）要求纽约州自己立法，控制医院成本上涨，为所有纽约人提供政府医保。美国医学会为了减少联邦政府对医疗卫生护理融资的进一步干预，建议他们在众议院的代表通过联邦所得税可以抵免支付保险费的方案。哈佛经济学家拉什·费恩（Rashi Fein）发布了一项提案，就是通过允许每个人运用联邦税收抵免购买保险，使得医疗保险普遍化，如此可以结束政府医疗支出债台高筑的状态，也不必进行自由主义者讨厌的经济情况调查。

无论是民主党还是共和党都十分清楚，美国必须改革现存医疗保险体系。但是如何改革，究竟是通过私营商业医疗保险与政府医保项目合作解决全民医保问题，还是单纯依靠扩大政府项目实现全民医保，存在激烈的争论。尼克松赞成前者，而代表民主党，来自马萨诸塞州的参议员，肯尼迪总统的小弟弟爱德华·肯尼迪（Edward M. Kennedy）赞成后者。其实，这一问题不仅在尼克松时期有激烈的争论，在美国以后将近半个世纪的医改中，依然存在激烈争论。这一问题的实质，就是美国将走什么样的道路、以什么样的方式实现全民医保覆盖的问题。

1969 年参议员肯尼迪经过游历全国，倾听了人们对于医疗危机的看法。他与来自密歇根州的众议员玛莎·格里菲斯（Martha W. Griffiths）共同草拟了一份提案，建议建立一个独立的、全面的、由联邦政府管理的全民医保体系，代替现存的私人医疗保险和政府公共医保共存的体系。这个建议实际上是杜鲁门全民医保方案的重提。肯尼迪设计的全民覆盖条件很低，有条件接受医保的医疗服务由政府提供资金。在这种全民制度下，医生仍然保持自身的独立性，医院仍归私有业主所有，改变的主要是联邦政府，需要一个全国性预算，增加的资金主要来源于增加工资税，医疗服务提供者需要遵守规定的预算开具账单。

1969 年临近大选，医疗问题成为热点，尼克松需要拿出自己的医保改革计划作为竞选和任职的资本。他虽然是共和党人，但在医改方面，他与其他共和党人历来的观点和做法不同，反而与民主党的主张有相同之处，特别对目前迫切需要建立一个全民医保制度和体系问题，与民主党的观点是相同的，只是在方式方法上，尼克松主张控制费用主要依赖"雇主支付"方式增加，不增加任何税收。尼克松对目前的各种观点，包括民主党人肯尼迪的方案十分清楚，他要求自己的顾问亚历山大·巴特菲尔特（Alexander P. Butterfield）和国内政策首席顾问约翰·埃利希曼（John Ehrichman）三天内采取行动。

尼克松的各类顾问与医疗部门官员和著名医师迅速组织讨论，他们建议总统抓住医疗费用上涨的"压痛点"，解决系统的"薄弱点"。他们认为，政府需要颁布国家性质的医保项目，虽然目前两项公共医保制度的设计"错得离谱"，但应当鼓励制度的持续性，老年人和贫困人群的医保必须保障，所以改革需要触动医生、医院、保险公司等长期获利的群体，关键需要改革融资方法。其中明尼阿波利斯的医生保罗·埃尔伍德（Paul Ellwood），建议政府将预付制取代传统的按服务收费的后付制，发展综合性医疗保险公司参与，减轻政府压力。他建议率先在老年人、贫困人群的公共制度中采用预付制，建立健康维护组织，在不扩大政府公共医保项目，不增加政府公共医保财政支出的基础上，呼吁强化自由市场机制。尼克松认为这种观点与自己的观点相符，就接受这种观点，把自己的医改政策选择在"健康维护产业最大程度上实现自行调节管理"和"政府通过调控、注资、计划，继续增加联邦干预"之间。

二　两次前所未有的具体提案

（一）1971 年全民医保计划提案

1971 年 2 月 18 日尼克松向国会递交了自己的立法倡议，系统阐述了他的改革方案。他提议制定一个全民医保的战略，实现"全民都应得到良好的医疗保险"的目的。他说："……今天，我在这里呼吁，不仅是呼吁建立新的项目，不仅是呼吁更多的资金，还要呼吁创建一个新的途径、一个足以解决我们面临的复杂问题的途径。我提议建立一个新的全民医疗健康战略，从各方面解决复杂问题的战略。"① 在尼克松向国会递交的提案中，主要内容有四项基本原则和六大具体建议。

1. 四个基本原则

A. 确保全民获得平等医疗卫生服务。尼克松认为联邦政府应该在医改中起到关键作用，联邦政府应该对全民医保承担特别责任。他说："正如我们联邦政府在教育、就业和选举中为全民提供了平等机会一样，在医疗领域我们同样应该为全民提供平等的获取良好医疗服务的机会。我们必须尽最大努力排除障碍，排除由种族、经济、社会或地理因素产生的阻碍，让人们获得充分的医疗卫生服务。"②

B. 努力实现医疗服务和需求的供需平衡。供求关系是商品经济的基

---

① Richard M. Nixon, *Richard Nixon：1971：Containing the Public Messages，Speeches and State-ments of President*, Michigan：University of Michigan Library, 2005, p.171.

② Ibid., p.172.

本关系，价格随供求关系上下波动。在增加医疗服务需求量时，应该增加相应的医疗服务供给量，如果不增加医疗供给，医疗需求的增加会导致均衡价格上升，出现医疗保险费和医疗服务费同时上涨。因此，实现供需平衡是第二个原则。尼克松认为在不增加医疗服务数量的情况下，帮助更多人支付医疗费用是无益的，目前老年人和贫困人群两项公共医保项目正面临这样的困境，不仅受益人群的需求没有满足，相反国家为此付出了高额的费用，造成医疗通货膨胀。尼克松的目的不是削减需求，而是增加供给，他说："需求的增加表明我们在获得医疗机会平等方面取得了成绩，也是衡量我们在消除医疗障碍方面获取成效的重要指标。"①增加医疗供给、满足需求、平衡价格，是为了实现全民医保覆盖。

C. 保证医疗服务效率。尼克松面临医疗保险体系已经出现效率低下的严重问题。一方面，医疗保险的付费制度，长期实行后付制，就是传统的按服务项目付费，这种保险付费模式使患者和医疗提供方都没有节约资源、降低成本的意识，导致整个医疗卫生资源浪费严重，效率低下。同时医疗资源分配不均，大量医疗资源为中上阶层使用，而最需要医疗照顾的弱势群体得不到有效医疗资源。另一方面，医疗服务提供方利用医疗专业性左右消费者选择，医生既是顾问又是医疗服务提供者和利益方，他们积极创造额外的需求来增加自己的收益，出现供方创造需求的现象。因此，尼克松在提案中说："我们对医疗系统提供的资金已经够多的了……我们面临的最艰难的问题不是我们花了多少钱，而是我们应该如何去花钱。我们的目标不应该只是为了一个花费越来越多的系统提供资金，而应该建立一个更有效率的医疗体系。"②

关于如何提高效率，尼克松提出两个途径：第一，突出疾病预防，提出建立一个"健康体系"，而不是"治病体系"，要尽力做好健康维护，不是挥霍健康以后"亡羊补牢"。第二，培养成本意识，控制费用增长。

D. 遵循渐进式改革原则，加强优势。尼克松认为目前医疗保险体系中有很大的一部分是积极有效的，不能因为现有体系存在问题就全盘否

---

① Richard M. Nixon, *Richard Nixon：1971：Containing the Public Messages，Speeches and Statements of President*，Michigan：University of Michigan Library，2005，p. 172.

② Ibid. .

定，放弃优势。现有体系中最主要的优势是多样性，不仅患者有自由选择的权利，医生也有自由选择的权利，"我认为一个多元体系比单一体系更能给民众带来利益，一个责任多元的体系也比政府承担单一责任的体系要好得多。"① 他建议医疗体系中无论私人保险还是公共保险要有一个共同目标，就是进行更多的合作互补，发挥多元性和兼容性的优势。

2. 六大具体建议

A. 改革医疗服务流通模式。改变传统的医疗服务生产、消费、保险、理赔的方式，推荐以健康维护组织为代表的新的医疗服务流通模式。新模式可以集中医疗服务项目到一个组织中，有利于患者就医，提高医疗服务效率，预付制按人头精算方法，建立医疗服务提供方节约成本的激励机制，改善日常健康和疾病防护。

健康维护组织代表新的医疗流通模式，可以降低成本、提高效率，是未来美国医疗保险体系的重要组成部分，在实现全民医疗保险覆盖方面将发挥巨大作用。尼克松建议：第一，允许公共医保和私人医保向健康维护组织开放，《医疗照顾》的受益人可以加入健康维护组织，接受健康维护组织的服务，费用由公共项目向健康维护组织结算。第二，联邦政府提供2300万美元的专项基金支持健康维护组织的建立和发展。第三，联邦政府为健康维护组织提供贷款和其他行政帮助。第四，废除各州阻碍健康维护组织发展的陈旧法律法规，健康、教育和福利部设计一个参考条例，交各州参照，为健康维护组织在全国的发展扫除政治和法律的障碍。

B. 增加医疗资源欠缺地区的医疗服务供给。尽管第二次世界大战后美国医疗卫生基础设施和医生数量迅速增加，但在边远郊区和城市贫民聚居区，医疗资源不足。尼克松列举了一些数字：全国每630人拥有一个医生，但超过1/3的地区，医生数量不足平均数的1/3，全国还有约130个县没有私人医生，这一数量还在增加。② 所以，必须鼓励健康维护组织进驻医疗资源欠缺地区；扩建门诊，增加门诊数量；加强医学教育和培

① Richard M. Nixon, *Richard Nixon: 1971: Containing the Public Messages, Speeches and State-ments of President*, Michigan: University of Michigan Library, 2005, p. 173.

② Ibid., p. 176.

训，在医疗条件欠佳地区建立一系列医学教育中心，培养新医生，1972财年为该计划提供4000万美元资金；向愿意去医疗条件欠佳地区工作的医生和护士提供补贴或奖励；提供1000万美元建立基金，组建全国医疗服务协会，动员有奉献精神和公益爱心的年轻医护人员到医疗资源短缺地区工作。

C. 培养更多医护人员。通过新途径资助医学教育；由联邦政府建立特别计划，帮助低收入学生进入医学院或牙医学院；鼓励在部队期间接受过医学教育的军人退伍后继续从事医疗行业等。

D. 积极处理医疗事故问题。医生为减少医疗事故带来的损失，必须花高价购买医疗事故险，加剧了医疗服务和医疗保险价格的上涨。医疗事故背后有复杂的原因，解决该问题不是一蹴而就的。尼克松提议健康、教育和福利部召集医疗事故问题委员会（A Commission on Medical Malpractice），负责对医疗事故问题进行研究和分析。

E. 预防疾病的新措施。1960年代末很多人意识到疾病预防的重要性，与得病后的医疗照顾相比，疾病预防和早期治疗可以减轻病人痛楚，可以节省昂贵的治疗费用。所以全民健康战略首先应该考虑疾病预防问题，加强普通民众健康教育，扩大联邦项目减少意外事故发生。在鼓励健康维护组织发展的同时，提议扩大联邦政府对生物学研究的支持。

F. 全民医疗保险合作计划。前面五项具体举措是从广义上强化和改善美国医疗卫生事业，以此扩大医疗服务供给，为实现全民医疗保障奠定条件。第六项全民医疗保险合作计划就是建立"全国医疗保险伙伴关系"，确保每一个美国家庭都能获得基本医疗服务。这里的伙伴关系，就是政府公共医保和私有商业医保之间的合作关系，就是私有为主、公共为辅、公私合作互补的伙伴关系。因为虽然公共医保制度颁布后，美国的医保覆盖率上升到约85%，但还有大约15%的人口没有保障。单纯依靠公共医保或者单独依靠私营医保都不可能实现全民医保，合作互补是尼克松全民医疗保险计划的核心。

3. 提案失败

尼克松的提案并没有得到共和党保守主义者的支持，也没有得到民主党自由主义者的赞同，最终的失败是必然的。保守主义者认为这份提案是在白白浪费纳税人的钱。美国南部的保守主义者，认为是把纳税人

的钱养"懒汉和私生子"。美国医学会组建的美国医学政治行动委员会
(The American Medical Political Action Committee，TAMPAC)，对国会进行
游说活动，要求国会议员对该议案持反对意见，阻止议案通过。另外，
他们利用媒体对尼克松的提案进行攻击和诋毁，他们印刷了大量宣传品，
在杂志上登载漫画进行讽刺。

以肯尼迪为首的民主党自由主义者也对尼克松的提案提出质疑和反对。
尼克松提案的核心，通过建立全国医疗保险伙伴关系，采用公私合作互补
的方式实现全民医保的观点，与肯尼迪民主党自由主义建立由国家统一管
理的、强制性的、覆盖全民的医保观点相悖，所以，他们在国会中极力反
对。当时国会中民主党在参众两院都占多数，总统党是少数党，尼克松在
回忆录中写道："我是120年来第一个在国会两院均被反对党控制的情况下
开始任职的总统。"① 可想而知，尼克松提案的结局是失败的。

尼克松的第一次全民医疗保险计划由于多方面的反对最终还是失败
了，这也成为尼克松在第一个总统任期内唯一一次正式地向国会递交的
全民医疗保险方案。虽然失败了，但是尼克松政府的医疗改革思想和主
要途径从这次改革中可见一斑。而且该计划为尼克松在第二任期内提出
的医疗改革方案奠定了基础，为他的第二次改革努力总结了经验。

2. 1974 年全民广泛医保计划

1972 年，在尼克松准备竞选连任时，"水门事件"爆发。为了摆脱
"水门事件"的缠绕，他决定利用医改方案赢得民众支持。在酝酿了一年
多后，他在第一次医改提案的基础上，于 1974 年 2 月又向国会递交了
《医改项目特别咨文》，在咨文中重点提出了《广泛医保计划》(*Compre-
hensive Health Insurance Plan*，CHIP)。与 1971 年提案相同，尼克松的《广
泛医保计划》是以私营医保为主、公共医保为辅的方式实现全民广泛医
保覆盖，私营医保是"雇主为雇员支付医保费用"的"工作锁"覆盖，
另外建立一个新的公共计划覆盖其他无保人群。但是，尼克松的这次计
划，要求雇主为雇员及家人提供更为优厚的待遇，限制雇员自负费用的
额度。新的政府公共计划，为美国无保人群提供了更广泛的医疗保险覆

---

① ［美］尼克松：《尼克松回忆录》（中），董乐山等译，世界知识出版社 2000 年版，第
495 页。

盖，每个没有私人医疗保险的人都纳入政府的保障范围内，无须财产收入审查限定。所以，尼克松的第二次医改方案，更加强调政府的作用，希望在政府的干预下很快促成美国医保全民覆盖。尼克松在广播中正式向民众公布了他的计划，希望得到民众的支持，他把自己的计划称为"全民医保即将来临的计划"①。

尼克松没有停下医改的步伐，爱德华·肯尼迪也没有停止反对，他与众议院筹款委员会主席米尔斯讨论了一个《肯尼迪—米尔斯草案》，与肯尼迪早期的国家强制性的全民医保方案有所不同，现在的草案包括了患者共担医疗费用的内容，并让私人保险公司参与资金运作中介，是一个广泛的、靠税收支持的、全面的联邦保险计划。其实，这是肯尼迪做出的妥协让步，在与米尔斯一起讨论方案时，他也意识到，推行政府单一支付的强制性医疗保险制度改革在国会是难以通过的，也希望与尼克松谈判，试图与尼克松合作，通过一份两党联手制订的全民医保计划。

正当尼克松和肯尼迪的接触越来越近，双方的妥协即将达成时，1974 年 6 月，众议院司法委员会批准弹劾尼克松总统，尼克松被迫辞职，8 月 9 日尼克松离开白宫，肯尼迪和尼克松的合作方案也最终流产。

三　建议通过实现全民覆盖的法案

在尼克松 1971 年的提案中，他设想建立制度监管的专业标准。因为美国医保体系存在许多缺陷需要引起高度关注。例如，多数医疗保险计划只覆盖住院费和手术费，不包括门诊费，结果门诊可以解决的患者还是住院了。"超过 1/4 的医院床位被不需要的病人占用了，而这些人在医院之外也能够得到充分有效的治疗。"② 再如，大多数私人保险项目把大病重病排除在外，患者因病致贫负担加重。还有贫困人群无法获得足够的医疗服务，"约 50% 的穷人孩子没有儿童常规疾病的免疫护理，贫困线以下家庭的残疾率比收入在 1 万美元以上的家庭高 50%"③。要解决这些

---

① David Blumenthal and James A. Morone, *The Heart of Power: Health and Politics in the Oval Office*, Berkeley: University of California Press, 2009, p. 240.

② Richard M. Nixon, *Richard Nixon: 1971: Containing the Public Messages, Speeches and Statements of President*, p. 182.

③ Ibid., p. 183.

问题，必须通过具有行业专业标准的制度。

（一）《全民医疗保险标准法》

尼克松建议国会通过《全民医疗保险标准法》（*National Health Insurance Standards Act*，NHISA），强制要求雇主为雇员提供基本的医疗保险。虽然在艾森豪威尔时期"雇主提供式"私营医保有很大的发展，联邦政府也设定最低工资标准、提供伤残和失业者福利、设立职业卫生标准等，所以 NHISA 为每位工人提供充足的医保也是合理的。

NHISA 明确设立最低医保标准，保证工人在需要时获得充分的医疗服务。最低医保必须涵盖产科护理、儿童免疫、婴儿护理、检测化验和其他一些特定的医疗服务项目。为了避免大病致贫，医保计划还将设立为每个家庭提供最低 5 万美元的大病保险项目。最低医保标准内规定一定比例的自付和共付费用，工人可以按照最低医保标准加入健康维护组织。

联邦政府不为标准法计划提供任何资金，新计划的资金由雇主和雇员共同分担。在计划实施的最初两年半，工人缴纳的保费比例为 35%，以后下降到 25%。尼克松建议，如果法案通过，该计划将于 1973 年 7 月 1 日起实施，有足够时间给每个企业准备。

如果国会通过 NHISA，不仅可以解决美国人全民医保覆盖，而且医保基数扩大可以实现医疗成本下降。雇主和工会在标准法中承担更多的医疗费用，他们可以和保险公司、医疗服务提供方商讨，确保低成本和高质量。保险公司方面，由于设定最低标准，保险合同的营利空间会缩小，保险公司之间的竞争会增加，为吸引更多客户，在定价和控制成本方面会有更多考虑。

（二）《家庭医疗保险计划》

尼克松建议实施《家庭医疗保险计划》（*Family Health Insurance Plans*，FHIP），将 NHISA 覆盖范围以外的所有人纳入其中，主要是无业、自谋职业、临时就业群体。

尼克松认为，1965 年颁布的《医疗补助》，原本应该把上述人群纳入医疗补助范围，但该公共医保制度规定，医疗补助不是全联邦政府的制度，而是各州政府自行制定标准拨款，联邦政府配套资助。各州在实施过程中，差异很大。由于美国福利制度中也存在申请福利的资格标准问题：贫困人群只要待遇稍有好转，就被取消原有福利，造成很多人本来可以工作增加收入的，但为了继续享受福利而放弃工作，在一定程度上加重了国家福利财政负担，阻碍了经济发展和社会稳定。

所以，FHIP 为所有儿童、贫困家庭提供医疗保险，无论这些家庭成员工作与否，只要他们的收入在政府核定的贫困线下，就可以被纳入新计划。如果收入提高，增幅超过一定水平，该家庭就将根据累进保费制度、自付额和共同保险的标准适当提高，自己将承担更多的费用。这一计划与 1965 年《医疗补助》有所不同，公共医保制度中只要家庭收入达到一定水平就自动取消医疗补助。新计划的优点是在维持医疗保障基础上，鼓励家庭增加收入，提高经济地位。

新计划的资金来源依赖联邦政府的全额支持，并由联邦政府统一管理。如果新计划获得通过，将于 1973 年 7 月 1 日生效。在实施的第一年，联邦政府大约需要提供 12 亿美元的资金。由于各州不需要承担该计划的任何费用，所以对各州来说是卸下了一个沉重的包袱。为了鼓励各州利用这一笔省下来的开支支持联邦政府的福利制度，联邦政府将统一各州的福利项目并进行综合管理，同时承担所有的管理费用。联邦政府还将与地方委员会合作，对地方具体运作进行监督审核，确保联邦政府的资金用到医疗服务实处。

NHISA 和 FHIP，是尼克松设计的全民医保覆盖蓝图的两大重要组成部分。根据 NHISA，所有固定就业者都纳入其中。根据 FHIP，所有失业、自谋职业、临时就业群体、贫困家庭纳入其中。保留政府《医疗照顾》项目，继续为老年人提供医疗照顾。少数特殊群体如盲人、残疾人、军人、政府雇员等仍享受原有政府提供的医保计划。届时，通过政府医疗保险制度项目和私有商业性医疗保险项目的合作互补，在多样性、多元化的医疗保险伙伴关系下，构成美国新的医疗保险体系，在这个保险体系下，医保全民覆盖的伟大目标最终实现。

尼克松设计的蓝图似乎切实可行，连对立者爱德华·肯尼迪也被吸引，打算放弃自己的方案，与尼克松沟通，创造一个跨党派界限的医改方案。但是十分遗憾，随着"水门事件"的发酵，尼克松的全民医保蓝图也随他辞职而流产了。

四　公共医保制度的局部扩大

尽管尼克松的全民医保蓝图没有实现，但是，1965 年后，似乎扩大公共医保覆盖面是社会保障发展的一种自然意识，第一个被扩大的法案是《晚期肾病和残疾人医疗照顾》（AESRDDPM）。这项大病保险是对 1965 年公共医保制度的重大补充，使公共医保制度覆盖面有了局部重要的扩大。

1965 年的公共医保制度实质上主要是覆盖老年人急性疾病的医疗保险费用。制度模式是仿照蓝十字和安泰保险公司的计划模式，核心是为老年患者提供住院费用和医师服务费用的，并不保险老年患者的所有医疗费用。许多老年患者都参与 B 部分补充购买私人医疗保险，因为门诊处方药品、医疗体检、助听器、眼镜和牙科保健等都不在 A 部分覆盖范围内。公共医保制度也不提供大量预防慢性疾病的费用保险，家庭康复护理、养老院护理、长期护理都被局限在短期的住院出院康复护理中。当时制定政策的立法者担心长期护理和养老护理，将打开一个预算的无底洞，破坏公共医保的公共预算，促使医疗成本大幅上升。

1960 年发明了肾病透析的医疗技术和医疗程序，1965 年退伍军人管理局和公共卫生服务部已经开始努力筹措基金为肾病患者透析治疗。1967 年有关方面发布了一份报告，宣布美国已经掌握肾移植和肾透析的医疗技术，这是对晚期肾病患者的有效治疗方法。

由于这个病种的治疗涉及医疗高技术，费用十分昂贵，对于患病个体而言，支付困难，容易因病致贫。如果公共医保能够覆盖这个病种则意义重大。许多专家认为，虽然早期公共医保制度没有讨论覆盖特殊患病群体，但是扩展这一病种覆盖，必然使更多人获得公共医保。虽然人们期望未来公共医保能覆盖更多疾病类别，但因费用问题这种期望是难以实现的。全国肾脏基金会和肾脏问题专家非常重视，他们访问晚期肾病患者的透析情况，积极游说国会议员，要求把血液透析纳入公共医保，强调增加晚期肾病血液透析仅仅是扩大联邦政府现有的项目（退伍军人已经享有，现在只是扩大到没有当过兵的患者），而不是创建一个新项目。

1971 年 11 月，众议院筹款委员会召开听证会，听取关于晚期肾病透析的紧急问题。美国国家血液透析委员会副主席谢普·格雷泽（Shep Glazer）发言证明，晚期肾病患者与其他晚期疾病患者完全不同，经过透析，血液清晰，患者可以发生立竿见影的变化，立即逃离死亡边缘，透析与否产生的是生与死的区别。格雷泽恳求委员会为患者提供政府援助。

透析问题吸引了大量新闻媒体的关注，国会对此兴趣逐渐加大。在众议院筹款委员会主席威尔伯·米尔斯的支持下，1971年12月众议院通过预算程序立法，提供资金赞助晚期肾病患者透析。1972年初，印第安纳州民主党人参议员万斯·哈克（Vance Hartke）提出了一项议案，建议通过国家公共卫生服务部为无力支付高额透析费用的患者提供医疗费用。同时，国家肾脏基金会的成员积极游说参议院财政委员会议员。1972年AESRDDPM作为《社会保障法》修正案的规定，扩大1956年的残疾人法案，把晚期肾病患者归入残疾人群，从而使晚期肾病患者视作残疾人，按资格标准获得国家公共医保。

晚期肾病患者群体的公共医保覆盖，当时作为通向国家全民医保之路的一个示范，大大扩大了公共医保关于老年人65岁年龄的限制，凡晚期肾病患者，无论年龄大小，均覆盖在内，这是公共医保制度的一大跨越。到1987年，美国有300万老年残疾人享受公共医保（包括超过10万名透析患者），覆盖了10%的人口①。

第三节　尼克松控制医疗费用的改革

1969年尼克松进入白宫总统办公室的时候，美国经济出现"滞胀"，他改变共和党传统保守主义，在社会经济领域像民主党自由派那样采纳凯恩斯主义，强调政府干预。但是在医保领域他所强调的政府干预，与约翰逊政府的干预有明显差别。约翰逊当时面临的问题是解决老年人和贫困人群的医保问题，是扩大覆盖率的问题，而尼克松面临的问题是扩大覆盖率和控制医疗成本两大问题。相比较而言，控制成本更为迫切。所以，尼克松一上台后，一方面提交全民医保改革提案，另一方面把控

---

① Health Care Financing Administration, *1995 Data Compendium*, Baltimore：U. S. Department of Health and Human Services, 1996.

制医疗费用上涨作为重点。在尼克松任内，他与共和党、民主党一起，联手设计了一套管理式竞争机制——一种发挥市场竞争、加大政府监管的模式，试图通过优化医疗组织、改革给付制度，来控制医疗成本，建立全民医保体制。其中健康维护组织（HMO）就是政府重点推广的优化组织模式。尼克松政府宣称，HMO 有能力处理现存医疗服务系统的弊端。1973 年尼克松签署《健康维护组织法案》（HMOA），次年又宣称："一个综合全面高效的全民医疗体制时代即将到来。"[①] 尼克松在美国医疗费用控制方面的改革做出了重大贡献，虽然他的全民医保时代没有到来，他肯定的优化组织也没有达到预期目标，但他的管理式医疗理念和机制逐步被美国人接受和采纳，成效逐渐显现。

一　费用上涨的危机意识

公共医保制度颁布以后，政府的医疗财政支出逐年上涨，上涨的速度引起了全社会的不满，决策者们要求控制医疗卫生费用的愿望非常强烈，必须控制医疗费用上涨已成为社会各方的共识。

在 DHEW 调查工作组递交给总统的调查报告中，联邦政府在医疗领域投入增幅的数据是触目惊心的：在 1968 年医疗保险总开支中，联邦政府的花费占 25%，州政府占 12%，私人占 63%。医疗健康方面开支的增长要比其他生活开支的增长更快，从 1966 年到 1968 年 10 月，与整个生活费用增长 10.9% 比较，医疗保险部分已经增长了 15.4%，医疗服务增长了 19%。[②] 就日常生活成本开支 10.9% 增长而言，医疗卫生在日常生活开支中已经增长了 15.4%，同时医疗卫生服务增加了 19%。尽管政府有更多的投入，但依然跟不上实际的需求，如果再把现有的资金投入现存的体系中，不但于事无补，还将进一步推高医疗成本。人们普遍惊讶地发现，公共医保制度才实施 5 年，竟然存在如此严重危机！

大量"医疗危机"信息递达白宫。"1960 年，联邦政府投入的医保

---

①　Richard M. Nixon, "Annual Message to the Congress on the State of the Union," *Public Papers of the Presidents: Richard Nixon, 1974*, Washington, DC: Government Printing Office, 1975, p. 26.

②　Philip J. Funigiello, *Chronic Politics: Health Care Security from FDR to George W. Bush*, p. 170.

资金约35亿美元，占全国医疗费用总开支的13%。1971年，联邦政府投入的医保资金高达210亿美元，占全国医疗费用总开支的30%"①。尼克松在阅读调查工作组关于国家医疗卫生系统面临"大范围危机"的调查报告后，发出警示："除非在未来两到三年内采取措施……否则我们的医疗体制将陷入崩溃"②。

二　公共医保管理制度的发展

尼克松上台所面临的医疗领域问题，已经不是"要不要控制费用"，而是"如何控制费用"③。关于如何控制医疗费用就像如何实现全民医疗覆盖的问题一样，社会各界提出了不同意见，有的提出必须加大政府监管力度，依靠政府管理控制医疗费用上涨；有的主张依靠市场竞争来控制费用。无论是政府管理还是市场竞争，都必须有行业的专业标准，离不开联邦政府改革医疗管理制度。尼克松上台后，贯彻落实了扩大政府职能、刺激市场竞争的医改政策，在制度管理方面，制定专业标准，加强制度监管，颁布了《必要资格认证法》（*Certificate-of-Need*）和《专业标准审查组织》（*Professional Standards Review Organizations*，PSROs）两项法律法规。

（一）1972年《必要资格认证法》

《必要资格认证法》首次出现在医疗领域是1964年纽约州制定的。纽约州医改者认为，医疗费用上涨的重要原因是医疗机构重复建设，医疗资源严重浪费，造成医疗设施过度使用，导致成本费用上升。在医疗保险第三方付费制度下，医疗机构没有动力削减过剩生产力。1964年，纽约州出台《必要资格认证法》，也用制定法案人的名字称《美特卡夫—麦克罗斯基法》（*Metcalf-McCloskey Act*）。由于许多州反对政府以任何形式监管医疗卫生设施的建设和服务，造成医疗费用快速上涨，1972年联邦政府仿效纽约州通过了《必要资格认证法》，对35个医疗资源比较集

---

① Richard M. Nixon, *Richard Nixon: 1971: Containing the Public Messages, Speeches and State-ments of President*, p. 171.

② Paul Starr, *The Social Transformation of American Medicine*, p. 381.

③ Kevin Grumbach, Thomas Bodenheimer, "Reins or Fences: A Physician's View of Cost Containment," *Health Affairs*, Winter 1990, Vol. 9, No. 4, p. 120.

中的州，进行医疗设施建设和服务的资格认证，由州医疗卫生保健机构签发认证书①。

《必要资格认证法》的出台，主要目的是对医疗服务市场的过度扩张进行限制，因为医疗机构的过度建设必然导致市场饱和，医疗机构在市场饱和的情况下，必然推出不必要的医疗服务，就是说服患者接受不必要的住院治疗，引发医疗费用支出扩大，而医疗机构获利。《必要资格认证法》要求医疗机构证明自己的医疗设施建设和服务有"社会需求"，并获得费用额度的批准后，才能扩建医疗设施，增加医疗设备，扩展医疗服务。同时，《必要资格认证法》还规定了严格的市场准入制度，除非确实有新的需求，才允许新的行医者进入医疗卫生市场。

但是，《必要资格认证法》在医疗卫生费用控制方面收效不大，因为新医院的建设离不开认证"需要"，现有医院握有实际认证的垄断特权，管理机构被所管理的产业"俘虏"，没有起到真正的管理作用。虽然有消费者代表参与了管理，但是，他们在信息、专业知识、时间等方面，与医疗卫生提供方相比，处于明显劣势，经常是医疗提供方控制大多数听证会。另外，由于公众代表来自各个阶层，利益不一致，最终妥协的结果使认证的效果大打折扣。有些人认为，《必要资格认证法》立法背后的真正动机，是大医院试图通过消除竞争，在管理借口下垄断利润。

（二）《专业标准审查组织》

美国国会中关注《医疗照顾》《医疗补助》这两个项目的费用控制，主要是讨论如何通过监管方法和融资改革两种不同方式控制费用。公共医保两个项目最初规定由参议院财政委员会和众议院筹款委员会进行监管。传统意义上讲，这些国会委员会主要关注经济责任规范方面的问题，而医疗专业方面需要有专业审查制度。

参议院财政委员会出于对医疗服务利用率高于预期的担忧，还发现存在不必要的或者不合时宜的医疗保健问题，他们寻求加强审查制度改革。1970 年参议院财政委员会举行一系列听证会，听证会后委员会发布了一份具有里程碑意义的报告：《老年、贫困人群公共医保的问题、争论

① Herbert Harvey Hyman, *Health Planning: A Systematic Approach* (2nd ed.), New York: Aspen Publishers, 1982, p. 253.

点和选择》（*Medicare and Medicaid*：*Problems*，*Issues*，*and Alternatives*），详细分析了《医疗照顾》的问题，提出了未来改革变化的建议①。

听证会报告指出，高于预期为老年、贫困人群公共医保项目支出的信托基金即将破产，问题是老年项目中存在普遍不必要的医疗服务提供，医疗行业普遍存在欺诈和滥用。财政委员会宣称，老年项目中有的医生一天竟然接诊50个患者，医生的资格和医生的处理必要性都存在问题。公共医保项目由私人管理中介机构和运营商管理，他们未能遏制这些实践中的问题，没有遵守公共医保制度现有的规定。公共医保项目需要加强监管项目内病人所接受的医疗服务，凡参与公共项目的医院和医生都需要与政府合作，如果忽视医疗管理，将解除参与政府项目的资格。

1970年，参议院财政委员会对管理制度的立法加快了步伐，尼克松也正在考虑类似的提案，要求组织"项目评审小组"，由医生、医疗保健专业人士、消费者代表组成，负责审查公共医保项目。美国医学会认为联邦政府加强监管医疗实践是威胁医疗专业主权，认为医疗是专门医生和病人之间的私事，如果政府监管就是挑战医疗机构的主权。但是，医疗财政费用上涨，迫使参议院财政委员会和尼克松行政政府顶住压力，颁布改革法案。

1972年《社会保障法》以修正案的形式通过了建立PSROs。这些组织主要负责审查受联邦政府公共医保制度资助者的医疗保障，鼓励HMO的发展，审查公共医保制度受益人参与HMO的情况，审查医院的费用成本开支，审查医疗支付系统和支付方式变化的功能。

国会通过建立PSROs，目的是建立同行评议机制，提升医疗服务的效率和效果，控制政府公共医保项目的费用。这一法案通过的理论基础有两方面：一方面，医生是评价医疗卫生服务质量的最佳人选；另一方面，就地进行同行评议，是确保联邦政府公共医保项目的医疗卫生资源得到合理使用的最佳方式。该法案颁布后，全美各地建立了200多个由医生组织的地方性专业标准评估组织，他们负责评议和监督公共医保制度两个项目的资源利用情况，医疗机构的医疗服务情况，决定医疗机构服务的必要性、专业质量和费用给付方式。他们有权决定医生是否可以对自己

① Jonathan Oberlander, *The Political Life of Medicare*, p. 116.

的医疗服务收费，从而消除不必要的治疗和医疗服务，减少联邦政府支付的医保费用开支。

　　PSROs 在实践中收效不大，1981 年国会预算局（CBO）研究认为，建立专业标准评估组织计划的费用超过了它所应得的收益，对联邦政府在公共医保项目方面的费用预算几乎没有影响①。200 多个专业标准评估组织工作效果不大的原因，第一，专业标准评估组织由各地医生控制，他们认为如果降低医疗成本费用，就会减少联邦政府对地方的资助。第二，专业标准评估组织被用来提升医疗提供方的垄断地位，在同行评议过程中，有医生之间的相互包庇。这种结果其实和《必要资格认证法》类似。

　　无论是《必要资格认证法》，还是 PSROs，对控制医疗机构的成本费用上涨应该是有效的，之所以实际效果不大，是因为 1970 年代美国各州政治问题交织，没有全国统一的医改计划通过，这种局部改革措施对控制医疗费用上涨的大改革来说，是微不足道的，对美国医疗领域的通货膨胀结构没有影响。在里根上台后，政治更加倾向自由化，减少政府干预成为里根政策的重点，专业标准评估组织在 1982 年直接更名为同行评议组织（Peer Review Organization，PRO），主要负责对政府公共医保项目的质量和适宜性进行评议。

三　《健康维护组织法》的颁布

　　1970 年代，对于《必要资格认证法》和 PSROs 收效不大的问题，尼克松开始关注通过经济学家的市场理论来控制费用上涨。市场理论推荐两种理论，一种通过控制消费者（患者），另一种通过控制医疗提供者（医生、医院、疗养院）和医疗保险组织。根据市场理论，医疗成本往往因人们放纵使用医疗资源而超出控制，医疗保险是主要推手，它摧毁了医疗消费的控制系统。拥有医疗保险的人不需要为他们的治疗付全款，他们只需要支付保险费。保险公司为他们的任何医疗需求和医疗服务付款，他们没有任何动因来控制自己的医疗处理。市场解决这一问题的思路很清晰，就是分担成本，让患者支付至少一部分看病的花费，只有这

---

　　①　Congressional Budget Office，U. S. Congress，*The Impact of PSROs on Health Care Costs*：Update of CBO's Evaluation，Washington D. C. ：the Urban Institute Press，1994.

样他们才会对医疗处理三思而后行。但是成本激增并不都是医疗消费者造成的，医疗提供者也负有责任，同时医疗保险应该负更大的责任。典型的医疗保险计划以医疗费为基准拨钱给医生、医院和疗养院等医疗机构，医疗提供者决定哪些服务是消费者需要的，并提供该服务，提交这些服务的账单。这些账单由保险公司来支付，医生和护士绝对没有替病人节约费用的动力，他们依据自己认为对患者有帮助的药方开药，而这些药是有人付费的。

为了解决因这种因素形成的医疗费用上涨，市场理论开出的良方是医疗保险给付方式由传统的后付制（按服务项目付费）改为预付制（事先通过精算设定医疗服务项目的费用总额），不同医疗服务项目支付不同的医疗费用。如果医生无所顾忌地根据自己认为病人所需提供服务，医疗提供者不再会得到保险公司的理赔额。也就是当病人走进医院大门之前，他们得到医疗服务的费用已经确定下来了，如果实际费用少于事先精算的费用，医生可以获取此差额。这种方式主要鼓励医生主动控制医疗费用，实现遏制医疗费用快速增长的目的。

美国的 HMO 就是实行这种医疗理念和医疗模式的典型。HMO 并不是一个什么组织，就是一种医疗保险形式。它是一种把医疗保险和医疗服务结为一体的美国商业性医疗组织，由医务人员和医疗保险管理人员自愿结合而成，医疗费用结算采用预付制方式向投保者定期收取一定的人头费，同时实行医生和医院定点制度，可直接为投保者提供门诊、住院和疾病预防等服务。在合同有效期内，HMO 对所有投保人的健康负责。管理者和医务人员的收入取决于保险金额总费用的结余。HMO 的医疗理念和医疗模式是："利用一定的金额承包一定人群在一定时期内的健康，管理者和医务人员只有通过减少浪费、提高工作效率、强化预防保健等方法减少成本，才能增加结余，增加收入"[①]。

尼克松对美国医保形式改革最大的贡献就是颁布了《1973 年健康维护组织法》，他希望在全国大力推广 HMO，通过 HMO 的管控模式，成功控制全国公共和私有医疗费用的上涨，把美国医保管理模式引入管理式

---

① 王亚东、朱敖荣：《美国健康维护组织》，《国外医学》（卫生经济分册）1992 年第 7 期。

医疗之中。

（一）HMO 的渊源

小保罗·埃尔伍德（Paul M. Ellwood Jr.）是美国著名的儿科神经学专家，被称为"HMO 之父"，他在 1970 年 1 月《财富》杂志发表的一篇文章中，创造了"HMO"这个词组。虽然这个专用词组是埃尔伍德的首创，但这种模式可以追溯到 20 世纪初期。

1910 年，华盛顿州西部诊所推出了一种独特的医疗保险模式，由雇主预先为雇员支付每人每月 0.5 美元的医疗服务费用，该诊所医生为其雇员提供一系列规定的医疗保健服务。西部诊所的这种医疗保险模式对投保人和诊所都有益，受到双方的认可，被认为是第一个 HMO。

1920 年代末，非营利医疗保险组织"蓝十字"和"蓝盾"出现，私人医疗保险业行业发展迅速，保险公司之间竞争加剧。在竞争环境中，"1929 年在俄克拉何马州建立了第一个 HMO——农民联盟合作医疗协会（Farmers Union-Cooperative Health Association），同年在洛杉矶由两个加拿大医生开办了罗斯—鲁斯（Ross-Loos）联合诊所，向水利和能源部门以及洛杉矶的工人出售医疗保险"。[①] 当时一般的 HMO 就是通过一个实体，如，雇主、协会或专业组织为注册投保者寻求或提供综合医疗卫生服务。组织成员按月或季度交纳固定保险费用，通过主办方购买保险并与联合诊所订立医务合同，以优惠的价格获得医疗服务。大型企业有自己的诊所和医院，有的既提供医疗服务也提供保健服务。

1942 年，美国最大的造船企业凯撒集团建立了类似的 HMO——凯撒永久医疗项目（Kaiser-Permanente Medical Care Programs），企业家埃德加·凯撒（Edgar F. Kaiser）召集一些医生为杰拉德大坝造船工人提供基本的医疗服务，并向医生们提前支付医疗服务费用。凯撒永久医疗项目后来逐渐发展成为独立而完善的计划，即凯撒医疗基金计划（Kaiser Foundation Health Plans），在美国西海岸 6 个造船基地实施，参加者达 250 万人。如今，凯撒模式已经成为美国最大的非营利 HMO，其业务范围扩展到 11 个州和哥伦比亚特区，会员达到 800 多万人。凯撒模式在美国形成一定影响，这种集治疗和预防为一体的保险计划，逐渐影响着美国医

---

① 毛群安：《美国医疗保险制度剖析》，第 53 页。

疗保险体系的变化。

到 1970 年代之前，HMO 数量有限，分布零散，没有统一的名称。许多州依然存在限制 HMO 发展的法律，这些法律包括反对医学团体经营，反对医疗组织通过广告招揽生意，如医师准入法规定 HMO 不得向医辅人员分派任务。所以长期以来，HMO 发展受阻，到了 20 世纪 60 年代，HMO 的数量还不到 40 个[1]。

（二）HMO 的立法准备

1970 年 2 月，"HMO 之父"埃尔伍德被邀参与尼克松政府的医改政策讨论，在会议上，他就如何控制医疗费用成本高涨问题，提出了减少联邦公共医保费用开支方面的想法。埃尔伍德认为政府应该通过监管、投资和各种具体计划保持、加强对医疗领域的联邦干预，或者政府出面支持有强大自我监管能力的预付式医疗保险行业，给予该行业自主决定投资发展方向的权利。埃尔伍德建议联邦政府改革支付制度，由按服务项目付费的后付制改为按人头精算的预付制。他认为预付制将促进医生和医院控制费用，还可以保证质量[2]。尼克松和其他政府部门官员对埃尔伍德的观点很感兴趣，请他为白宫起草一份改革支付制度的计划书。

1971 年，埃尔伍德建立了杰克逊霍尔团体（the Jackson Hole Group），邀请加利福尼亚州奥克兰城的凯撒永久医疗项目的斯科特·弗雷明（Scott Fleming）和一群有名的政治家、经济家、供应商、政策制定者一起起草计划书。他们聚集在怀俄明州的杰克逊霍尔小镇，讨论如何改变美国医疗保健的激励机制。其中斯坦福大学经济学家阿兰·恩托文（Alain Enthoven）建议把"有管理的竞争"概念引入医疗保险领域，并给改变医疗保险给付制的预付制医疗保险模式设计了一个更具市场化的名字——HMO。

卫生、教育和福利部部长助理路易斯·巴特勒（Lewis H. Butler）告诉白宫政府官员，埃尔伍德关于自由市场观念和努力减少政府开支的计

---

[1]　Shadle Gruber, "From Movement to Industry: The Growth of HMOs," *Health Affairs*, July 1988, p. 199.

[2]　Patricia Bauman, "The Formulation and Evolution of the Health Maintenance Organization Policy, 1970 – 1973," *Social Science and Medicine*, Oct. 1976, pp. 129 – 142.

划，非常符合共和党人的价值观，HMO 计划还有助于总统顺利实施家庭援助计划。而且 HMO 的组建和运营费用不高，具有自我监管机制，消费者可以自由选择是否加入，所以巴特勒认为 HMO 是政府当前最好的选择①。

尼克松总统担心国会不一定会赞同把建立 HMO 作为医改政策，可能利用 HMO 的某些缺陷否定立法，因此在他 1970 年向国会提交的国民健康咨文中没有提到建立 HMO 的计划。几个月之后，尼克松总统任命埃利奥特·理查德森（Elliot L. Richardson）为新的 DHEW 部长。理查德森是著名的 HMO 支持者，他上任后不久就在《公共保健服务法》（*The Public Health Service Act*）相关条款的规定下，建立了 HMO 筹划办公室，并对不同的医疗机制进行评测。很快，筹划办公室就开始设计起草 HMO 计划，希望尽快立法由联邦政府向 HMO 提供资金支持与补贴。

理查德森的准备工作为尼克松在 1971 年 2 月正式向国会提交全民医疗计划提案打好了基础，尼克松赞赏 HMO，认为 HMO 的扩大和普及能有效控制医疗费用增长，实现全民医疗保障。尤其是支付制度改革，把预付制与联合诊所统一到 HMO 中，一定会带来更高水平的效率和竞争。尼克松对预付制医疗保险在控制费用上涨方面的作用充分肯定，而且 HMO 模式下医保费用比较低廉，所以更具吸引力了，对西部、边缘地区医疗资源缺乏的低收入群体帮助更大。

理查德森最后在尼克松的授意下，向国会提交了一份白皮书，题为《1970 年代通向全民医保的政策》（*Toward a Comprehensive Health Policy for the 1970s*）。在白皮书中，理查德森对尼克松总统 1971 年提交的全民医疗计划提案进行了详细补充，希望在 1973 财年结束前建立 450 个 HMO，其中有 100 个建立在医疗卫生服务缺乏的地区。理查德森预测，到 1976 年，将会有 1700 个 HMO 建立，将把医保覆盖到 4000 万人，其中包括 1000 万生活在联邦贫困线以下的穷人。到了 1970 年代末，HMO 的发展足够覆盖

---

① Lawrence D. Brown, *Politics and Health Care Organization*：*HMOs as Federal Policy*，Washington D. C.：Brookings Institution，1983，p. 210.

90% 的美国人①。

理查德森设计的 HMO 计划灵活性大，组建成本低，鼓励私人医疗机构、保险公司合作，这样政府的监督和干预更少。很多保守人士也赞赏与支持建立 HMO。

但是，美国医学会又站出来反对尼克松政府建立 HMO 的提案，他们认为预付制医疗模式没有实践的检验。一位美国医学会领导在接受《国家杂志》（*National Journal*）的采访时说："如果联邦政府要立法通过动用联邦基金来推动 HMO 的发展，美国医学会将会大声疾呼进行反对。"②

（三）立法争议与通过立法

1971 年 3 月，纽约州参议员雅各布·贾维茨（Jacob Javitts）正式向国会提交尼克松总统主张的 HMO 提案，提案引起了国会内外广泛、激烈的争论。争论主要围绕以下几个方面。

1. HMO 属于公共还是私营医保计划

民主党人支持政府管控、注资 HMO，认为政府有义务为全民提供一个标准合理的医保计划，希望联邦政府给予各方面的支持，他们认为通过这种方式可以加快迈向全民医保的步伐。代表人物是参议员爱德华·肯尼迪和众议员威廉·罗伊（William R. Roy），他们联手准备自己的 HMO 草案，内容更多的是关于全民医疗保险的内容，要求联邦政府在 HMO 的发展中发挥主导作用。

共和党人支持 HMO 立法的目的与民主党不同，他们是为了削减日益庞大的公共和个人医疗保险开支，他们不赞成政府过多干预，支持发展市场化的 HMO。虽然他们也清楚市场化的 HMO 无法在全民医疗的可及性上做出多大成绩，但目前是为了减少政府开支。为此，共和党要求立法，鼓励私人投资 HMO，引入竞争机制，提高效率，加强自我监管，保证医疗质量。民主党人批评共和党试图将 HMO 交给私人保险公司运营，而事实已经证明，私人保险无法实现医疗资源的公平、合理分配。

---

① Elliot L. Richardson, *Toward a Comprehensive Health Policy for the 1970s: A White Paper*, U. S. Department of Health, Education and Welfare, May 1971, pp. 31 – 37.

② John K. Iglehart, "Health Report: Prepaid Group Medical Practice Emerges as Likely Federal Approach to Health Care," *National Journal*, 10 July 1971, p. 1470.

私人保险公司对 HMO 的私有化表示了极大的兴趣，他们不希望联邦政府主导的医保计划与自己抢夺市场，如，蓝十字组织。蓝十字组织的主席沃尔特·迈克纳尼（Walter J. McNerney）表示：虽然政府可以最有效地设置全国目标和优先服务内容，可以对所有行为进行监管，但用于医疗保健的大部分财政主要是通过与私人部门签订合约来完成的。因为政府的老年、贫困人群公共医保项目就是与蓝十字签约完成的。蓝十字组织声称要联合全国 74 家蓝十字会员单位，建立一个"通信网络"，向国会证明 HMO 只有通过蓝十字才能做到真正高效。蓝十字为了保证自己的保户和原来公共医保项目合同不流失，在 1971 年拿出 55.6 万美元用于公关和游说，支持 HMO 的市场化和私人资本参与。

2. HMO 是营利性还是非营利性组织

主张 HMO 是营利性的代表人物是杜克大学法学教授卡拉克·赫威斯特（Clarke Hervest），他认为 HMO 应该是营利性的，只有营利性才吸引私人投资。他认为私人投资有助于 HMO 补充更多的医疗设施，增加市场竞争，为消费者提供更多的选择。他还支持 HMO 自我管理，因为医生缺乏管理经验，没有削减开支的必要动力。他认为凯撒永久医疗项目、哈佛社区健康计划和大梅斯菲尔德社区健康计划是 HMO 的优秀典范，不仅为消费者提供了更多选择，而且在社区内部医疗供应方之间和保险公司之间加强了竞争，对提高医疗质量和效率方面起到了先锋模范的作用。

主张 HMO 是非营利性的代表人物是斯坦福大学医学中心下属的社区与预防医学部主任小坎特·吉布森博士（Dr. Count D. Gibson Jr.），他反对赫威斯特教授关于 HMO 应该是营利性的观点，他认为 HMO 应当是非营利性的，因为营利性的 HMO 将抛弃那些理应获得救治的弱势病人，甚至将弱势群体患者都丢给公共医保项目。

以尼克松为首的白宫政府，希望 HMO 是营利性的，由私人资本为 HMO 的发展提供资金，但是，如果 HMO 参与公共医保项目，据健康、教育、福利部经过估算，在 1980 年之前，HMO 的发展有 75% 的资金需要联邦政府提供，包括 11 亿美元的拨款和 28 亿美元的特殊贷款。民主党人肯尼迪坚决反对 HMO 的营利性，如果是私有营利性的，坚决反对提供联邦资金。如果是非营利性，肯尼迪要求联邦政府拨款更多，包括负责购买所有的临床医疗设备。也有民主党人认为如果营利性的 HMO 能够向医疗缺乏人群提供服务，政府可以考虑给予一定的公共资金支持①。

3. HMO 涵盖何种医疗服务

尼克松政府的提案比较灵活，既支持联合诊所加入 HMO，又同意美国医学会支持的独立开业协会（the Independent Practice Association, IPAs）成员加入。但俄勒冈州波特兰市凯撒永久医疗项目的欧内斯特·苏华德医生（Dr. Ernest W. Saward）反对参与 HMO 的医生过于灵活多样。他认为凯撒模式才是最具成本效益的模式，因为凯撒模式拥有实行自主、自管、联合开业形式下的全职医生、综合完善的门诊、医院和实验室，以及一个多元的理赔补偿体系。

关于联邦政府资助下的 HMO 应该提供何种服务，也有争论。尼克松政府为了实现减少联邦医疗卫生开支，所以要求 HMO 只提供基本的门诊和住院服务。民主党肯尼迪因希望 HMO 更接近全民医疗保险计划，所以要求更广的福利范围，并建立一个信托基金为穷人提供预付式医疗照顾。理查德森认为按照肯尼迪的提案，平均每人每年的医疗开支将达到 600 美元，而尼克松的提案只要 240 美元。

4. 开放登记、社区费率标注、服务质量

民主党肯尼迪坚持要求 HMO 无条件接收任何申请人，而不考虑穷人申请者带来的财政危机。但是尼克松方案起草人理查德森认为，开放登记会使 HMO 在与其他善于规避风险的私营医保公司的竞争中失去优势。此外，民主党肯尼迪的方案要求 HMO 采取社区统一费率标准，通过固定的人数来分散风险，但是理查德森认为这样的要求会使其他保险公司处于不利地位，因为它们采用的是保险精算体系。

国会对 HMO 的服务质量提出质疑，因为节省开支可能会降低服务标准、影响医疗质量，造成病人的普遍担忧。肯尼迪提案中要求建立一个委员会对医疗卫生质量进行监督，负责制定质量控制标准，监督获联邦政府资助的 HMO 的医疗服务质量，规范消费者的受保护权益，新建委员会将独立于健康、教育、福利部，不受其节制。

---

① John K. Iglehart, "Health Report /House Panel Moves Toward Compromise HOM Plan Despite Strong AMA Opposition," *National Journal*, 6 May 1972, p. 780.

1973 年 7 月，健康、教育、福利部邀请了全美医学文案工作者在华盛顿讨论政府的新提案。《华盛顿邮报》斯图尔特·奥尔巴赫（Stuart Auerbach）报道了健康、教育、福利部部长温伯格说的话："医疗问题的重要性已经无可置疑，不能拖延，医疗政策的支持者们应该拿出信心和勇气来为新计划提供足够的资金支持……政府对于 HMO 的承诺没有改变也没有削弱。"①

1973 年 12 月，经过长达两年的论争，国会终于通过了 HMO 法案，尼克松总统立即签署生效。法案规定：联邦政府以直接资助或贷款的方式为 HMO 的筹建、运营和扩大提供资金；联邦政府批准的 HMO 计划将不再需要遵守各州的限制性条款；任何拥有 25 名以上雇员的企业除了继续为雇员提供传统的工资税形式的医疗保障费外，还有义务向雇员提供加入 HMO 的选择。这种规定具有划时代意义，它使 HMO 计划冲破阻力进入十分重要的企业员工保险市场。

（四）HMO 的运行模式

HMO 是保险公司和医疗机构紧密结合的医疗保险形式，它将医疗服务提供者（医院、医生）和医疗保险经费出资者（第三方）合二为一。这样可以使保险组织直接介入医疗过程，运用经济杠杆调整和控制病人、医生、医院的费用支出，达到有效配置医疗资源的目的。具体的运行模式与传统模式不同：

（1）传统医疗保险对于医疗服务提供者的选择没有限制，HMO 鼓励或要求使用经过挑选的医疗服务提供者。

（2）传统医疗保险以按服务项目付费方式支付医疗服务提供者费用，HMO 将事先协商的保费支付给医疗服务提供者。

（3）传统医疗保险其功能与医疗服务提供者相脱离，HMO 将医疗服务提供系统与资金供给系统结合起来。

（4）传统医疗保险由保险人承担全部风险，HMO 的管理式医疗机构与医疗服务提供者分担风险。

（5）传统医疗保险几乎没有经济上的奖励机制来控制费用，HMO 建

---

① Stuart Auerbach, "The Administration: Going Slow on Health Care," *Washington Post*, July 27, 1973.

立经济上的奖励机制，鼓励医疗服务提供者和管理式管理加入者控制费用。

（6）传统医疗保险保险人没有兴趣去衡量医疗服务的质量与妥当性，HMO 管理式医疗机构积极制定衡量和监督医疗服务质量与妥当性的方法。

从与传统医疗保险不同的运行形式看，利用 HMO 的形式保险，必须依据 HMO 的合同，定期（一般是按月）交纳固定的保险费后，才能成为 HMO 的受保成员。当成员生病需要医治时，HMO 不是拿钱理赔补偿给成员，而是为其提供医生和医院，提供包括门诊、住院、预防在内的全部免费医疗服务。HMO 把从成员签约缴纳的人头保费事先支付给签约的医院、医生，签约成员因病就医时一般不再支付任何费用，或者仅支付很低的自负金额。

HMO 实行定点医师或医院制度，患者就诊只能到指定与 HMO 签约的医院或医生那里，不能随便选择医生和医院（急诊例外）。如果患者要找与 HMO 无关的医师就诊，事先要经 HMO 的批准，经同意后需自负所需费用的 50%。若未获得批准，费用需全部自负。HMO 的成员一般不能选择医疗机构。为了弥补这一缺陷，后来又补充了定点服务计划（Point of Service）。被保险人只要多支付 10%—15% 的保费和 30% 的医疗费，就可以找任何医疗机构的专科医生就诊。目前美国 630 个 HMO 中，大约有 50% 实行了定点服务计划。

四　健康维护组织发展的意义

第一，推动了美国管理式医疗事业的发展。尼克松政府颁布的《1973 年健康维护组织法》，推动美国医疗保险行业进入管理式医疗模式的发展时期。管理式医疗也称管控式医疗，在 HMO 之后，一系列管理式医疗保险组织纷纷建立，主要形式有优选医疗服务提供者组织（PPO）、排他性医疗服务提供者组织（Exclusive Provider Organization，EPO）、服务点计划（PSP）等。这些管理式医疗保险的形式，在运行规则上大体与 HMO 相同，PPO 的管控程度比较灵活，但保费和自付额要比 HMO 高很多。EPO 对医疗服务提供者的限制更严，要求更高，但患者可以得到更高质量的医疗服务，当然收费更高。PSP 也称混合型组织，它结合了 HMO 和 PPO 的一些特点，减轻了前者的一些管控，降低了后者的保费和自付比例。

第二，有利于控制费用上涨。HMO 分别对患者和医生双方通过经济手段和程序手段进行管控。从患者方面，经济手段就是分清什么是入保的，什么是不入保的；除每月按人头缴纳的保费外，在患者利用医疗资源时自己有自付的部分。自付额的设置目的是费用分担，减少患者不必要的滥用。自付额度可以灵活调节，与每月该交的保费挂钩。自付多，保费低；自付少，保费高。程序手段就是 HMO 为患者提供医师名单，选择初级诊治医生，或者也叫家庭医生，不管患什么病包括每年体检，都由初级医生负责，如果初级医生不能处理，由他介绍系统内的专科医生，患者不能自己随便找其他医生诊治，否则费用自付。所以初级医生就是医疗保险公司的"守门人"，也就是 HMO 的"守门人"。

从医生方面，也有经济和治疗两方面的管控。经济管控主要是指 HMO 有自己的签约医生和医院，一旦签约，保险方给医生付费有两种方式，对专科医生是计件工资制，费用双方商定，订立合同，一般参照政府公共医保费率的 100%—120%，非常透明。对初级医生或家庭医生，保险方按人头数承包，每月付给医生承包费，在人头总数内，不管有多少患者就诊，医生报酬相同。一般身体好的人一年连体检也不会去做，医生有积极性，会提醒人们疾病预防和保健。对医院方面，合同大多采用费用包干，医院方有积极性，尽量提高效率，缩短患者住院时间。治疗管控主要是针对医生的，例如就医审查，定期对患者就医情况进行审查对比，如果初级医生把自己能够解决的问题推给专科医生，可能会解除合同，更换医生。另外要求医生必须遵守行医指南，目的是对诊断进行标准化，提高医疗质量，降低成本。

第三，巩固了"雇主提供式"医保覆盖率。在 1970 年代和 1980 年代，医疗费用持续直线上升，这对雇主产生了极大的影响。当保费以年增长率 50% 的速度上涨时，雇主们发现为雇员提供医疗保险是企业的沉重负担，严重影响了企业的盈利能力，甚至影响到企业的生存，有的雇主不得不削减或者取消为雇员提供的原医疗福利。尼克松的 HMO 法案，进一步刺激了 HMO 的发展，使 HMO 具备了更能吸引由雇员和雇主关系形成的团体保险特点，越来越多的雇主参与 HMO，保证了企业员工不脱保。

许多大的企业雇主在医疗服务费用的管理中成为更积极的参与者，

有的建立自己的医疗服务提供者网络，有的在制定自己雇员的医疗福利计划时，要求管理式医疗组织提供医疗服务的详细数据、保费费率计算方法等。雇主对管理式医疗组织的要求，促进了 HMO 的不断完善。

第四，提高了医疗服务质量。HMO 通过一套全面质量管理举措，实现了对医疗服务质量的控制。在财务上，医院治疗特权规定医生给住院病人提供治疗时，需要按照被批准的医疗手段进行。医生的部分薪金暂押，等医疗机构对医生工作审评以后，对服务质量高、有效率的医生在年底全额归还暂押部分薪金，另外还给予奖励。在医疗服务上采用审核制，不仅审查医疗服务的费用，也审查医疗服务质量，审查对照医疗服务情况是否与一系列标准相符，确定医疗服务的恰当性与有效性。在医生资格的管控上，审核医生以前的工作经历、不当医疗行为史、所受教育和培训、行医史、所提供的医疗服务及医疗委员会有关证书等，确定该医生是否符合管理式医疗组织的选择标准。

尼克松管理式费用控制和监管改革政策的载体是《1973 年健康维护组织法》，此法案用政府资金支持来促进 HMO 的发展，法案对联邦政府合格的 HMO 制定了广义医保覆盖标准。根据此法案确定的目标，到 1976 年美国将建成 1700 个 HMO，服务覆盖 4000 万名注册医保人。虽然到 1976 年，HMO 的注册保险人仅突破 600 万人，但此法案成为未来医保领域 HMO 生机勃勃发展的重要催化剂①。

①　John K. Iglehart, "Health Policy Report: Managed Care," *New England Journal of Medicine*, Vol. 326, No. 5, Jan. 1992.

第 五 章

里根的医改突破

　　1974 年到 1980 年的福特和卡特政府时期，美国的经济比较混乱，人们普遍对经济充满忧虑和不满。在这个时期，政府医改方面没有取得任何实际结果，虽然卡特在 1977 年向国会提出《1977 年遏制医院医疗费用法案》（*The Hospital Cost Containment Act of 1977*），和 1979 年向国会提出了国家全面医改方案，但都没有成功。经过尼克松、卡特时期的医改，人们开始对医改的定义做出不同的解释，内涵发生了重大变化，以前医保改革中的广泛概念是指覆盖范围，现在广泛的含义转变成必须包含费用控制的内容，政府医改方案意味着从各个角度解决医疗体系的各种问题，包括可及性、费用和质量问题。

　　1970 年代末期，美国的政治、经济环境发生了向右转的重大变化，1981 年里根上台后，政府医改走上了一条与之前完全不同的道路。在里根政府的国内政策中，最大的目标就是削减政府开支和减税，影响到医改政策就是反对政府干预医疗市场的自由化。里根认为如果不控制政府公共医保不断增加的财政支出，政府控制开支和减税目标就不能实现。因此，里根推行了大幅削减政府在老年、贫困人群公共医保项目中的费用开支，改革了公共医保的支付模式。美国政府中有人认为这种大幅削减政策，"实际上是联邦政府支持公共医保的倒退，是减少、是最终取消联邦援助医疗服务的第一步，是把公共医保责任推给州和地方政府的第一步，是联邦政府从不干预到干预，从干预又回到不干预的'方向性转变'"[1]。

　　但是，从另一方面看，公共医保制度的第一次发展演进——制度内

---

[1]　Kevin Hillstrom, *U. S. Health Policy and Politics：A Documentary History*, p. 434.

支付制度的重大变化、覆盖面的大规模拓展，却发生在一个大幅缩减国家福利开支的保守共和党政府时期，里根出人意料地成为扩大公共医保制度的第一位在任总统。虽然尼克松政府在 1972 年颁布法规，解决了晚期肾病患者的公共医保问题，但《晚期肾病和残疾人医疗照顾》是作为《社会保障法》修正案通过的，是把肾病患者归入残疾人群而获得公共医保，所以在形式上属于公共医保的扩大，但在制度体系上不属于公共医保制度的扩大。

第一节　里根经济政策的右转

进入 1980 年代，美国的经济、政治和社会都经历了较大的变化，频繁的经济衰退，经济增长率下降，失业指数和通货膨胀指数不断增长。这个年代的经济政策与以前相比更加向右转了，这种右转的程度是 1896 年以来的第一次，是之前从来没有过的。当时社会各界都认为，从罗斯福新政开始以来的近 40 多年，美国普遍实行的传统自由主义政策已经过时了。在这种氛围下，里根上台执政，他所推行的向右转的经济政策，就是通过加强货币管制，降低税率，压缩联邦政府开支，减少财政赤字和放松管制，试图达到加速经济增长和提高价格的稳定性。

一　里根经济政策的核心

里根在年轻时曾经是一个坚定的自由主义者，他支持罗斯福新政，是一个积极参与自由主义事业的民主党员。1947 年，作为电影演员同业公会主席的里根，担心共产党人正在渗透美国电影业，而自由派却忽略了这种危险，他开始从自由主义者转向保守主义者。在他 1952 年与南希·戴维斯结婚后，这种转变更加明显，因为妻子南希是热诚的保守主义者。他和其他保守主义者都认为，国家福利政策是迄今为止最危险的祸害，失业保险是白吃饭者的费用付讫休养计划。1962 年他正式加入共和党，1966 年当选加利福尼亚州州长，1968 年和 1976 年曾两度争取共和党总统候选人提名，到 1980 年正式如愿。

里根上台后，极力强化总统行政权力，目的是缩小而不是扩大政府管辖范围，限制政府职能，竭力要把罗斯福新政、约翰逊"伟大社会"以来的社会改革政策所遵循的发展趋势扭转过来。在参加总统竞选时，他的经济政策基本形成，核心内容如下：

　　大幅减税。个人所得税每年削减 10%，共削减 3 年。此外，大幅度降低企业投资所得税。
　　大力压缩联邦开支中的非国防开支。
　　减缓和稳住货币增长速度，促使通货膨胀下降。
　　大大减少政府管制。
　　大力扩充国防开支。
　　平衡联邦政府预算。

归结起来，里根的经济政策内容涵盖三个部分：减税、抑制通货膨胀、削减政府福利开支。

（一）大幅减税

1981 年，里根政府提出的大规模减税的提案获得国会通过，《1981年经济复苏减税法》（*Economic Recovery Tax Act of 1981*）中规定，最高边际税率从 70% 降至 50%，最低边际税率从 14% 降低到 11%。第一年全面减税 5%，随后两年内每年进一步减税 10%。里根在电视讲话中对观众表示，是你们有资格获得你们自己的劳动果实，还是政府拥有某种设想的权力来支出支出再支出①。里根认为经济增长将发生在边际税率较低时，足以刺激投资，投资增加将导致更高的就业和工人工资的提高。

里根实行的减税政策使全体纳税人得益，尤其是富裕阶层和利益集团获益多多，但是也造成了新的不平等。根据估算，"在三年之内，总减税额的 9% 由收入低于 1.5 万美元的人获得，36% 流向收入高于 5 万美元的人。收入 20 万美元或更高收入的家庭有 16.2 万个，他们减税 36 亿美元。收入 1.5 万美元或更低的家庭有 3170 万个，他们减税 29 亿美元"②。

① 参见［美］沃尔特·拉菲伯等《美国世纪：一个超级大国的崛起与兴盛》，黄磷译，第502 页。
② 同上。

联邦政府的税收政策反映了国民利益的再分配，在 4 年间总人口中 20% 最穷的家庭实际可支配收入下降了近 8%，20% 中等收入家庭的收入上升约 1%，而 20% 最富裕家庭的收入则上升了约 9%①。里根的大幅减税政策实际上是把穷人的收入大量转移到富人的腰包。

由于减税幅度太大，后来国会又通过了增税的法案，如，《1982 年税收公平和财政责任法案》（*Tax Equity and Fiscal Responsibility Act of 1982*），《1984 年赤字削减法案》（*Deficit Reduction Act of 1984*，DRA），《1986 年税收改革法案》（*Tax Reform Act of 1986*，TRA）。通过增税，税率有所平衡回升。

（二）抑制通货膨胀

从 1970 年代起，美国的通货膨胀越来越严重，与其他问题相比，通货膨胀大大加强了人们对经济发展的不安，对现行政策管理的不满，要求变革的情绪有所加强。虽然经济学家认为通货膨胀是社会的通病，但 1980 年代里根政府经济政策中的抑制通货膨胀，也是非常重要的。

里根在总统大选时承诺要抑制通货膨胀，并没有说要用扩大失业的方法来降低通货膨胀。通常抑制通货膨胀最有效的方法是让失业增加，因为要抑制通货膨胀就必须降低货币供给速度，在降低通货膨胀的过程中，失业率必然会上升。里根希望通过抑制货币增长的方式降低通货膨胀，1982 年联邦储备委员会开始降低货币供应增长率，通货膨胀确实有所下降，但是副作用是失业率上升。1980 年 11 月的失业率约 7%，两年后达到 10.8%，是"大萧条"以来最高的。有 1200 万人失业，有 650 万人减少每周工作时间，有 160 万人取消找工作的打算。为了解决失业率高的问题，里根政府颁布了《1982 年职业培训合作法案》（*Job Training Partnership Act of 1982*），这是美国第一个公私合作法案，主要内容是关于创造就业机会的。

（三）大幅削减政府福利开支

里根经济政策的另一个目标是大幅压缩联邦开支，它与过去通过消除浪费、舞弊和挥霍来压缩联邦政府开支的内容不同，原来的内容远远

---

① 参见［美］沃尔特·拉菲伯等《美国世纪：一个超级大国的崛起与兴盛》，黄磷译，第 502 页。

达不到压缩联邦政府开支的目的。里根提出削减所有非军事项目的政府
拨款，4 年内给社会福利开支的拨款要比原来支出所需少 750 亿美元，相
当于削减 17%。削减对州和地方政府援助拨款的 60%。削减的项目主要
包括大力压缩就业与培训计划，降低能够领取食品券和教育津贴的人的
收入资格线，缩小有权享受社会福利的范围，削减公共住房和租房补贴，
削减公共医保项目资助份额，以及削减给州政府和地方政府的拨款。在
里根大量削减政府福利开支的政策下，原来美国贫困线以下人口占总人
口的 11.7% 上升到 15%①。

二　里根经济政策的理论基础

里根经济政策的理论基础是供应学派和货币学派的理论，它们之所
以成为里根时期的官方经济学，是因为罗斯福以来的凯恩斯理论无法解
决卡特、里根时期的经济"滞胀"，美国人开始怀疑、反对凯恩斯主义。
供应学派就是反凯恩斯主义的学派之一。两派观点的不同，主要反映在
供给与需求的关系上。凯恩斯主张需求决定供给，要摆脱经济危机，使
经济获得增长，必须刺激需求。供应学派则主张供给决定需求，要使经
济增长，必须刺激生产，增加供给。

供应学派的首创者是罗巴特·蒙代尔（Robat Mundell），代表人物是
阿瑟·拉弗（Arthur Laffer）。他们认为，供应就是生产，不论产量多少，
总产量的需求价格恒等于其总供给价格。在市场上，不可能存在有效需
求不足，市场供求作用总会自动调节，导致充分就业，达到最高生产水
平。凯恩斯认为 1929 年爆发的经济大危机，就是因为有效需求不足导致
的，罗斯福新政就是刺激增长需求。供应学派认为需求不能创造供给，
促进经济增长最好的办法是刺激供应。政府的政策、税收可以刺激生产，
税率是最有效的刺激。税率过高会使人们不去努力工作和储蓄，还使一
些人设法逃税，因此反而会使税收减少。如果降低税率，达到"最佳税
率点"，便可以刺激储蓄和投资，促进生产，政府的收入反而会增加。里
根依据这一理论，颁布税法，开始了美国历史上规模空前的大减税。

---

① 参见［美］沃尔特·拉菲伯等《美国世纪：一个超级大国的崛起与兴盛》，黄磷译，第
503 页。

供应学派认为，社会福利和政府管制会阻碍增加供给。所以，社会福利要适度，政府管控要放松，否则会妨碍企业投资愿望，阻碍增加供给，造成生产率下降。增加社会福利不仅不会给生产带来好处，反而会造成生产率下降。因此，里根对社会福利制度进行了改革。1981—1982年，里根共削减了468亿美元的政府福利项目拨款。1983年，里根政府又抛出了一些改革方案，在不彻底改变原社会保障制度的基础上，削减了一些社会保障项目。还把原来联邦政府承担的某些责任转移给州和地方政府，减少联邦政府对州的医疗补贴，1982年减少了3%，1984年减少了4.5%，推行新联邦主义，促进私营福利事业的发展。

供应学派认为，美国的通货膨胀是政府长期按照凯恩斯主义刺激需求造成的，刺激需求实行的是扩大政府支出，搞赤字预算，结果造成通货膨胀。通货膨胀使实际经济增长率、产出和就业都陷于停滞状态。如何抑制通货膨胀，供应学派认为货币供应量的计算十分复杂，只有恢复金本位，在黄金储备和货币供应的比率上设定一个目标范围，使金融政策受法律制约。

货币学派的理论与供应学派的理论在对通货膨胀的原因认识上是一致的，但抑制的方法不同。货币学派认为只要控制货币发行量，就可以达到抑制通货膨胀。他们主张减少政府干预，实行"自由放任"和自由竞争的市场经济，提倡自由效率，反对福利主义。里根赞成货币主义学说，认为只要实现货币供应量稳定和适度增长，就会使通货膨胀率下降。他在1981年的减税法中提出：制定一项全国性的货币政策，不允许货币量的增长速度持续超过商品和劳务的增长速度。为了抑制通货膨胀，里根在1981年任命保罗·沃尔克（Paul Volcker）为美联储主席，1987年任命货币主义者艾伦·格林斯潘（Alan Greenspan）接替美联储主席之位。在里根开始执政的头几年，美联储严格控制货币供应的增长量，预计年增长3.6%，而实际上只增长了2.1%。同时，商业银行实行优惠利率，1981年最高达到18.875%。通过这些措施来紧缩货币的流通，抑制通货膨胀。

三　里根经济政策实施的结果

第一，经济复兴计划使美国走出了战后最严重的经济滞胀危机。国民生产总值出现了持续 70 多个月的增长，并且创造了 1750 万个就业机会，开创了 1980 年代的繁荣。由于里根推行紧缩货币政策，结束国内石油价格管制，在 80 年代初开始的世界石油价格大幅度下跌中，美国的通货膨胀得到了抑制。

第二，税制改革扩大了美国的贫富差距。里根的税制改革使全体美国人平均减少税额 6.4%，而超富裕阶层则平均降低 16%。贫困人群的实际税率下降不多，甚至略有增加。里根政府削减的开支，其中 60% 集中在低收入补助项目中。据 CBO 统计显示，里根第一任期内，年收入 1 万美元以下的 2020 万户贫穷家庭，平均每家减少津贴 400 美元，年收入 8 万美元以上的 140 万户富有家庭，因减税平均每家增收 4800 美元。因此，里根的经济政策带有"劫贫济富"的成分。

第三，经济改革取得成果的同时造成了巨额财政赤字和国债。里根政府削减非军事开支而扩大军事开支，一方面是为了推行美国霸权主义，另一方面也是为了刺激生产。其实里根任内，试图通过减税和扩大军事开支来刺激生产的发展，从而使税收增加，最终减少赤字，平衡预算的目的并没有真正达到。在里根的第一任期，美国的财政赤字总额达到 5392 亿美元，比历届政府赤字的总数 4484 亿美元还多。国债由 9077 亿美元上升到 20780 亿美元。1985 年，美国沦为净债务国。

第四，经济改革形成了"里根经济学"。在美国历史上，以总统名字命名的经济学理论非常罕见，说明里根在供应学派和货币学派理论的基础上，创建了一套自己的经济理论：采用供应学派的理论解决经济的"滞"，用货币学派理论对付"胀"，用凯恩斯主义经济学的减税和实行赤字经济主张刺激生产。所以里根经济学对经济理论的发展有一定贡献。

第二节　大刀阔斧的费用控制改革

在里根政府推行的减税、抑制通货膨胀、削减政府开支的三大经济政策目标中，大幅削减政府在公共医保项目中的财政支出，既能抑制医疗通货膨胀，又能减少政府支出，以至于里根认为，如果不改革公共医保制度，他的三大经济改革目标就不可能实现。面对自从 1965 年公共医保制度诞生以来积淀的医疗费用上涨失控沉疾，里根政府从资金投入、保险模式、支付形式方面，对公共医保制度采取了大刀阔斧的改革。

一 大幅削减公共医保项目经费

里根的经济政策向右转，他的医改政策同样也明显右转。他对已经取得政治成果和政治意义的公共医保制度有了新的解释。政府公共医保项目不再如民主党自由主义者倡导的那样，可以刺激经济，为人们提供可获取高品质医疗保险的手段。"自由主义"象征着由联邦政府策划的大手大脚、日益膨胀的社会福利项目，它们正在剥削努力工作的人，将他们辛苦工作所得转给不值得给予帮助和懒惰的人。"保守主义"指通过有限政府实现经济增长，支持传统的反对政府干预、实现医疗市场化的社会文化价值观。里根与共和党保守主义者认识上的转变，立即落实到行动上的转变，在政府权限方面，落实自约翰逊政府以来的干预到不干预的方向性转变①，主要内容就是削减政府在公共医保项目中的财政拨款，增加公共医保制度受益人的个人支出。

（一）削减老年《医疗照顾》拨款

在里根竞选总统时曾答应选民，如果他当选，就把美国经济从不景气拉回到繁荣富裕之路。面对美国整个医疗费用成本快速上涨的局面，他开始特别关注控制和削减政府对老年、贫困人群公共医保项目的拨款。

1981年国会通过了《1981年综合预算协调法案》（*The Omnibus Budget Reconciliation Act of 1981*，OBRA），根据法案，"政府宣布把原来对《医疗照顾》项目中24种政府拨款并入4大板块进行补助，这4大板块是预防保健、精神病、初级诊治、母婴保健。通过重新划分板块，按板块经费确定补助各州的医疗项目种类，政府直接削减了2亿美元的医疗费用开支"②。1982年国会又通过了《1982年税收公平和财政责任法案》（*The Tax Equity and Fiscal Responsibility Act*，TEFRA），提高了老年《医疗照顾》B部分补充医疗保险个人承担的费用比例，原来规定个人承担20%，现在提高到25%，也就是政府承担的部分由原来80%减少至75%。该法案与1981年颁布的法案一起，大幅削减了政府医疗费用开支，

---

① Kevin Hillstrom, *U. S. Health Policy and Politics：A Documentary History*, p. 434.

② Ibid. .

减缓了政府在《医疗照顾》项目中的费用支出上涨速度。

里根通过削减联邦政府对公共医保拨款的形式，更新了联邦主义的概念，创立了新联邦主义。美国是联邦制国家，在统一的联邦政权基础上，各州有相当广泛的自主权。宪法规定了联邦政府权力，一般不经宪法列举的其他权力，均由州政府保留。州的权力主要是处理本州范围内事务，国民医保长期被理解成是州政府而不是联邦政府的责任。但是，当医疗问题越来越复杂，大多数州政府没有能力、资金以及专门的监管机构来解决问题时，联邦政府必须介入越来越多的干预。但是里根时期联邦政府的医疗财政赤字增加，州政府的财政压力并没有减轻，联邦政府把公共医保的责任和压力重新推还给州和地方政府，一方面加重了州和地方政府的负担；另一方面如果州和地方政府没有能力解决财政压力，必然降低老年人的医保水平。

所以，里根的新联邦主义，实质是扭转了罗斯福新政以来已经持续近50年的"大政府"状况，将联邦政府的部分权力让与州和地方政府，适当缩小联邦政府的规模和权力。里根新联邦主义的实施，当时就受到许多人的批评，如，美国公共健康协会主席拉里·戈登（Larry J. Gordon）批评里根的"板块计划"是联邦政府在支持公共医保方面的一大退步①。

（二）削减贫困人群《医疗补助》拨款

贫困人群的医疗补助是联邦政府和州政府医疗费用支出的重要组成部分，1970年代医疗费用的不断上升引起了政府与社会的高度重视。在1977年到1981年，美国的通货膨胀率平均为8.4%，联邦政府对贫困人群医疗补助的支出年均增长了18%。虽然政府的投入如此之大，但医疗补助在很多州的覆盖率不是很高，因为州与州之间的贫困线不同，仍有很多贫困人群没有资格申请医疗补助。他们陷入了一个怪圈，因为他们努力工作，收入超过了贫困线，就得不到医疗补助，但他们事实上还是贫困人群。如果他们不去工作，就在贫困线下，可以心安理得享有政府的《医疗补助》。里根政府削减医疗补助拨款的原因之一，美其名曰刺激就业。

在1980年代早期，里根和他的经济顾问讨论了几种针对削减联邦政

---

① Kevin Hillstrom, *U. S. Health Policy and Politics: A Documentary History*, p. 434.

府对贫困人群医疗补助的策略。在公共医保制度颁布时，关于贫困人群医疗补助的规定，是各州的医疗补助款支付给注册政府公共医保项目的医院和其他医疗服务提供者，然后从联邦政府中得到50%—75%或者更多的补偿额，具体多少取决于州的人均收入水平，最高可以达到83%。里根政府时期，联邦政府每年削减对州政府医疗补助财政拨款的5%，立即对各州产生影响。在1980年代，几乎每个州都调整了他们的医疗补助计划，包括加强医疗补助资格审查、减少补助人数和资金投入，收紧报销手续等。仅1981年，超过30个州减少了公共医疗补助计划或者设置了新的贫困线资格，还有许多州要求受益医疗补助者共同承担医疗费用。

民主党人批评里根的削减政策过于严厉、不合时宜，在经济衰退期间容易让州少交联邦税。如果联邦政府通过削减对贫困人群医疗补助的拨款数额，转嫁到州和地方政府来平衡预算，这意味着剥夺"医疗福利"作为人的基本权利。

（三）缩减公共医保相关项目经费

在与公共医保相关的项目中，如医疗领域、公共健康、环境保护领域，里根政府同样制定了缩减费用拨款的措施。在1982年的TEFRA中，停止了美国公共健康服务医院体系的一些项目，收缩这些项目的拨款。如尼克松时期建立的PSROs，是政府医保项目中最有效的质量管理项目，联邦政府的拨款从1980年的5800万美元缩减到1983年的1500万美元，并且把PSROs的名称改为《同行审查组织》。里根还签发了一些关于公共健康程度比较高的法案，规定了这些项目的政府投入控制。如，《职业安全与健康法案》《清洁空气法》《饮水安全法》等。

民主党人、环境保护者和健康维护倡导组织等都对这些举措进行批评，他们认为美国需要联邦政府在公共卫生方面发挥强有力的作用，而里根和保守共和党人坚持医疗行业和陷入困境的美国经济重振需要一个较小的联邦政府机构和自由市场调节。

总的来说，在推行减少公共医保政府开支政策方面，里根比当时的英国首相撒切尔夫人更加顺利。在英国，撒切尔的保守主义政党必须与决心扩大而不是减少公共医疗开支的工党做斗争，而此时美国的民主党虽有反对之声，但没有强势的竞争和抵制，里根在缩小政府权限方面的强势非常清楚，大幅削减政府开支的政策得到了国会两党高层的共同支持，民主党领导层并没有聚集力量反对共和党的税收、福利政策，而是政治态度明显向右倾斜，他们丢掉了"新政"和"伟大社会"时期的斗志，放弃了民主党长期为下层民众争取福利的主张。当时的劳工组织，也不再是要求社会变革的一支力量，反倒成为许多利益集团中的一员。这种政治、社会环境的变化，可以解释为什么里根医改成为历史上争议最少的原因。

二　确立管理式医疗的付费制度

（一）预付制

1. 《医疗照顾》实施预付制的背景

1965 年《医疗照顾》颁布以来，随着医疗费用的上涨，政府为该项目对医疗提供者支付的费用也逐年上升，导致《医疗照顾》信托基金接近破产。《医疗照顾》颁布时费用控制是由中介私人机构监管操作，支付标准和支付模式是按照私人医疗保险给医院和医生按服务付费方式支付。1970 年代，无论是加入《医疗照顾》的服务提供者，还是管理者，其费用开支都在上涨。1972 年尼克松时期的《社会保障法》修正案，批准联邦政府资助在医院实行支付制度改革，HMO 提出改"按服务项目付费"为"预付制"，虽然预付制模式下的 HMO 发展不是很迅速，但对控制费用上涨有一定成效。卡特政府在 1977—1979 年极力推动强制限制医院成本增长的政策，不仅对参加《医疗照顾》的医院，而且对所有医院都推动强制政策，认为通过推行强制限制费用上涨政策，是通往国家全民医保的一个先决条件，但强制政策始终没有进入立法程序。

进入 1980 年代，《医疗照顾》的支付政策依然是基于私人保险模式标准，仍然是不含费用控制的、传统的、按服务付费方式给付医院和医生费用。美国的医疗费用正在以前所未有的速度加速上涨，政府在《医疗照顾》项目中支付的最大账单就是付给医院和医生的费用。1982 年，医院服务费占所有联邦政府在《医疗照顾》项目中支出费用的 70%[1]。联邦政府已经不能再容忍对医疗费用失控的状态了，也不能等待私人医

---

[1]　Karen Davis and Diane Rowland, *Medicare Policy: New Directions for Health and Long-Term Care*, p. 41.

疗保险部门在支付制度方面改旧创新。所以，实际上是联邦政府预算赤字上升，直接导致政府对医疗提供者支付制度实行重大改革。

《医疗照顾》的付费方式改成"预付制"需要两方面的基础：一是预付制支付系统的技术开发；二是政府对公共医保制度政策承诺上的改革发展。预付制在技术、技巧方面的开发可以追溯到 1970 年代。当初《医疗照顾》颁布时为了避免医疗集团因利益受损阻止立法，所以政策制定时规定，政府按医院"合理"成本给付费用，这种政策承诺越来越被认为是不负责任的，是造成医疗费用上涨和医疗服务低效的原因。当初的政策使政府不能控制自己的费用支出，医疗提供者和医院也没有激励措施节约他们的医疗成本。1970 年参议院财政委员会报告提出，《医疗照顾》支付方法必须改变，对政府拨付给医院的公共医保费用要建立一套预定比值，或者是预计医疗费用的分配率，不能再不管不顾由医院自己决定"合理成本"。

到 1976 年，有 6 个州——康尼狄克州、马里兰州、马萨诸塞州、新泽西州、纽约州、华盛顿州，对医院采用预定比值计算医疗成本费用。尽管各州形式不同，但它们都接受了这种用预付制形式预先设定医院收费的标准。一般来说，这些费用预设最初都比其他州的医院费用成本要低，这种模式为联邦监管控制医疗费用改革提供了一个有效的典范。

在 6 个州中，新泽西州在预付制方面的经验对确立《医疗照顾》预付制改革影响最大。新泽西的经验是按病种付费（Diagnostic-Related Groups，DRGs），最初是 1970 年代由耶鲁大学罗伯特·费特（Robert Fetter）、约翰·汤普森（John Thompson）、理查德·阿弗里尔（Richard Averill）设计出来作为医院内部管理的工具。这种按病种分类是根据临床医学诊断的病人得出的，希望通过这种分类可以监控医院的资源利用和同种疾病诊治的费用比较及控制。当然，DRGs 也可以在各医院当中比较，同病种在不同医院的收费标准进行比较，可以为预付制标准打好基础，让预付制设定的费用标准更客观，更有吸引力。随着联邦政府在财政和管理上对支付制度改革的支持，1978 年新泽西正式开始实施 DRGs，这种付费制成为 1983 年《医疗照顾》预付制的基础。

2. 加强《医疗照顾》监管的原因

到 1981 年，预付制实施的技术发展和政府对《医疗照顾》成本控制的要求逐渐一致，但是当时的政治环境似乎并不十分有利，因为新当选的里根政府致力推行缩小和减少联邦政府财政支出及干预监管职能。里根政府赞成竞争，赞成以市场为基础、以市场为原则改革《医疗照顾》，里根政治似乎不利于政府改革《医疗照顾》的支付制度，因为这项改革恰恰属于增加或者加强联邦政府的监管职能。但是令人意外，里根政府支持改革支付制度，加强对预付制的监管策略。

为什么最终里根政府支持改革《医疗照顾》的支付制度和监管制度，而不坚持《医疗照顾》以市场为基础的改革？主要有以下三个原因可以解释里根的政治经济策略与医改策略的矛盾和不协调。

第一，公共医保项目财政费用增加的危机意识。人们普遍认为基于市场原则对公共医保项目进行改革不会直接产生预算节省，因为改革需要重组医疗服务提供系统，这是一个长期的过程。考虑到政府的短期目标，为减少国内的医疗费用，采用市场原则的医改方法并不可行。为了减少政府在《医疗照顾》上的支出，联邦监管机构必须加强对医疗提供者的监管。所以里根政府赞成市场政治哲学，而在医改中实际需要联邦政府更多的权力，而不是更少干预。为了减少政府开支，他们不得不扩大联邦政府权力。

第二，国会有一批支持者。时任卫生和人类服务部部长理查德·思奇维克（Richard Schweiker），是参议院财政委员会委员，是国会医改小组成员。他到卫生和人类服务部后，致力改变《医疗照顾》的医院支付系统。他对HMO的预付制十分青睐，在国会中积极游说解释，使多数议员相信，如果《医疗照顾》引入预付制度，政府费用上涨速度肯定可以缓解。

第三，支持预付制的政治联盟。DRGs的特点吸引了里根政府国会中的保守派、自由主义者、医疗利益集团。DRGs制就是同一类病种根据标准，按同一付费标准，这种标准的制定反映对患者的诊断。如果医院治疗同类病种的费用没有超过预定比率，医院的成本和联邦政府的支付之间有差额，医院就获利。如果超过预定比率，医院不得不自己负责经济损失。这种机制诱发类似市场竞争原则的激励机制，是医院降低成本、提高服务效率的机制。在私有市场上，高效的生产提供者将获得更高的利润，偏离了合理的成本者则相反。融入市场原则的DRGs，吸引了多方势力代表，他们都赞成监管政府资金的落实到位。在实践中，预付制就是一个定价体系的管理，同时又是非常漂亮地通过竞争增强效率的政治改革。

3. 预付制的确立和实施

1983 年国会通过《社会保障法》修正案，规定《医疗照顾》采用预付制。预付制通过 DRGs 来预测每种疾病付费标准、预估各种疾病住院时间和治疗服务费用，杜绝医院单方制定“合理成本”。立法几乎没有遇到实质性争议，两党出现了普遍、广泛的支持。

预付制的立法基础是建立在 1982 年 TEFRA 之上的，具体内容由国会医改小组委员会提出，制定了一个严格限制《医疗照顾》支付医院费用的规则，要求医院行业坐到谈判桌前参与讨论。医院方认识到自己原先的优势地位已经丧失，对于 TEFRA 提出的预付制，只有接受没有其他选择的余地。多种因素促使预付制被快速通过，这被描述为少有的“立法速度相当于光速”的立法，从介绍提案到最后通过只有短短的 6 周。

《医疗照顾》预付制的确立，是公共医保制度颁布以来最重要的一次改革，如此重大的一次改革，几乎没有引起任何政治关注，也没有引发公众公开辩论，更令人惊讶的是，几乎没有来自医疗利益集团的反对。这说明此时医学会等医疗组织的地位被削弱。PSROs 比预付制对医疗行业的威胁要小，但引起的反对之声非常强烈。然而 PSROs 也被誉为是公共医保制度管理上的突破，却未能实现监管的加强。实践证明，在第一个 10 年，预付制比 PSROs 实施力度更大。

医院的营业利润率，定义为医院拿到政府拨款减去为参与《医疗照顾》病人的医疗成本开支，利润率为负意味着医院的医疗成本超过《医疗照顾》政府拨款，利润率为正意味着政府《医疗照顾》给医院的拨款超过医院的成本。所以实行预付制后医疗费用明显稳步下降，医院为治疗拥有《医疗照顾》患者的费用，在实施预付制后，从 1984 年的 13.4% 降到 1991 年的 -2.4%①。所以与 PSROs 实施的政府监管比较，预付制不再是象征性的政府监管。

---

① Judith Lave, “The Impact of the Medicare Prospective Payment Systm and Recommendations for Change,” *Yale Journal on Regulation*, Vol. 7, No. 2, 1990, pp. 499 - 528.

联邦政府对《医疗照顾》监管日益增强的自信立场与里根政府权力扩大是同步的。1977 年，卫生、教育和福利部部长约瑟夫·卡利法诺（Joseph Califano）把《医疗照顾》的管理机构从社会保障部分离，与《医疗补助》管理机构合并，成立了医保卫生财务管理部（HCFA），这是一个新的公共医保监管组织，是为了更好地监管《医疗照顾》和《医疗补助》政府项目，希望通过加强监管，实现节省政府开支目标。虽然社会保障与医疗保障同样有预算压力，但 HCFA 如同一个新的杠杆，在控制政府费用增长方面比社会保障管理机构作用更大一些。

（二）确定《医疗照顾》医生付费标准

预付制实施以后，联邦政府对《医疗照顾》费用监管的改革，开始转向医生服务费。在整个 1980 年代的 10 年中，美国政府在《医疗照顾》项目中，支付给医生的费用增长速度要比支付给医院的费用增长速度快，支付给医生的费用增长速度是医院的 3 倍①。这种增长比例不一致是因为医生尽量把住院患者推到门诊，因为门诊不受预付制付费模式的影响，医生的收费依然可以按照医生的"合理"定价。联邦政府不仅担心《医疗照顾》项目中，医生费用不断上升会影响政府的预算，还担心《医疗照顾》受益人自付保费率、共担费用比例和平衡账单的提高（平衡账单是指医生开具的账单费用超出政府认可的"合理"费用报销额，也就是预付制标准）。

1984 年，国会开始冻结从 1984 年至 1986 年政府下拨《医疗照顾》给付医生的费用。尽管在冻结期内，《医疗照顾》应该结算给医生的费用依然每年增长 11.6%，但这种增长在很大程度上是由于《医疗照顾》覆盖面扩大增加了医生服务账单所致。《医疗照顾》医生账单的不断增加、1984—1986 年冻结医生费用、预算赤字的持续压力，推动国会为《医疗照顾》创建了一个新的偿付医生费用的监管制度。

《医疗照顾》支付制度改革的政治动力来自国会，但预付制的技术发展来自行政付款部门。相比之下，国会不仅提供对医生费用支付方法改革的政治支持，也在实际中设计了新的监管制度。例如，HCFA 为推动医

---

① Arnold Epstein and David Blumenthal, "Physician Payment Reform: Past and Future," *Milbank Quarterly*, Vol. 71, No. 2, 1993, p. 195.

生支付标准改革创造了条件。国会中来自加州的民主党人，国会医改小组负责人皮特·斯塔克（Pete Stark）带头推动了医生支付标准的改革。

斯塔克改革《医疗照顾》医生支付标准，并不是 HMO 以市场为基础，鼓励登记加入 HMO 的模式，他为政府管理医生首选的模式，是设置一个国家标准的费用表。1986 年，国会成立了"医生支付审查委员会"（Physician Payment Review Commission，PPRC），帮助设计医生费用表。该委员会从本质上说是一个国会官僚机构帮助制定医疗卫生政策，它是仿照 1983 年"预付制评估委员会"（Prospective Payment Assessment Commission，PPAC）的模式建立，预付制评估委员会主要帮助国会监控医院的预付制度改革实施情况。

哈佛大学经济学家威廉·萧（William Hsiao），被 HCFA 任命指导 PPRC 对医生费用标准进行研究，他们研究推出了《医生基于资源相对价值量表》（*Resource-based Relative Value Scale*，RBRVS）。1989 年国会根据这份价值量表，在《1989 年综合预算协调法案》中，规定了《医疗照顾医生费用明细表》（*Medicare Fee Schedule for Physicians*，MFSP），从 1992 年开始实施。此表根据医生工作量、实际成本、医疗事故保险费 3 个参数值的权重计算支付医生费用。有关医生费用的标准计量、医生付费标准政策的研究和制定，完成在里根时期，最后法案的签署是布什总统。

预付制和 MFSP 是管理式医疗的发展，在这种管理式竞争制度下，医效好、费用低、服务质量高的医生可得到预付总额之差的奖励，否则只能获得预付款的 95%。改革后，联邦政府向医生支付费用的增速明显放慢。

制定预付制和 MFSP 之间的相似之处非常惊人。两个法案的制定都得到了两党的支持和医疗利益集团的默许。显然，这两个法案相当于政府监管医定定价系统，居然都是在保守的共和党政府支持下完成的，由共和党总统签署。这两个法案都是对医疗提供者管理的改革，这种改革融进了科学性、技术性、客观性。两个法案都承诺通过实施公式化方法修正现存的支付方法，达到提高《医疗照顾》的效率。DRGs 和 MFSP 都代表了一种预定支付的体系，类似于欧洲国家的医疗支付体系。然而，又不是直接接受联邦政府的监管，而是依靠"客观的""科学的"依据。

美国医保政策研究的著名学者詹姆士·莫罗尼（James Morone）解释

了这种特殊的监管形式的根源是美国政治文化。莫罗尼指出，"因为美国人既不信任政治也不相信政治家，他们寻求解决方案倾向两者都不依赖。""美国人不断寻找机械的、自我强化的、自动解决的方案，在这种方案中可能没有进一步的政治操控"①。《医疗照顾》的监管从此在科学精密管理的大树下实施，这是美国传统思想的反映，是效率和专业科学知识可以代替政治权力的美国文化。

尽管《医疗照顾》有了技术管理，但它毕竟不是科学而是政治引导的措施，有效率指标。在推行 MFSP 之前的 5 年，《医疗照顾》B 部分的医生费用每年上升 10.3%，在 MFSP 推行以后 5 年，医生费用每年下降 5.6%②。

随着时间的推移，《医疗照顾》个人支付的比例下降了，表明联邦政府支付医生服务费的增速减缓了③。医生在《医疗照顾》中的收入不再有绝对的话语权，他们越来越受到联邦监管机构的监管，同时他们的损失可以通过预付制节省成本弥补。显而易见，里根时期，联邦政府为了减缓财政预算压力，对医生和医院参与政府《医疗照顾》项目都加强了监管的力度。

三　里根的监管政治学

有关政府监管方面的一个著名理论，是政府的监管部门将被有序的、资源丰富的利益集团占领着。从这个角度看，公共政策成为一个私人利益的工具。

这种观点，已经助推放松管制运动。在医疗领域，已经对美国是否能有效地建有一套国家全民医保制度产生怀疑。然而，1980 年代的老年公共医保制度实践直接驳斥了这种"管理占领"模式。预付制和 MFSP 的实施，相当于一个授权给联邦政府的管理定价体系，医疗行业并没有站出来反对的实例。由预算压力驱动，联邦政策制定者在本质上是从医

① James A. Morone, "American Political Culture and the Search for Lessons from Abroad," *Journal of Health*, *Politics*, *Policy*, *and Law*, 15, Spring 1990, p. 133.

② Jonathan Oberlander, *The Political Life of Medicare*, p. 129.

③ Health Care Financing Administration, *Profile of Medicare*: *1998*, Woshington, D. C.: Health Care Financing Administration, 1998, p. 40.

疗职业界夺回了《医疗照顾》的管理权，改变了《医疗照顾》最初规定的宽松的付款政策。长期以来，政策制定得越科学，利益集团控制复杂问题的策略越淡出公众的视线。《医疗照顾》新的监管制度没有被医院和医生控制，相反联邦政府已经在运用预付制和 MFSP 的有效手段，减少《医疗照顾》对医生费用的支付。在《医疗照顾》支付政策中的政治复杂性没有导致利益集团的权力扩大。

事实上，《医疗照顾》监管的政治学似乎回到了老的格言，监管象征性的好处是给公众的，而实际利益是给强大的产业。1980 年代的《医疗照顾》监管改革一方面保证医院和医生的利益，他们在费用收入方面得到基本的公平。客观的支付系统，并不是根据联邦政策制定者武断决策的。然而，在实践中，联邦官员无视他们在推行这些改革时对医疗提供者的承诺，忽视了《医疗照顾》出台时规定的费用强制性偿还。在预付制实施中，国会下拨的年度医疗费用低于 1983 年医院实际费用。与预期相反，《医疗照顾》监管的象征性利益是给予医疗提供者，而实际上是政府获得实实在在的利益，减少了财政投入。

值得注意的是，国会发挥了核心作用重新夺回《医疗照顾》监管和实施政策，节省了政府支付给利益集团的资金。这个角色是意想不到的。传统观点认为，国会是被利益集团政治驱动的，缺乏专业知识和日益增长的技术决策，例如，HCFA 这样得天独厚的官僚机构，表面上和技术上都是与《医疗照顾》支付制度改革不相匹配的角色。在采用 DRGs 后，詹姆士·莫罗尼和安德鲁·邓纳姆（Andrew Dunham）宣称"医疗政治的轨迹改变了官僚主义。"

然而，是国会不是 HCFA，主要影响《医疗照顾》监管和支付政策制定的。国会改革塑造《医疗照顾》监管制度的能力。监管方面越来越多增加的技术含量，三个因素可以解释。首先，国会对支付制度方面技术劣势做出了反应，建立了 1983 年的预付制评估委员会和 1986 年的医生付款审查委员会。这些国会卫生机构，增强了已经建立的审计总署、CBO 和技术评估办公室，为立法者提供了政策知识，使立法者可以不依赖行政部门和 HCFA，使国会议员能够起草政策建议和实现《医疗照顾》监管改革。换句话说，预付制和 MFSP 提高了国会参与《医疗照顾》监管成本改革的价值，国会提高了决策的优势。

其次，《医疗照顾》监管尚未表现为官僚统治的模式是因为预付制和MFSP的复杂性。每个系统都有粗糙的预算工具，没有太多专业知识也可以操作。在医院支付情况下，上下移动的年度数据的更新控制在公共医保项目支付的总体水平上，MFSP的换算因子同样给立法干预提供了类似的机会。因此，《医疗照顾》支付制度的改革对非专业的议员来说并不是完全无法接近的。

最后，《医疗照顾》规模和增长率增加了联邦预算的重要性，不允许国会忽略它的运行。赤字政治导致国会政策制定者干预管理实施的细节。在预付制度情况下，国会收回的监督管理机构，也就是创立HCFA，任命原本在1983年卫生和人类服务部的部长负责。这个决策行动增加了国会在《医疗照顾》监管政策方面的影响力，所以预算政治是《医疗照顾》监管政策的核心特性。

当然，这不是说《医疗照顾》决策完全受国会的影响。《医疗照顾》政策是通过"问题网络"体现的。在这张网中，项目管理成员、总统、政府和立法机关及其工作人员协作，才能出台政策。在制定监管政策中，HCFA扮演了一个至关重要的角色。1980年代是有争议的，由于赤字政治是国内政策的主导，国会预算紧缩，国会的位置在预算过程中处于最关键的，是这些网络的中心。只要《医疗照顾》监管政策是预算政策，国会对联邦公共医保制度的监管将保持强劲的影响力。

第三节　扩大公共医保覆盖面的改革

到里根上台，公共医保制度已经运作了15年，它已经成为政府为老年人和贫困人群提供的一个重要福利项目，但这是一个不完美的计划，一个不彻底的计划，没有涵盖老年人和贫困人群所需要的所有医保费用。而且，这个项目的政府财政开支问题一直是国会政治的重要议题，也成为国会不断讨论是否立法扩大覆盖面的议题。虽然从公共医保制度诞生以来讨论它的覆盖面和费用上升问题一直不断，每隔几年都有新的议题、新的方案、新的设想，但制度内涵始终变化不大。就在里根上台后的8年任期内，国会通过了一系列法案，公共医保制度的覆盖范围第一次得到明显扩大。

一 《补充性医疗保险》

1965 年颁布的《医疗照顾》B 部分中，规定了一个自愿保险项目，称补充医疗保险，规定每个符合享有《医疗照顾》的人都可以因需要自由选择各种私人医疗保险项目作为补充。由于《医疗照顾》覆盖的局限性，大多数老年人都不得不购买自己需要的各种私人医疗保险作为保障健康的补充。决策者在《医疗照顾》创建时，主要考虑的就是减少政府费用承担压力的问题，并没有把补充医疗保险当作制度的重要内容。

但是在实践中，老年群体发现他们越来越感到补充医疗保险的必要性和需求性。因为《医疗照顾》从来没有被扩大，老年《医疗照顾》覆盖范围的局限性很大，大多数老年人都购买了自己需要补充的私人医疗保险项目。正如印第安纳州州长，后来担任卫生和人类服务部部长的欧迪斯·鲍文（Otis Bowen）认为的那样，《医疗照顾》与老年人医保的实际需要存在"医疗鸿沟"（Medigap Policies），需要颁布扩大补充医疗保险的政策。卡特执政的最后一年，在《1980 年综合协调法》（*The Omnibus Reconciliation Act of 1980*）中，通过了《医疗照顾》的一系列修改条款。主要内容包括取消家庭护理医生访问的限制，扩大家庭护理的医疗服务范围，修改住院治疗的条件，规定老年医疗照顾制度中 B 部分医疗费用的自付率等。这一系列的修改条款称《鲍卡斯修正案》（*The Baocus Amendments*），也被称为《补充性医疗保险》（*Medigap*）。这是在老年医疗照顾制度 B 部分的补充医疗保险基础上，进一步帮助老年人阐明各种不同的补充性保险政策，使老年用户更好地理解他们购买的补充性保险覆盖哪些范围。

卡特政府颁布了《补充性医疗保险》，真正推动补充性医疗保险扩大的是里根政府，推动者就是当过医生、州长、卫生和人类服务部部长的共和党人欧迪斯·鲍文。他自己患有癌症，在他与癌症抗争的整个生命时段里，推动里根政府扩大公共医保制度，建议政府对补充性医疗保险进行监督和协调，为补充性医疗保险建立自愿认证计划。他建议政府向老年医疗照顾的受益人征收每人每月 4.92 美元的保费，提高《医疗照顾》签约医院和医生的医疗服务。尽管共和党保守派认为这样收费可能会出现一项政府垄断代替市场作用的计划，但是鲍文在 1986 年 11 月 20

日，力排众议，提出了自己的计划。

在鲍文的推动下，里根时期老年人购买补充性医疗保险的比例快速增加。1967 年，46% 的《医疗照顾》受益人有私人补充性医疗保险，到 1984 年这一数字已上升到 72%①。公共医保制度颁布接近 20 年，越来越多的人意识到这项补充性医疗保险项目非常重要，"因为老年补充性医疗保险的建立，有助于福利性老年医疗照顾制度稳定发展"②。无论有没有重大的健康问题，许多老年退休人员都想提前知道他们每个月的医疗费用是多少。其实大多数《医疗照顾》受益者的补充性医疗保险，是从以前的雇佣关系中获得或当前自己购买的。1980 年代中期，大约 1/3 的老人拥有的补充性保险，是从过去或现在的雇佣关系中获得的福利，雇主支付了补充性保险的大部分费用。从政治意义上讲，通过压制福利扩张，市场型补充性保险政策对公共医保制度的补充有重要意义。也就是政策驱动老年人购买分类很细的私人医疗保险项目，有需要的老年人各取所需，在一定程度上补充了公共医保覆盖的不足，全面保障了老年人的医疗需求。

根据美国学者研究，补充性医疗保险的扩大与特定人群的收入、种族、教育程度、健康状况都有关。一般白人和受过较高教育的人（这类人的收入往往是贫困线人群的两倍）购买补充性医疗保险的可能更大。当然，收入足够低的人群能够直接获得公共医保中的医疗补助福利，也可以获得医疗补助计划提供的共同付费（自己只负担一部分费用）和可扣除额的医疗服务内容。健康状况良好的人比健康状况差的人有更多可能参与补充性医疗保险，这是因为健康状况差的人可能收入低及受教育程度低造成的。因此，最需要补充性医疗保险的那部分健康状况差的人，还是因为经济原因缺少保险的③。

二　《医疗照顾大病保险法》

美国自从 1965 年老年《医疗照顾》颁布以来，联邦政府在全社会构

① Gail Lee Cafferata, "Private Health Insurance of the Medicare Population and the Baucus Legislation," *Medical Care*, 1985 (23), p. 1087.

② Jonathan Oberlander, *The Political Life of Medicare*, p. 52.

③ Thomas Rice and Neldn McCall, "The Extent of Ownership and the Characteritics of Medicare Supplemental Policies," *Inquiry* 22, Summer 1985, pp. 188 – 200.

建了老年医保安全网。《医疗照顾》规定的覆盖范围、筹资模式、福利程度都有相对固定的安排。这种固定模式第一次变更发生在里根任期。1988 年《医疗照顾大病保险法》（*The Medicare Catastrophic Coverage Act of 1988*，MCCA）的颁布，是公共医保制度的重大发展，它把公共医保覆盖面扩大到重大疾病保险、临终关怀保险等方面。

（一）《医疗照顾大病保险法》的立法准备

在 1980 年代初，联邦官员们正在制订实质性削减公共医保政府开支的方案，里根总统的行政管理和预算局主任大卫·斯托克曼（David Stockman），坦率总结了政府雄心勃勃改造美国社会政策的使命："里根革命……需要对福利国家进行一次大的改革……因此，联邦政府自罗斯福新政医疗对社会每个层面的承诺，包括补助金、津贴、安全网都必须取消或大幅修改。"[1] 关于公共医保制度的发展问题，虽然之前 20 年中，也偶尔有国会成员努力发起要求扩大覆盖面，或者建立全民医保制度的立法程序，但真正进入议事日程是在里根的第二任期内。

其实里根时期扩大公共医保制度的政治、经济环境似乎更加不利，但就是在大幅削减联邦政府财政支出的背景下，大病保险依然能进入联邦政府的议程，主要是有重要人物的竭力推动、政治实用主义、两党达成共识的原因。

最重要的推动力来自新上任的卫生和人类服务部部长欧迪斯·鲍文。鲍文之前曾力推扩大《补充性医疗保险》，1985 年里根任命他接替玛格丽特·埃克莱（Margaret Heckler）成为卫生和人类服务部部长。从 1982 年到 1984 年，鲍文一直负责联邦社会保障部的咨询委员会，负责审查公共医保制度。在 1984 年发布的咨询委员会报告中，他建议扩大老年医疗照顾制度，在原来 A 部分中，住院天数由限制变不限制，取消患者的医院和专业护理费用共担条款，全面覆盖原来 B 部分自愿性补充医疗保险的医生门诊费。

鲍文负责的咨询委员会积极举行听证会。在 1985 年 12 月的听证会上，鲍文提出了公共医保制度覆盖大病保险的计划。鲍文强调大病保险

① David A. Stockman, *The Triumph of Politics*: *Why the Reagan Revolution Failed*, New York: Reed Business Information, Inc., 1986, p. 8.

是自己从事社会保障、医疗保障工作的一个目标，这个目标不是一个更广泛的政府医疗保险政策，相信容易被总统和两党接受。鲍文的首席助手汤姆·伯克（Tom Burke）表示，最艰难的还是国会的最终投票。大病保险的提案最顺理成章的是由里根总统第二任期内成立的国内政策委员会（the Domestic Policy Council）向总统提出建议，让总统同意立法。所以第一步必须让国内政策委员会的委员们同意。国内政策委员会主席艾德·米斯（Ed Meese）是政府中的保守党人，委员会成员包括行政管理和预算局主任、经济顾问委员会的主席、内政部长等，他们都比较保守，他们认为联邦政府把大病保险扩充进公共医保制度是毫无根据的。与此同时，私人保险公司担心公共医保制度覆盖面扩大，会与他们受益的补充性医疗保险竞争市场。

在这次赞成与否的争辩中，鲍文最终战胜了保守的内阁成员们，让里根相信他的计划管理起来比补充性医疗保险更加简单，比补充性医疗保险的作用更加广泛。虽然政府内部有相当多人反对鲍文的计划，但正是有了像鲍文这样重量级政治人物的极力推动，最终这个年代才有公共医保制度的扩张。

政治实用主义就是争取政治选票。鲍文利用了里根总统参加连任竞选的时机，推出自己的大病保险计划，因为总统的竞选秘书正在为里根连任设计扩大政治资本的议题，而得到老年利益团体的选票是最好的政治资本。里根总统没有阻止鲍文的努力，还支持看好鲍文的计划。因为里根考虑到，为老年人做一些福利工作可以增加自己的政治吸引力①。由于在 1981 年里根政府提出了不受欢迎的削减社会保障方面的福利拨款，里根和一些顾问认为，如果此时通过大病保险法案，可以为总统和共和党拉回一些老年人群的选票。所以在里根总统 1986 年的国情咨文中，里根授权鲍文进行研究，拟定建议应对大病保险的成本问题②。

在公共医保制度中添加大病保险的观点，最终在国会得到多数支持。国会两党中许多议员对公共医保制度扩张燃起热情，部分原因是因为近

---

① Jonathan Oberlander, *The Political Life of Medicare*, p. 54.

② Jacqueline Calmes, "Reagan's Address Repeats Familiar Themes," *Congressional Quarterly*, Feb. 8, 1986, p. 261.

几年里根政府大幅削减政府福利开支，已经侵蚀到了公共医保项目。从1980年到1985年，公共医保受益人在医院服务方面自费份额增加了49%，医生和门诊服务费增加了31%，1984年与1965年相比，老年人自费支付的医疗费用占其收入比例更多，1985—1986年，是公共医保史上《医疗照顾》免赔额增幅最大的一年①。国会民主党议员以及一些共和党人，开始相信医疗成本增加给老年人增加了负担，现在到了该为老年人做点什么的时候了②。自1965年以来，两党第一次从公众利益出发，在公共医保制度颁布20年后，首次在扩大、发展该制度方面达成了政治共识。

（二）《医疗照顾大病保险法》的通过及内容

1988年MCCA在参议院以86：11通过，在众议院以328：72通过③。1988年7月1日，里根总统在白宫玫瑰园举行MCCA的正式签字仪式。在签字仪式上，里根高度赞扬了新的法案，表示从一开始他就支持，同时他表达政府决心监控新法案的福利成本④。该法案是对公共医保制度最大的拓展，比鲍文当初的提议覆盖范围更宽泛。

MCCA的主要内容如下。⑤

扩大原《医疗照顾》A部分的住院治疗保险：

老年患者住院天数从《医疗照顾》颁布时规定的60天扩大到不计天数，患者免赔仅限一年一次；取消原受益人住院费用需共担25%的规定；减少原规定中专业护理之前的共担费用，住院的前20天无须支付共担费用，第21—100天需要共担前8天的专业护理费，出院后的护理服务（家庭护理）覆盖范围从100天扩大到150天；取消住院治疗前3天的特殊护理服务费；增加身患绝症患者的临终关怀服务等。

---

① Julie Rovner, "Reagan Sides with Bowen on Medicare Plan," *Congressional Quarterly*, February 14, 1988, p. 115.

② Jonathan Oberlander, *The Political Life of Medicare*, p. 55.

③ Ibid., p. 67.

④ Ronald Reagan, Remarks on Signing the Medicare Catastrophic Care Act, July I, 1988. Ronald Reagan presidential Library. www. reagan. utexas. edu/archives/speeches/1988/070！88d. htm.

⑤ Jonathan Oberlander, *The Political Life of Medicare*, p. 58.

扩大原《医疗照顾》B部分的补充医疗保险：

　　限定患者自付免赔额为1370美元（考虑了当时的通货膨胀），这部分替代了原来必须自付免赔的20%；家庭护理服务扩大到连续38天；增加妇女乳房X光筛查；增加门诊处方药覆盖，分阶段执行，直到需要共担保险的20%和自付免赔额（1992年为652美元）等。

扩大《医疗补助》细则：

　　要求各州按联邦贫困线的标准支付老年医疗照顾保险费用、免赔额、成本分摊；要求各州将贫困人群医疗补助覆盖面扩展到联邦贫困线下100%的孕妇和婴幼儿；防止配偶贫穷，享受贫困人群医疗补助覆盖者如有收入提高仍可享受私人养老院护理等。

　　鲍文的计划要比国会颁布的法案简单，对公共医保制度的扩大也有限。从内容上看，鲍文计划的内容：建议扩大老年医疗照顾住院天数不受限制，消除医疗照顾制度中医院和专业护理费用的共担条款，建议覆盖B部分的自愿性补充医疗保险的医生门诊费。这些建议最终成了MCCA的基础。鲍文的计划反映了他既考虑到医疗现实，又考虑到政治需要和政府财政许可。他了解到人们往往在遇到大病重病等灾难性疾病时，都花尽了毕生的积蓄，导致因病致贫。从他的角度来看，扩大公共医保的住院覆盖范围和住院天数的限制，以及取消自付免赔额就真正解决了因病致贫的问题。当然，它不可能解决所有问题，还有包括处方药和长期护理问题，如果都覆盖，公共医保制度政府的费用成本太高。为了费用问题，为了确保国会通过立法，鲍文提出了有一定限制的方案，提出不增加联邦赤字和自筹资金的方案，创建一个为许多难以承受医疗费用的患者解决资金来源的方案。

　　最终国会颁布的MCCA将公共医保制度扩大到了几乎没有什么限制的地步。这种结果反映了当时国会的政治倾向。民主党在1986年控制了参议院有助于推进国内政策改革的目标，大病保险立法为民主党提供了这个机会，同时也提出了一个挑战。自从里根政府最初赞成公共医保扩大到大病保险，民主党人发现自己与共和党的立场处于一个微妙的境地。在传统意义上，有关公共医保的民生重大改革，民主党始终是走在前沿的，而此次似乎共和党走到了前台。因此，国会中民主党领导人为了增加自己的选票，积极促进大病保险立法成功。民主党的积极作用，表现在把大病保险扩大到覆盖处方药的条款上。在国会政党领导人会议上，新的众议院议长吉姆·赖特（Jim Wright），强调处方药福利被覆盖对民主党的重要性。赖特敦促众议院筹款委员会和能源委员会、商业委员会支持处方药覆盖。

民主党的积极激励表现，还有其他国会议员，如负责卫生保健委员会的加州民主党议员皮特·斯达克（Pete Stark）和亨利·韦克斯曼（Henry Waxman），他们相信鲍文的计划在解决医疗照顾扩大方面没有走得多远，还有很多局限性。现在政府大病保险提案的讨论，为民主党提供了一种途径，也就是通过它能够实现从有限公共医保延伸到全民医保改革的愿望。扩大医院的覆盖面和限制自付额，已经踏上了全民医保的滚滚列车，这是改革者长期以来所希望的。扩大家庭护理服务的覆盖范围、临终关怀服务、专业护理设施等，已经远远超越了公共医保制度。由于亨利·韦克斯曼与众议院能源和商业委员会主席、卫生委员会主席的提议，也大幅扩大了贫困人群的公共医疗补助范围，低收入的孕妇和儿童都被覆盖其中。

对如此无限制的一揽子扩大还觉得不够全面的，是佛罗里达州民主党人，规则委员会主席克劳德·佩帕（Claude Pepper）。当鲍文的计划被扩大后，佩帕还讽刺地说："总统称这是一个巨大的进步。其实，这只是一小步。"① 众议院议长赖特还希望添加处方药品种的覆盖率能安抚佩帕，但佩帕还觉得不够，他动员老年选民要求民主党通过修正案，将长期家庭护理加入覆盖范围之内。

关于 MCCA 的筹资方法，自由派和保守派的想法趋于兼容，众议院筹款委员会设计出一个与收入相连的筹资方案，这是在法案通过之前就设计的，他们并没有为大病保险单独设计出一个融资方案。国会认为与收入相关的保费和自筹经费对大病保险的未来发展是非常重要的，后来

---

① Jonathan Oberlander, *The Political Life of Medicare*, p. 59.

的事实证明，也正是这些立法的规定，导致了该法案的废除。

（三）《医疗照顾大病保险法》的废除

按照 MCCA 规定，新增加的大病保险福利资金来源，完全由原来《医疗照顾》的受益人提供，政府不增加任何财政投入，所有受益者至少要多增加一笔费用支付医生服务费用。此外，40% 的比较富裕的老年人要支付补充性保险费，这笔费用是随着他们收入的变化而变化的，最高达到每年 800 美元。只有 5% 的受益人最初是有义务支付这笔最高费用的，虽然支付这笔最高补充保险费和保险数量的老年人，其比例会随着时间增加。正是这些高收入的老年受益者，他们拥有大量的补充保险，而 30% 的老年人获得的补充保险，是以前的雇主已经提供的，数额要比大病保险所提供的更加慷慨。大病保险的成本，换句话说，是强加给那些不需要的老年人身上的。法案实施以来，创造了一个新的政治麻烦，修辞上说的"新税"转变成了"补充性保险"，所以大病保险并没有减轻老年人加税的负担。

在 MCCA 通过仅 5 个月，理查德·黑米尔（Richard Himmelfarb）已经观察到，"老年人在公开反抗"。一个为废除这项立法展开的全国性活动已经开始，由社会保障委员会和医疗照顾委员会领导，联邦退休雇员协会和退役军官协会（the National Association of Retired Federal Employees and the Retired Officers Association，NARFE/ROA）代表参加，成立了专门反对该法案的组织，他们和老年联盟联合反对 MCCA。美国的 NARFE 和 ROA 是最大的老年利益集团，它的能量因为其成员与国家领导成员之间的联系，而作为一个有效的政治力量。到 1989 年，NARFE 和 ROA 组成了强大的老年团体，成员包括 44 个协会组织和 1900 万个成员。他们通过向国会发邮件、举行集会、在原籍地召开会议等方式对国会产生了巨大压力。

从 1989 年春天起，在老年团体的持续抗议下，参议院和众议院都举行听证会。在听证会上富裕老年团体抨击 MCCA 中规定的特别附加税，是联邦政府"入侵"私人医疗保险，在财政上的不负责任。听证会持续到夏天，尽管支持大病保险法者多次试图化解争议，他们竭力解释大病保险的融资方法，反对者还是痛斥大病保险法正在构建"有害的、险恶的、致命的"附加税①。

在老年团体的巨大压力下，国会不得不承认："是时候说明我们做了一个错误的决定了。"② 就在 MCCA 颁布 16 个月后，国会以压倒性多数投票将它废除了，众议院投票支持废除的是 360∶66，参议院投票通过废除的是 73∶26③。这种逆转非常惊人，表面原因是老年人反对其融资的方法，深层原因是美国政治体制所致。

MCCA 的失败给《医疗照顾》留下了后遗症。首先，由于《医疗照顾》中有 B 部分的补充性医疗保险，它主要依赖私人医疗保险计划实现，所以补充性医疗保险削弱了老年人对大病保险的支持力度，反而造就了一群重视私人《医疗照顾》而不是公共《医疗照顾》的拥护者。其次，按照国际水平，《医疗照顾》计划应该是单一支付保险，实际上它不是单一付款保险。因此，支持《医疗照顾》政治上的拥护者，实际上比其他国家发展国家全民医保支持者的力度要弱。当提倡以市场为基础的改革重组《医疗照顾》时，私营《医疗照顾》发挥的作用越大，支持国家全民医保的力度会更弱。

三 其他扩大公共医保的举措

里根时期，尽管全民医保改革被排除在政府议程之外，但推动扩大公共医保覆盖面的政府举措不少，除了前面提到的不管是成功颁布的法案还是最终被废除的法案外，还有其他举措在不同程度上扩大了《医疗照顾》和《医疗补助》。

（一）《医疗照顾》延伸到临终关怀项目

1982 年的 TEFRA 增加了《医疗照顾》为绝症患者提供临终关怀服务费用的涵盖。临终关怀的定义是当患者被其主治医生判定剩余寿命低于 6 个月，患者本人或家属认可医生的判定，放弃高技术、高费用的医疗抢救手段维持生命体征，接受人性化、非治疗性、减缓痛苦的医疗服务。接受临终关怀服务需要提供者和受益者签订协议，费用由《医疗照顾》支出。

---

① Kevin Hillstrom, *U. S. Health Policy and Politics: A Documentary History*, p. 506.

② Ibid. .

③ Jonathan Oberlander, *The Political Life of Medicare*, p. 67.

1982 年以后，《医疗照顾》覆盖临终关怀的福利，刺激临终关怀服务项目快速增长，《医疗照顾》计划允许患者选择临终收容所。越来越多的人意识到，如果身患绝症，在濒临死亡时，抢救已经毫无意义，不仅耗费大量医疗费用，也浪费大量医疗资源，而且对延长生命无效。有的患者往往在这段抢救过程中所耗费的医疗费用和医疗资源比其一辈子耗费的都多。从长远来看，公共医保制度覆盖临终关怀服务可以降低临终医疗费用，也能提高临终者的生活质量。

但是，由医生来评估一个患者是否属于"临终"有时候非常困难。《医疗照顾》覆盖临终关怀服务，需要医生与患者方签订协议同意转入临终关怀程序。许多医生在做这个评判时也会犹豫，一方面，他们不愿意打击患者继续治疗的希望；另一方面，要准确预测一个患者的余寿时间事实上并不是很容易的。

（二）《医疗照顾》延伸到急救项目

在 1986 年的《统一综合预算协调法案》（*The Consolidated Omnibus Budget Reconciliation Act of 1985*，COBRA）中，确立了《紧急医疗救治和劳工法》（EMTLA），规定了加入联邦政府《医疗照顾》和《医疗补助》的医院，必须无条件提供急诊服务，无论患者的国籍、法律地位、支付能力如何，都必须提供必要的急诊救治，医院不得转让患者或推其出院，除非病人知情同意或病情稳定，或者当他们符合条件需要转移到其他医疗条件更好的医院治疗。

所以，医院方在接受急诊请求时，必须做到三个方面：其一，先治病后收款。医院不能因询问是否有保险或付款方式而延迟了治疗，因为生命权是任何公民的合法权益，医院可以在抢救治疗的同时启动付款流程调查和计费，确保这样做不会干扰护理病人。其二，当确定患者需要急诊后，必须持续治疗直至解除紧急情况。急诊护理必须一视同仁，如果患者有各种医疗保险，事后结算，如果没有任何医疗保险又没有支付能力，可以申请政府的《医疗补助》。其三，如果医院没有能力继续治疗，医院必须做出"适当"的转院决定，包括一个长期护理、康复设施。当然，医院没有义务提供免费医疗救治服务。

由于美国公共医保制度覆盖人群从一开始已经超过总人口的 20%，随着时间推进百分比还在增加，所以参与公共医保项目是比较大的盈利板块，大多数医院都接受急诊患者，除非小医院没有急诊部门。所以1985 年的急诊法适用于所有的医院。此后，联邦政府和州政府都对急诊法有多次修改，规定更加规范和细致。

急诊法扩大了公共医保的安全网，使无保险群体获得生命权。但是，根据《医疗照顾》和《医疗补助》管理中心统计显示，大约有 55% 的急诊患者是无医疗保险的，这无疑增加了医院成本压力，也加大了政府公共医保项目的开支。医院在收不到急诊费用时，会把医疗成本转嫁到其他有医疗保险者的头上，这种成本转移相当于间接收税。

（三）扩大罕见病患者的利益

里根第一个任期的国内政策是众所周知的减少政府干预、重塑自由市场原则，但他在 1983 年签署了《罕见病药法》（*Orphan Drug Act*），被认为是"政府在医疗市场中承担适当角色的典范"①。

顾名思义，罕见病是指那些发病率极低的疾病，是小众病种，美国把罕见疾病又称"孤儿病"。不同时间和国家，对罕见病的界定标准会有所变化。在 1983 年，美国颁布《罕见病药法》时，罕见病主要是指血友病、亨廷顿氏病、ALS（肌萎缩性侧索硬化症或卢伽雷病）、囊性纤维化、肌营养不良（进行性骨骼肌无力）等其他相对罕见的病症和疾病。到1984 年美国修订《罕见病药法》时，把罕见病定义为每年患病人数少于20 万人（或发病人数小于 1/1500）的疾病。又如：艾滋病一度被定为罕见病；地中海贫血病，在北欧地区也曾被定为罕见病。现在，这两种疾病都已是常见病。

政府颁布《罕见病药法》，主要是针对私有医药公司不愿意开发小众病种市场引起的。美国政府对私人药品生产商开发药物管理监督很严，任何一种药品开发必须得到食品和药品管理局（Food and Drug Administration）的批准。1983 年美国最高法院对美国诉杰内瑞克斯药品公司案（United States v. Generix Drug Corporation）做出裁决，宣称该药品公司的仿制药同样需要经过国家食品和药物管理局审核批准，制药公司对审核的程序复杂、时间漫长不满，本身他们研制新药的过程很长，再加长时间等待审批，有时等待中药品的有效期都被耽误了，每年会让生产商耗费

---

① Kevin Hillstrom, *U. S. Health Policy and Politics: A Documentary History*, p. 459.

数以百万计的美元。因此制药厂商更不愿意生产罕见病的药物，这种小众市场需求根本无法盈利。

针对这种情况，政府承担起为罕见病患者解忧的重任，里根在签署《罕见病药法》时声明，"在某些情况下，单靠自由市场是不能奏效的"。① 在《罕见病药法》中规定，政府提供研究罕见病药的资金援助，批准生产商拥有专利，拥有 7 年市场独占权，被批准的药物或产品的赞助商，在进行人体临床试验中，50% 的费用可以抵免税款，联邦政府支付拨付研究经费用于新药的治疗、诊断测试。

里根在签署法案时简单总结了法案颁布的原因和意义。他说：在过去的一个世纪里，美国主要通过私人制药工业和医学研究人员的创新开拓，成为世界研发新药物的领头羊，新药物的研发挽救了数百万人的生命。这是一个给人类的礼物，我们可以非常自豪。但可悲的事实是，许多疾病仍然造成许多美国人和其他国家人民的死亡，因为医治这些疾病的药物还没有被研发出来。研究和开发新药的成本往往是惊人的。根据定义，一种罕见病药的市场是 20 万人，或者更少。所以从经济的角度来看，规模小、资金大，企业不愿意研发。但是今天，我们立法为私营公司提供激励，确保正在进行的研发项目永久有效……在自由市场中，私有企业无法满足罕见病患者的合理需求，政府承担了适当的角色②。

法案颁布后，影响很大。在此之前，美国只有 10 家罕见病药物的制药公司，到 20 多年后的 2007 年，美国食品和药物管理局批准了 245 家制药企业营销罕见病药，生产的罕见病药达到 1150 钟，还有其他生物制药技术产品正在审批途中③。

---

①　Kevin Hillstrom, *U. S. Health Policy and Politics*: *A Documentary History*, p. 459.

②　Ibid. .

③　Ibid. .

第 六 章

克林顿医改的挫折与再突破

公共医保制度的第二次重大演进发生在克林顿总统的任期内。里根之后，布什政府在医改方面没有什么建树。里根任内致力于控制医疗费用增长的改革，在整个 1980 年代收到一定的成效。但是进入 1990 年代，新的医疗危机正在日益加重，正以各种形式影响美国。各种因素显示，美国已经不能满足仅仅对公共医保制度修修补补，必须建立全民医保制度，实现全民医保覆盖。因此，已经沉寂十几年的关于实现国家全民医保梦想，在克林顿上台后，再次给美国人燃起了实现的希望。但是从克林顿 1993 年 1 月上台后筹划医改，到 1993 年 10 月向国会提交《美国医疗保障法》（*American Health Security Act*），再到 1994 年 8 月国会不经投票宣布搁置该法案，也就是从开始到夭折，改革进程不到两年。克林顿"一揽子"全民医保改革活动稍纵即逝，并成为美国医改史上争论最激烈、失败最惨淡的改革。克林顿全面医改失败后，他和倡导改革者推动对现有公共医保制度的增量改革。克林顿在此后任期内，不仅扩大了《医疗照顾》的覆盖面，也扩大了《医疗补助》的覆盖面，1997 年专门针对贫困儿童出台了《儿童医保计划》（SCHIP），在公共医保制度演进史上有了第二次重大突破。

第一节　克林顿"一揽子"全面医改失败

进入 1990 年代，全球各国都出现了各类医疗危机，美国正经历着与强国身份不匹配的高达 15% 无医保率和医疗成本快速增加的双重医疗困境，这不仅给美国的企业和个人造成了很大压力，还给美国政府的财政支出增加了沉重负担。虽然社会各界一直对医疗领域如何限制政府干预没有达成共识，但"90%的美国人已经认为美国的医疗保障体系需要进行基础性的变革，甚至是一场彻底重建的改革"①，美国的医改已是大势所趋。克林顿抓住契机，以医改作为社会改革的中心，并以此为突破口，成功竞选总统，使民主党成为执政党，同时成为参众两院的多数党。医改的政治基础、社会条件都十分有利。克林顿紧锣密鼓推出医改法案，1993 年 10 月，他向国会提交了长达 1342 页的医改方案，期望建立一个覆盖全民、合理收费、高质量多选择的医保体系。在该体系内，构建中间型、成本有效控制的国家管理模式，保留个人选择和私人保险，政府与企业和医疗服务提供者之间建立负责任的合作伙伴关系。根据方案，受保人口将增加到 95%。由于克林顿全面改革方案牵涉到社会方方面面的利益，质疑之声越来越多。在各种反对因素共振作用下，克林顿"一揽子"全面医改惨败。

一　克林顿全面医改的背景

进入 1990 年代，美国不断增长的医疗费用和医保持续低覆盖率的困境，越来越受到公众的关注，主流媒体对此的报道也越来越频繁，在这种人心思变的社会背景下，一个突发政治事件加剧形成了医改的政治催化剂。

（一）医疗费用快速增长

1980 年代以来，世界各国医疗费用普遍上涨，美国和其他发达国家相比，医疗费用支出占 GDP 的比重最高。如表 6—1 所示：1980—1990年，除了瑞典，所有国家医疗费用所占 GDP 比重均呈上升态势。英国早在 1946 年就颁布了《国家健康服务法》（NHS），建立了国家医疗服务体系，对全民提供医疗保障服务，但在医疗费用支出上却比美国少很多，在 1990 年代只占 GDP 的 6.1%。德国的社会医疗保障制度，在费用控制方面也比较成功，1980—1990 年代医疗费用在 GDP 中的比重还有所下降。美国即使在 1980 年代里根政府实行财政紧缩政策时期，医疗费用还

---

① Philip J. Funigiello, *Chronic Politics*: *Health Care Security from FDR to George W. Bush*, p. 204.

是呈爆发式增长态势，1990 年占 GDP 比例已经达到 12.4%，增长比率达到 33.3%。美国的增长速度和占 GDP 的比重，在所有发达国家中是十分罕见的。详见表 6—1。

表 6—1　　主要发达国家医疗费用占 GDP 百分比的比较（1980—1990 年）

年份 国家	1970（%）	1980（%）	1990（%）	1980—1990 增幅（%）
美国	7.4	9.3	12.4	33.3
加拿大	7.1	7.4	9.0	21.6
德国	5.9	8.5	8.1	-4.7
法国	5.8	8.9	8.9	17.1
瑞典	7.2	9.5	8.7	-8.4
意大利	5.2	6.8	7.6	11.8
日本	4.4	6.4	6.5	1.5
英国	4.5	5.8	6.1	4.7

资料来源：Theodore R. Marmor, *Understanding Health Care Reform*, Connecticut：Yale University Press, 1994, p.2。

美国政府的医疗政策可以划分两个时期，1945—1970 年是支出驱动政策。在这个时期，政府认为不断增加的医疗花费是公共政策的成就，因此很少控制无限制的《医疗照顾》花费。从 1970 年到现在，面对萧条的经济形势和财政压力，政府的医疗政策转为预算驱动来控制上涨的医疗花费。尽管 1970 年代以来，政府重视控制费用增长，但横向与其他发达国家比较，差距比较明显。

在纵向比较中，医疗费用增长速度同样十分惊人。具体数据如表 6—2 所示。

表 6—2　　　　1970—1992 年美国医疗费用支出数据（亿美元）

年份 项目	1970	1980	1991	1992
国家全部医疗费用支出	732	2473	7668	8366
联邦政府医疗费用支出	178	720	2258	2570

续表

年份 项目	1970	1980	1991	1992
州和地方政府医疗费用	99	328	959	1016
医院费用	260	1027	2823	3053
医生服务费用	136	452	1622	1759
《医疗照顾》公共医保项目费用	364	1093	1379	1490
《医疗补助》公共医保项目费用	248	714	1015	1146

资料来源：Kant Patel and Mark E. Rushefsky, *Health Care Policics and Policy in America*, p. 38。

　　根据上表统计数据显示，美国国家医疗卫生费用总支出在克林顿竞选总统的 1992 年，达到 8366 亿美元，是 1980 年的 3 倍还多。联邦医疗费用主要是联邦特殊医疗项目的费用，包括联邦雇员和军人等特殊医疗费用，也有 3 倍多的增长。除了《医疗照顾》和《医疗补助》公共医保项目费用的增长速度没有超过 3 倍，其余数据都达到 3 倍以上。公共医保项目的费用增长稍显缓慢是因为 1980 年代里根政府大幅缩减政府医疗财政开支的结果，联邦政府对公共医保项目经费的紧缩，导致医院把费用转移给私营医疗保险公司。1987—1993 年，私营医疗保险费用增长了 90%，但工人工资只提高了 28%，这种结果就是能支付得起医疗保险的人减少了[1]。

　　（二）未参保人数持续增加

　　美国的全民医保覆盖率，自从 1965 年公共医保制度颁布后，有了一次大幅度的提高，从原来的 65% 左右上升到了 85% 左右。在 1988—1997 年的 10 年中，全民医保覆盖率始终维持在 85% 左右。详情见表 6—3。

表 6—3　　　　　　　　1988—1997 年美国医疗保险覆盖率（%）

年份	总覆盖率	私人雇主提供	公共医保	零星私人医保
1988	87.3	61.5	20.8	5.0
1989	87.1	61.4	20.8	4.9
1990	87.0	61.3	20.6	5.1

---

　　[1]　Paul Starr, *Remedy and Reaction: the Peculiar American Struggle over Health Care Reform*, p. 79.

年份	总覆盖率	私人雇主提供	公共医保	零星私人医保
1991	86.6	59.8	21.9	5.0
1992	86.4	58.8	22.8	4.8
1993	85.9	57.7	23.1	5.1
1994	85.3	57.0	22.9	5.4
1995	84.9	56.6	22.8	5.5
1996	84.5	55.7	23.1	5.7
1997	84.4	55.2	23.2	6.0

　　资料来源：Calculated from Health Insurance Association of America, *Soucebook of Health Insurance Data*, *1997 – 1998*, Health Insurance Association of America, Washington, D. C. , 1998, p. 32。

　　在对整个 1980 年代的调研和民意测验中，数据纷纷揭示医疗危机和医疗保险危机重重。根据表 6—3 中美国医疗保险协会 1998 年的统计资料显示，依托雇主提供的私人医疗保险比例有逐年下降趋势。在共和党总统掌权的 10 年中，雇主为减轻医疗费用上涨的负担，降低了提供给雇员的医疗福利成本，从 1980 年的 80% 下降到 1990 年的 69% [1]。雇员不得不自己支付更多的医保费用。普通家庭的医疗成本翻了 1 倍，对于无法支付医疗账单的担忧也增加了 1 倍。医疗费用的上涨和医疗保险费用的上涨，不仅给国家和企业带来了严重的负担，更给家庭增加了负担。许多企业从 1970 年代末开始，就将日益增长的医保费用支出负担转移到雇员身上，转移的形式是通过提高医保免赔额。1979—1984 年，大公司要求员工自己负责免赔额增长了近 4 倍，从 14% 上升到了 52% [2]。1992 年与 1988 年相比，美国雇主提供的私人医疗保险覆盖率从 61.5% 下降到了 58.8%。

　　雇主这种将医疗保险成本转移到雇员的方式，对雇主只是一种暂时的解脱，企业开始寻找新的方法来适应医疗通货膨胀。最简单的解决方

---

　　[1]　Philip J. Funigiello, *Chronic Politics*：*Health Care Security from FDR to George W. Bush*, p. 204.

　　[2]　Jacob S. Hacker, *The Road to Nowhere*：*the Genesis of President Clinton's Plan for Health Security*, Princeton University Press, 1997, p. 12.

案就是停止向雇员提供医疗保险，许多小企业和小公司，尤其是快速增长的服务业和零售业企业，它们都不提供雇员的医疗保险。大企业雇主也纷纷取消或减少雇员的医保福利。这种雇主给雇员不提供或少提供医疗保险的情况，在一定程度上增加了美国无医保人数的比例。

美国从未保险和没有保险的人数逐年在增加，无保者占人口总数的百分比也在增加。详情见表6—4。

表6—4　　美国无医保覆盖的人数（百万）及占总人口比率（%）

年份	无保险人数	无保者占总人口比率
1988	30.6	12.7
1989	31.4	12.9
1990	32.0	13.0
1991	33.4	13.4
1992	34.2	13.6
1993	35.6	14.1
1994	38.2	14.7
1995	39.6	15.1
1996	41.0	15.5
1997	41.6	15.6

资料来源：Calculated from Health Insurance Association of America, *Soucebook of Health Insurance Data*, p. 32。

根据资料显示，在 1988—1997 年的 10 年时间里，没有医疗保险（Without Insurance）的人口比例大约增长了 22.8%，从来没有医疗保险（Uninsured）的人口比例同期增长 36%，而同期美国人口增长率为 10.7%，因此从来没有医疗保险的人口要超过人口增长比例的 25%[①]。

没有医疗保险和从来没有过医疗保险的概念有所不同，没有医疗保险的是指曾经有过，或者因为收入增加失去政府《医疗补助》的，或者因为失业者、更换工作而失去原有雇主提供医疗保险福利的。而从来没

[①]　Calculated from Health Insurance Association of America, *Soucebook of Health Insurance Data*, *1997 - 1998*, Health Insurance Association of America, Washington, D. C., 1998, p. 32.

有医疗保险的人口可能是既无能力购买私人医疗保险，又没有资格享受公共医疗保险的人，或者是不愿意购买任何医疗保险的。不管是哪种情况，进入1990年代，没有医保覆盖的人口数量正在增加。美国政府经过调研预测：无论是医疗费用还是无医保的覆盖率，都将成为美国重要的社会问题。到2000年，美国的医疗费用将猛增到16000亿美元，在大公司和州地方政府的"重建"（大规模的裁员）中，每月将有10万美国人因失去工作而失去他们的医疗保险。

另外，根据美国人口普查提供的统计资料显示，1990年没有私人医疗保险的人数比1989年增加130万人，在新增人数中，白人110万人，26%来自年收入低于2.5万美元的家庭，其中9%生活在贫困线下；32%来自收入5万美元以上的家庭；另有42%来自收入2.5万—5万美元的家庭。新增无医疗保险人口大都属于工作年龄段的成年人，有相当数量的医生、工程师、大学教授和牧师没有医疗保险。这种情况表明，许多收入较低的中产阶级正在失去医保。再据美国医疗保险协会提供的统计数字显示，1980年全国有18740万人拥有私人医疗保险，1989年下降到17830万人，1990年又降为17700万人[1]，一些传统的投保人，如白人、成年工作者和中等收入投保人纷纷退保。

（三）公众日益关注医改

美国中产阶级是公众的主力。1991年普林斯顿大学社会学家、医疗政策专家保罗·斯塔尔，在自己参与主编的《美国前景》（*American Prospect*）季刊杂志上，发表了题为《中产阶级和国家医改》的文章。文章指出：努力控制成本的雇主和医疗保险公司筛选排斥了一个高危个体——中产阶级，让中产阶级失去医疗保险是十分危险的，由此中产阶级将成为医改的联盟。

中产阶级对医疗保险的担忧是1990年代新出现的问题。中产阶级以前是在职劳动力的主力军，获得雇主提供的医疗保险是比较稳定的。但1980年代经济滞涨以来，经济结构发生一定变化，雇主纷纷采用削减成本抵御经济萧条，削减雇员的医疗保险费用成为雇主降低生产成本的目

① 参见杨冠琼《当代社会保障丛书》，《当代美国社会保障制度分册》，法律出版社2001年版，第310页。

标。因此，雇主为雇员提供的医疗保险份额在医疗保险市场上锐减，雇主为雇员家庭保险支付的费用份额从 1983 年的 46% 下跌到 1993 年的 24%，为雇员个人保险支付全部保险费用的份额从 1983 年的 67% 下降到 1993 年的 39%，而且雇主们不断把员工推向保险费较低但选择余地较小的管理式医疗组织。1980 年管理式医疗组织的保险项目占了 8% 的份额，到 1992 年上升到 45%①。

所以，医疗保险问题已不再只是穷人的事情，它关系到美国大批中产阶级，这一群体也是支持克林顿的重要选民。中产阶级对现存医保制度不满，要求重建美国医疗制度和医疗体制。公众舆论在这个时期发生的变化，增加了整体公众对克林顿医改的支持率。

1986 年，只有 15% 的美国人认为，美国的医疗保健系统需要"完全重建"，而超过 25% 的美国人认为只需要"小变化"。1989 年 10 月—1991 年 11 月，支持美国进行完全重组医疗体制改革的人数比例令人惊讶地从 23% 升至 42%，而支持微小变化的从 21% 再下降到 6%。总之，1991 年 11 月，超过 90% 的美国人认为在医疗系统需要从根本上改变的，比两年前多了 20% 以上②。这种变化主要反映了公众对美国经济不安全、经济衰退加剧、医疗成本升级、雇主医疗保险减少、失业等的焦虑增加，公众对商界、市场失望，转向支持政府干预医疗改革。

（四）主流媒体关注增加

媒体对医疗改革的报道在 1980 年代几乎是不存在的。根据医疗政策专家康德·帕特尔（Kant Patel）统计显示，在 1980—1990 年的 10 年间，美国三大读者最多的主流报刊《基督教科学箴言报》（*The Christian Science Monitor*）、《纽约时报》（*New York Times*）、《华尔街日报》（*Wall Street Journal*），刊登的关于医疗改革或国民健康保险的文章、报道，加在一起只有 40 篇。可是，在 1991 年，报道文章有 5 篇，1992 年有 35 篇，1993 年增加到 93 篇③。

---

① 参见［美］杰弗里·法兰克尔、彼得·奥萨格《美国 90 年代的经济政策》，徐卫宇等译，中信出版社 2003 年版，第 661 页。

② Jacob S. Hacker, *The Road to Nowhere：the Genesis of President Clinton's Plan for Health Security*, p. 18.

③ Ibid., p. 21.

康德·帕特尔还对《亚特兰大宪法》（*Frequency of Articles in Atlanta Constitution*）、《亚特兰大日报》（*Atlanta Journal*）、《波士顿环球报》（*Boston Globe*）、《芝加哥论坛报》（*Chicago Tribune*）、《基督教科学箴言报》《洛杉矶时报》（*Los Angeles Times*）、《纽约时报》《华尔街日报》《华盛顿邮报》（*Washington Post*）九大报刊进行统计，提到医改和医疗保险改革的文章在 1987 年约 10 篇，1990 年 50 篇，1991 年 50 篇，1992 年 450 篇①。

媒体报道的增加与公众关注度提高是互相关联和影响的，因为公众高度关注医改问题，所以媒体的报道会增加。因为媒体报道增加，刺激了公众的关注。在短短的 2—3 年内，公众关注增加，新闻报道增加，有因果关系、互动关系，这两者都是影响政府医改的两大因素，是克林顿医改的基础背景。

（五）宾州选举政治事件

除了公众舆论、媒体报道外，突发政治事件也是促进医改的条件。

1991 年，宾夕法尼亚州的参议员约翰·海因兹（John Heinz）因空难突然去世，他在参议院的席位留下了空缺。按照法律程序，宾夕法尼亚州州长必须任命一人暂时替代，直到参议院为这个席位举行特别选举。宾州州长考虑了几个候选人，1991 年 5 月 9 日，最终任命哈里斯·沃福德（Harris Wofford）暂时代替约翰·海因兹的位子。

沃福德是一位鲜为人知的民主党人，在他决定运作竞选参议院议员之前，其政治生涯从来不那么顺利。当他以代理参议员身份参加议员竞选时，明显处于劣势。他获胜的可能性远低于共和党人、美国司法部长、著名的前宾州州长理查德·索恩伯格（Richard Thornburgh），在选举投票前，几乎没有人想到他会获胜。但是，在他提出医改作为他竞选中心议题后，情况发生了重要变化。沃福德与政治顾问，后来成为克林顿竞选总统班子的负责人詹姆斯·卡维尔（James Carville）一起谋划，制作了一个电视广告，称"如果罪犯有权利让律师辩护，那么工作的美国人也应该享有权利让医生治病"。该广告激起了宾夕法尼亚州选民、全国民主党

---

① Jacob S. Hacker, *The Road to Nowhere: the Genesis of President Clinton's Plan for Health Security*, p. 21.

人和其他各地美国人的共鸣。1991 年 11 月最终的竞选投票，沃福德竟然以多出 10% 的选票打败了他的共和党对手成功当选。选举投票后的民意测验显示，国家医疗保险是当前最重要的事务，人们普遍关注医疗改革。

宾州选举是一次突发的政治事件，沃福德选举的胜利，大大扩大了公众和华盛顿政客对医改的关注度。本来宾州选举在性质和时间上就引人注目，因为这是历史上唯一一次非中期选举参议员的特别竞选，而且 1991 年又是总统大选的前一年。再加上本来被人认为不可能成功的沃福德，反而以高票当选，这种戏剧性的结果也令人振奋。不可否认，医改已经成为美国国内改革的大事。宾州的选举已经成为医改的"聚焦事件"和催化剂。

事实上，沃福德的胜利并不是偶然的，也有必然的因素：第一，沃福德选择了支持正在成为热点的国家医疗改革；第二，他关注挽救衰退的经济，认为布什总统只关注海外伊拉克的军事胜利，损害了国内经济；第三，他的能力在政治上代表中产阶级，得到中产阶级选民的支持。《华盛顿邮报》在 1991 年 11 月 8 日的一篇文章中描述："中产阶级民粹主义的哈里斯·沃福德，关注医疗问题和失业问题，引起中产阶级的共鸣。"①《纽约时报》在 11 月 10 日发文指出，沃福德的竞选击中了相关主题："布什总统的政策损害了经济，损害了中产阶级利益，美国迫切需要国家医疗保险。"② 11 月 19 日《华盛顿邮报》的一篇文章，引用了政治学者的评论，"医疗保健涉及纷繁复杂的动机……这是关于中产阶级经济生活垮塌的所有恐惧"③。当时的主流媒体充斥着对医改、经济、中产阶级的解释。

在宾州选举的政治事件中，沃福德的胜利也是詹姆斯·卡维尔的胜利，他们的巨大成功就是吸引了全国上下关注医改。卡维尔协助沃福德谋划竞选主题，实际上是为后来克林顿谋划竞选总统主题的一次预演，为克林顿上台后推行轰轰烈烈的医改打造了声势。

---

① Charles Krauthammer, "And the Perils of Populism," *Washington Post*, 8 Nov. 1991, A25.

② "The Nation: Highlights of Last Week's Elections," *New York Times*, 10 Nov. 1991, sec. 4, p. 3.

③ Dale Russakoff, "The Right to See a Doctor When You're Sick," *Washington Post*, 19 Nov. 1991, Z9.

二　克林顿医改法案的内容

（一）克林顿医改的前期准备

1991 年 10 月，在医疗改革领域没有多少经验的阿肯色州州长克林顿，宣布参加总统竞选。"宾州选举事件"后，克林顿非常清楚，美国迫切需要国家推行一次全面医改，实现几十年医改没有达到的医保全民覆盖和控制医疗费用上涨目的的梦想。因此，策划一份能得到大多数选民支持的医改法案，是总统大选获胜的重要砝码。

1. 组建咨询小组，选择医改方向

虽然克林顿对纷繁复杂的医改难题不太熟悉，但他身边并不缺懂行的专家学者和朋友。布鲁斯·弗里德（Bruce M. Fried）是一位医疗问题政治家，在 1980 年代他曾试图把全国医疗改革作为民主党总统候选人的竞选主题，但一直没有成功，总统位置始终由共和党把持。一位民主党说客，公共关系专员安妮·韦克斯勒（Anne Wexler）介绍弗里德与克林顿总统竞选活动总指挥布鲁斯·里德（Bruce Reed）认识。弗里德随后起草一份备忘录，提议由自由主义倾向的政策专家组建克林顿竞选的医改咨询小组，因他们第一次相遇用餐吃的是蓝莓甜甜圈，于是就把该咨询小组称为蓝莓甜甜圈组（Blueberry Donut Group），成员除弗里德外，还包括参议院规则委员会的前执行主管朱迪斯·菲德尔（Judith Feder）、城市研究所的玛丽琳·莫恩（Marilyn Moon）、北卡罗来纳大学的医疗经济学家肯尼斯·索普（Kenneth Thorpe），另外还有其他 7 位律师、医生和说客[①]。

甜甜圈咨询小组向克林顿介绍了医改的三种主要方式：其一，单一支付计划（single-payer plan），该计划指的是，政府是单一支付者（Single Payer），所有医疗账单都由政府单一支付，政府支付医疗账单的资金来源主要依靠税收；其二，管理竞争（Managed Competition）模式，这种方式主要是依赖市场供需力量的私营医保模式，雇主为雇员支付一部分医保，政府拥有监督私营获利保险公司设定保险项目的费用标准的权力，使私营医保公司在接受政府管理的前提下参与市场竞争；其三，协议保

---

① Philip J. Funigiello, *Chronic Politics: Health Care Security from FDR to George W. Bush*, p. 205.

险计划（Pay-or-Play），该计划中每个企业均要为其雇员提供有选择的保险，企业的医保费用成本部分从雇员工资中扣除，部分由雇主承担，比例事先协议协商，或者建立一个由政府管理的全国性医疗保险基金。

在民主党内总统候选人提名竞选中，克林顿有两个主要的竞争对手，提名者都提出了自己的医改方案。一位是来自内布拉斯加州的参议员鲍勃·凯利（Bob Kerrey），他的医改方案是进行全面改革，医保模式采用政府单一支付，类似于加拿大和英国等部分欧洲国家的模式。所有医疗账单，由政府运用税收支付，联邦政府将设立一揽子福利计划和年度预算，拨付各州医院和医生的费用。他提议对烟酒征收高额税收以增加新的赋税收入，再加用5%的工资税来支付全民医保，这是民主党中最为左倾的改革立场。另一位是来自马萨诸塞州前参议员保罗·颂格斯（Paul Tsongas），他提出了民主党中最为保守的改革方案，支持有管理的竞争模式，这是斯坦福大学经济学家阿兰·恩托文（Alain Enthoven）提出并普及的观点，在1970年代明尼阿波利斯医生保罗·埃尔伍德（PaulEllwood）曾说服尼克松意识到HMO控制费用的价值。颂格斯的团队想要建立一个很大程度上依赖供需市场力量的医疗系统，用有管理的竞争重建医疗保险市场，这样保险公司相对于消费者的杠杆作用将会降低，政府最低程度的直接监管就可以实现成本控制。保守主义民主党比较欣赏这种市场倾向的改革理念，一些媒体将有管理的竞争模式描述成为能解决全国医疗危机的唯一方式。

克林顿的医改方案虽然还没有确定，但他既不同意自由主义左倾的改革方案，也不同意保守主义右倾的改革方案。在正式宣布参加总统竞选后，他宣称，美国罗斯福、约翰逊时期的"大政府"时代已经结束，他的竞选主张将演绎"新民主党"理念，不再迷恋大政府、官僚化政府，并充分意识到严格控制医疗费用支出的必要性。1992年1月，克林顿与其竞选团队集体讨论重要国内政策时，克林顿要求他的同班同学，来自罗德岛的学者艾拉·马加齐纳（Ira Magaziner）起草一份与保守主义民主党不一样的"有管理的竞争"方案。马加齐纳的方案和保守民主党方案的最大区别是包括了控制成本和保证质量的监管手段。

克林顿在自己竞选团队的帮助下，对医疗改革逐渐熟悉起来，他的医改思路也正在形成。在1992年春天的一次广播访谈中，克林顿阐述了自己管理式竞争的新概念，但他还没有准备好完全支持管理式竞争模式，因为竞选团队中甜甜圈咨询小组的弗里德和为克林顿起草方案的马加齐纳在融资问题上观点不一。克林顿要求团队反复测试，但又担心竞选对手，包括竞选连任的布什，质疑这些测试数据。最后克林顿竞选团队提出一个折中方案：在克林顿方案中保留马加齐纳起草的大纲，但去除相关数据，使方案的章节内容更多叙述，减少细节数据，如提到扩大基本的福利，几乎不提最有争议、最难的筹资问题。1992 年 7 月 15 日，克林顿在纽约麦迪逊花园广场，发表接受民主党总统候选人提名的演讲，誓言"停止医疗行业的暴利，使每个家庭都负担得起医保"①。提名演讲的内容还是只关注一些医改的"关键主题"，没有涉及具体细节。

克林顿竞选团队在华盛顿和阿肯色州府小岩城反复开会讨论，以竞选助手阿图·葛文德（Atul Gawande）为首的团队，起草了一份克林顿总统发表竞选总统医改辩论的备忘录，主要内容包括：第一，所有劳动者和家庭通过他们的工作将获得医疗保险，雇主支付其大部分的保费。第二，对小企业进行直接补贴，缓解小企业的经济成本。第三，每个美国人将会得到医保覆盖，联邦政府为无业者支付医疗保险。第四，每个社区医院，医生和其他医疗专家在市场竞争网络内参与竞争。第五，政府将制定医保费用上限，但允许市场调节。第六，各州将组织医疗保险联盟，小公司、个体户和其他个人能在联盟中购买价廉质优的医保。这个联盟将给医疗网络带来提升质量和降低成本的竞争压力。第七，为控制成本，联邦政府将设立全国医疗预算，同时要求保费和提供者的费用维持在预算上限之下②。这份备忘录表明克林顿的医改计划，将保障每个美国人基本的医疗健康权，在保持美国经济强大和公共医保方面前进了一大步。计划并没有使医疗国有化，但是帮助了小企业和消费者，保护了医生和医院免受政府强制管理，这是一个责任被平均分割的医改方案③。

2. 组建总统医改特别小组，制订医改方案

克林顿在 1993 年上任总统后，解散了竞选时的医改咨询团队，任命

① Bill Clinton, "My Life," *New York Times*, July 16, 1992, p. 417.
② Philip J. Funigiello, *Chronic Politics：Health Care Security from FDR to George W. Bush*, p. 210.
③ Ibid. .

组建总统医改特别小组，负责起草医改法案。特别小组由 12 名成员组成，希拉里负责。白宫新闻主任对外宣布，第一夫人希拉里将与总统克林顿一起参与制定医改政策。因为克林顿认为他那位训练有素的律师妻子，比任何他合作过的人都擅长组织和领导制定一项从一开始就非常复杂，但必然有确定结果的政策。克林顿要求特别小组在 100 天内，制定出医改法案交国会讨论。

克林顿对自己的医改信心满满，他认为在他第一任期内通过医改法案有成功的政治和社会基础。政治基础是，无论立法程序多么复杂，在位总统党——民主党在 103 届国会中，席位占明显优势，是参众两院的多数党，其中民主党在参议院的席位比例是 57%，在众议院的席位比例超过 59.3%[①]。社会基础是大多数美国人的支持。《纽约时报》和哥伦比亚广播公司都发布最近的民意测验，被调查者中超过 66% 的美国人，包括保守主义者和支持布什连任的选民，都希望克林顿能够在医疗改革上取得重大进展[②]。

总统医改特别小组参考了葛文德起草的总统医改辩论备忘录，按克林顿的管理医疗理念制订医改方案。但是，法案的起草过程并没有克林顿预先想象的那样顺利。特别小组并没有在总统规定的 100 天内交出医改法案，因为，医改方案的制订涉及错综复杂的多方利益，需要大量的协调沟通；小组主要成员意见不一；希拉里父亲突然去世。这些都影响了特别小组的工作进程。

在接下来的几个月当中，希拉里主持了大量秘密会议，小组的工作重点运用集体团队的力量，这个团队包括 500 个医疗政策专家、国会议员、州行政人员等，他们分别讨论几百个纷繁复杂的医疗问题，这些问题涉及医院、医生、护士、患者和患者家庭、雇主、医疗产品制造商、地方、州以及联邦医疗项目等。希拉里工作小组举行了大量听证会，征求保险公司、医院以及其他医疗服务提供者、雇主的意见，被征求意见

---

① 《1789—今参议院席位分布》（*Party Division in the Senate, 1789 – Present*）和《1789—今众议院席位分布》［*Party Divisions of the House of Representatives（1789 to Present）*］，参见美国参、众议员官网，http：//senate. gov/pagelayout/history/one_ item _ and _ teasers/partydiv. htm，ht-tp：//artandhistory. house. gov/house_ history/partydiv. aspx。

② *New York Times*，Jan. 19，1993.

者不能插手政策的制定。根据参与者——著名社会学家和历史学家保罗·斯塔尔回顾："该项目的规模庞大使人惊讶，甚至让那些一直倡导综合计划的人也觉得非常吃惊。"① 特别小组经过 8 个月的工作，终于在1993 年 9 月交出了长达 1342 页的医改法案。

（二）医改法案的主要内容

1993 年 9 月 22 日，克林顿总统正式向国会联席会议和全国电视观众发表演说，介绍自己的医改方案。在他的演说中，他阐述了他的医改六原则，概括了方案中医保范围、医保费用来源、管理机构等内容。他相信他的医改法案能够处理好医保费用上涨问题，并绝对遵循个人选择自由的原则。

1. 六大原则

医改法案遵循保障原则、简易原则、节约原则、选择原则、质量原则、责任原则。

保障原则是指无论目前无保险的还是有保险的，永远不必担心失去医疗保险，所有人将拥有全民医疗卫生服务。要求保险公司必须按同一收费标准接受所有投保人，不管年龄和身体状况，否则视为违法。

简易原则是指简化医疗系统医生和护士的文书、表格填写工作，简化医疗保险公司的保险项目。建立医疗卫生信息网络，实现电子结算医疗费用，简化医疗服务流程。各种商业医疗保险项目应该通俗易懂，不允许把不利于消费者的条款印成小字体。简化费用支付流程。谈判保险合同由健康联盟统一指导。

节约原则是指降低医疗费用成本。将单个消费者和小企业主联合起来，建成消费者联盟，和大型企业一样拥有雄厚的议价谈判能力，从而降低医疗保险费用。减少各种文书工作，提高工作效率，节约劳动成本。打击医疗服务领域的欺诈行为。在医疗领域引入竞争机制，迫使医疗服务提供者提供价廉质优的服务。要求制药企业降低处方药的价格，让受益人享受到科技进步的成果。

选择原则是指每个人有自由选择医疗保险方案和医生的权利，而医生也有为哪个保险方案和公司服务的自由选择权利。事实上许多企业只

① Paul Starr, *The Logic of Health Care Reform*, New York: Whittle/Penguin, 1994, p. 24.

为雇员选择一种医疗保险项目，大多雇员实际上没有选择余地。新法案允许每个人自由选择价格高低不同、服务范围不同的保险方案。

质量原则是指公开医疗提供者的服务质量评估信息，让每个人有自主选择的权利。鼓励医生和患者通过协商解决医疗纠纷。加强对治疗方法的费用与有效性的比较研究，杜绝治疗费用过高、服务质量过低的问题发生。

责任原则是指每一方都应该负起责任。每个人要有医疗保险，每个医保公司不可以随便排挤患病投保人，制药业不可以收取比其他国家高出很多的处方药价格，医生不可以采用过度医疗。

2. 保险范围

保险范围覆盖全民住院、急诊、疾病预防、精神卫生、防止药物滥用、计划生育、妊娠保健、晚期病人护理、门诊化验与诊断、处方药、门诊康复治疗、耐用医疗器材、视力和听力保健、定期体检、儿童牙齿预防护理等。

3. 费用来源

每个雇主为雇员提供医疗保险，每个雇员必须参加医疗保险。对小企业，政府给予折扣、减税等优惠政策。大多数个人或家庭需要医疗保险费用分担，自付不超过20%，80%由雇主承担。个人自付额与所选择的保险项目价格挂钩，保险项目价格高，自付价格也高。

4. 实施新法案的组织管理机构

联邦政府的国家医疗卫生委员会负责设立全国医疗保险的标准，并确保所有符合条件的人均获得医疗保险，解释医改法案内容，建立医疗服务质量评估标准，建立国家医疗卫生信息系统等。

州政府医疗卫生管理机构负责确保符合条件的每个人拥有医保覆盖，在1997年1月1日之前，将本州医改方案上报并获得联邦医疗卫生委员会批准，贯彻实施。建立州健康联盟管理机构，对医疗机构和医保公司进行认证，监测医疗服务机构的质量①。

---

① Bill Clinton, "Address to a Joint Session of Congress on Health Care Reform, September 22, 1993," *Public Papers of the Presidents of the United States: William J. Clinton, 1993*. Vol. 2. Washington, DC: Government Printing Office, 1994, pp. 1556-1565.

在克林顿总统公开介绍自己医改方案后 6 天，第一夫人希拉里在公开场合频频露面，吸引了大量的新闻报道。第一夫人作为倡导医改立法的主要设计师，展现出了她对医改的自信，让支持者和反对者仿佛都把她当成医改法案的真实化身。1993 年 9 月 29 日，希拉里在国会参议院发表了支持克林顿医改的证词，她表述了医改法案将使医疗体系更加有效。据记者汉妮森·约翰逊和大卫·博德记载，她表现得非常冷静和自信，希拉里脱稿清晰地表达了自己具有说服力的观点，并且轻松地回答了所有问题。她的表现，让不同政治观点的立法者和专家都一致认为，是支持克林顿政府医改的绝技。《纽约时报》等媒体都发表文章称，第一夫人"令人印象深刻的证词"给医改法案通过带来了希望。

三 克林顿医改失败的原因

在克林顿之前，没有哪位总统在医改上冒这么大的政治风险。1930 年代罗斯福推迟提出国家全民医保，因为他不想冒政治风险，影响《社会保障法》通过，影响自己连任竞选；1940 年代杜鲁门积极支持国家全民医保原则，但从未正式提交有关法案立法，杜鲁门深知医改不会成功。1970 年代尼克松和卡特也支持国家全民医保，但态度温和。克林顿却一上台就雄心勃勃，把医改作为国内社会改革最重要的承诺，连妻子也为医改成功增加筹码。即使困难不断显现，克林顿对自己的政治冒险仍持乐观态度。在 1994 年 1 月份发表的国情咨文中，他告诉国会议员，即使医改法案没能达到全民医保，他也将投赞成票。但是，从 1994 年开始，共和党就运用立法程序规则，成功堵截了克林顿医改法案进入立法议程，克林顿轰轰烈烈开场的医改，不到两年就惨败收场。导致医改失败的原因很多，主要有以下 4 个方面。

（一）筹划医改的家族班底备受质疑

克林顿上台后踌躇满志，就职仅 5 天就成立了总统医改特别小组。为了调动有利因素，表明自己对医改的高度重视，克林顿大胆任命第一夫人希拉里具体负责医改工作。克林顿认为，"我决定让希拉里领导医改，因为她对这个问题感兴趣，也非常了解这个问题。她有时间把这项工作做好。"① 但是，在美国历史上，让第一夫人直接负责如此重要的社会改革是没有先例的。克林顿的破例决定，反而成为反对派攻击医改班子为"克林顿家族班底"的把柄，有失公信的嫌疑。当希拉里率领工作组花费大量精力调研、讨论、听证、筹措医改方案时，克林顿为阻止工作组被新闻媒体和其他因素干扰，对外界保密工作人员、工作进程和工作内容。这一做法适得其反，公众非但不理解，反而指责该作风是不符合美国民主精神的"暗箱操作"，为日后宣传方案增加了困扰。当保密工作备受质疑后，克林顿不得不公布了工作人员构成，反对派还是倍加指责，认为主要成员是政府雇员，绝大多数是民主党国会议员身边的工作人员，医生和医院管理代表明显不足，缺乏足够的代表性。为了获得医改的支持，希拉里多次在公开场合阐述政府的医改观点，"她的激情和沉着表象受到了喝彩，导致支持克林顿医改者盲目乐观"②。随着时间的推移，希拉里的支持率越来越低。"1993 年希拉里的民众支持率一直保持在50% 以上，1994 年 9 月下降到35% "③。

（二）医保法案冗长晦涩民众难解

克林顿要求总统医改特别小组在 100 天内制定医改法案提交国会，可事实并非如此顺利，因为"该法案涉及的几百个复杂的医疗问题不仅牵扯到医院、医生和护士、患者和家属、雇主和雇员、医疗产品制造商，还牵扯地方、州和联邦政府的医疗项目，工程之浩大令人吃惊"④。医改小组错误地认为，医改法案篇幅条款越多、文字语句越严谨，越能彰显法案的规范，容易得到民众认可，促成国会通过。当时国会恰好通过了颇为复杂、争议很多、文长 1342 页的《北美自由贸易协定》，医改小组认为"国会顺利通过了长长的北美自由贸易协定……如果医改法案短而简单，容易出现不完整或者歧义，那样在国会就难以通过了"⑤。医改小组最终花了比克林顿预期多得多的时间完成方案，到 1993 年 10 月提交国

---

① ［美］比尔·克林顿：《我的生活》，李公昭等译，译林出版社 2004 年版，第 474 页。
② Kevin Hillstrom, *U. S. Health Policy and Politics: A Documentary History*, p. 526.
③ 翁新愚：《美国人看不起病》，第 89 页。
④ 同上书，第 524 页。
⑤ 同上书，第 528 页。

会的医改法案"被包装得如一架飞机的设计图一样过于复杂难懂"①，全文长 1342 页，竟然与《北美自由贸易协定》的长度相等，通篇萦绕法律用语，文句晦涩难懂。各界人士和新闻媒体纷纷解读，并按照自己的立场和观点，正面、负面地大做宣传。在许多相互矛盾的解释面前，民众感到恐惧和无所适从，"媒体的宣传让公众觉得改革可怕了……许多人转向反对克林顿进行医改"②。

（三）医改依赖的税收政策难以实施

克林顿推动的全民覆盖医疗改革，其核心就是实现管理式医疗，扩大政府的管理职能，政府需要通过区域联盟、雇主支付、政府管理等筹措资金支撑医改。实现全民覆盖依赖的核心是雇主支付医疗保险，但此代价是提高了其他费用。国会并没有在雇主支付方式上达成共识，所以克林顿医改失败的原因，是没有人愿意用提高税收的方式扩大医保覆盖范围。在开始的辩论中，雇主支付方式似乎获得了更多利益集团的支持，他们认为雇主支付方式是目前为止能够扩大医保覆盖面最合理的融资策略。以前尼克松曾经提出过这个方法，民意测验显示大多数人也接受这个方法。即使是美国医学协会和医疗保险商也认为雇主支付是一种更优化的税收融资体系。但是美国独立企业联合会（National Federation of Independent Business）激烈反对雇主支付方式，而且美国独立企业联合会积极游说国会中一些关键委员会的委员，让这些委员对雇主支付方式产生动摇。参议院财政委员会就投了反对票。从另一方面说，克林顿既不想削减财政预算，也不想削减海外军费，主要倾向富裕群体——雇主多征税来解决问题。克林顿进入白宫初期，美国开始进入新经济繁荣时代，美国人的生活水平普遍提高，特别是中产阶级出现了"不断超越自我，关注国家和集体利益，尤其关注缓解医疗费用危机和医疗平等问题"③，这种热情助推了克林顿医改的开始。但随着医改进程的深入，越来越多的美国人恐惧地担忧自己究竟要为医改支付多少费用，有医保的人要为

---

① 翁新愚：《美国人看不起病》，第 528 页。

② Lawrence R Jacobs，Robert Y Shapiro，*Politicians don't Pander：Political Manipulation and the Loss of Democratic Responsiveness*，Chicago：University of Chicago Press，2000，p. 237.

③ Ibid.，p. 236.

没医保的人获得医保多缴多少税款，这种个人主义的担忧和恐惧强烈地
阻止了改革的成功。"当中产阶级被问及是否愿意多缴税让没医保的人拥
有与自己一样的医疗福利时，只有40%的人表示愿意"①，但是真正到了
为此缴税的时候，又有多少人会积极纳税还是个问题。因此，税收政策
实施的基础开始动摇，预示着克林顿医改失败的不可避免。

（四）医疗利益集团反改革游说

在克林顿发动医改时，美国大部分人都赞成其医改的综合性原则，
他们都认识到美国医疗体系存在许多严重的问题需要解决。但是当医改
法案推出后，各方利益集团逐渐出现了反对情绪，这种情绪一开始不明
显，但是到1994年逐渐明显，支持克林顿医改的比例开始下降。例如：
小企业主反对委托联盟办理雇员保险；医生反对费用成本控制；保险公
司反对购买保险经费上限的联盟；制药公司反对出台限制药品价格条例；
大量投资医疗领域的商人，控制医疗费用对他们是直接损害其投资利润。

在许多利益集团中，医疗利益集团的反对最为突出。医疗利益集团
为了政府能制定有利于自己利益集团和否决不利于自己利益集团的政策，
采用直接游说和间接游说的方式。不仅游说国会议员，对国会议员施加
压力，影响国会委员会对议案的审议，还大肆利用媒体大造反对改革舆
论，影响民众的支持率。

首先，利益集团寻找共和党中跟他们观点接近的议员，与其拉近关
系，向议员们免费提供自己观点的资料、数据、分析报告，通过直接游
说影响议员的立场和观点，使他们成为自己利益的代言人。当克林顿向
国会提交医改法案后，就遭到了500多个利益集团的游说攻击。代表医生
和医院利益的游说集团纷纷出动，宣称克林顿的计划可能造成全国一半
以上的医生失业，6600多所医院中可能会有35%—50%被迫关门，影响
将波及整个美国经济②。美国健康保险协会与众议院筹款委员会共和党议
员比尔·格拉迪森（Biil Gradison）联系密切，还聘请他作为其集团总裁
兼首席说客。甚至众议院筹款委员会的卫生政策主要顾问，成了美国健

---

① Jennifer Prah Ruger, *Health and Social Justice*, p. 229.

② Mitchell Langbert and Frederick Murphy, "Health Reform and the Legal-Economic Nexus,"
Journal of Economic Issue, Vol. 29, 1994, p. 641.

康保险协会利益集团的代言人。

其次，利益集团通过大众传播媒介刊登广告、发表谈话和演说、向新闻界发布消息等，宣传反对改革的观点、立场，争取公众的关注和支持，从而形成舆论压力，通过间接游说影响政府的决策。1993 年健康保险协会等耗资 3 亿美元展开了信息和舆论上的攻势，制作了一则全年播出的电视广告①。广告中的角色人物是"哈利和路易斯"，他们是一对典型的美国中产阶级夫妇，广告画面上"他们正在疲惫地对话：担心政府会强迫自己在政府官僚制订的几个医疗计划中进行选择"②。在《华尔街日报》等有影响的报刊上，利益集团登载了煽情的文章抨击克林顿的医改方案。如：1994 年 4 月 29 日的一篇文章，描述一个呻吟的病孩需要急诊，但政府医疗中心却已关门，当母亲打电话求助时，电话录音是：所有的医疗保健代表现在都很忙……母亲悲悯："为什么要让政府来管？我要家庭医生回来"③。广告和报刊宣传的目的是要证明克林顿的医改计划，不但昂贵，而且将剥夺病人选择医生的权利。这些媒体宣传的扩大效应冲击了美国人崇尚个人主义和自由选择的传统观念，成功激起了人们对克林顿医改的反感。

（五）共和党和反对势力联合

美国的两党制决定了在野党不可能全面协作执政党总统顺利施政，他们会千方百计寻找执政党某个具体策略的薄弱点进行攻击，争取下届选举获胜上台执政。克林顿把医改作为国内社会改革的重点，共和党抓住医改难题作为突破口，指责克林顿的医改法案将形成政府全面管理医保领域的局面，不符合美国人自由选择的传统价值观。共和党联合各种反对势力，尤其与有影响的医疗利益集团结成联盟，大造反对舆论，直接影响了选民支持医改的信心。

共和党指责克林顿医改计划是扩大政府功能的"大政府"政策。众议院共和党议员理查德·K. 埃马（Richard K. Armey）1993 年 11 月 13 日

① Jill S. Quadagno, *One Nation*, *Uninsured*：*Why the U. S. Has no National Health Insurance*, New York：Oxford University Press, 2005, p. 189.

② ［美］比尔·克林顿：《我的生活》，第 611 页。

③ 同上书，第 653 页。

在美国重要刊物《华尔街日报》上登载文章，危言耸听地称："克林顿的计划是官僚制度的梦魇，它将新建 59 个联邦项目或官僚机构……最终将导致更高的税收、更低的效率和限制人们的选择，医院会出现更长排队等候的队伍和造成一个非常非常大的联邦政府。"① 参议院少数党领袖鲍勃·多尔（Bob Dole）专门运用全国电视直播的机会，批评克林顿的医改法案是官僚主义的噩梦，并表示坚决封杀克林顿医改。1994 年 1 月 24 日他向记者表示："克林顿的医改计划是要将一座官僚大山摆放在医患之间。"② 共和党高层的观点与态度，对医改影响十分明显，"缩小了民主党警示现存医疗体系不改则塌的忧患意识；夸大了克林顿医改将改变和威胁目前大多数美国人医疗选择和质量的可能；扩大了克林顿医改进程的阻力"③。

共和党又利用国会审议程序大做政治文章。在国会委员会审议过程中，"前副总统丹福斯·奎尔（Danforth Quayle）的办公室主任威廉·克里斯托尔（William Kristol）送给共和党领导人一份备忘录，敦促他们封杀医改法案，表明医改法案若是成功通过，'将对共和党造成严重的政治威胁'，但如果能将其封杀，则'会给总统一个重大挫折'"④。按照美国的立法程序，在参议院审议医改法案时需要 3/5 的赞成票才能通过。参议员总数 100 人，如果超过 2/5 的人反对（41 人），议案就不会被通过。如果有 41 名参议员连续不断地为某一议案争论，阻挠对该议案进行投票表决，直至参议院不得不讨论其他问题，该议案就被搁置而自动夭折，这是参议院历来就有的"阻挠议事规则"。当时参议院中共和党人就有 47 人，克林顿非常担心共和党利用这一规则阻挠医改法案通过，"鲍勃·多尔只要纠集到 41 名共和党议员进行阻挠，我们就完蛋了"⑤。在喋喋不休的审议争论中，虽然参议院民主党领袖乔治·米切尔（George Mitchell）

---

① Theda Skocpol, "The Rise and Resounding Demise of the Clinton Plan," *Health Affairs*, Spring 1995, p. 75.

② Bob Dole, The President's Medicine is a Massive Overdose of Government Control, see: Kevin Hillstrom, *U. S. Health Policy and Politics: A Documentary History*, p. 557.

③ William Kristol. Its Rejection by Congress and the Public Would Be a Monumental Setback for the President, see: Kevin Hillstrom, *U. S. Health Policy and Politics: A Documentary History*, p. 554.

④ ［美］比尔·克林顿：《我的生活》，第 660 页。

⑤ 同上。

是克林顿的忠诚者和积极支持者，但他无法和克林顿一起争取到共和党的支持，相反还不能保证全部民主党议员的支持。最终参议院共和党领袖鲍勃·多尔成功运用了"阻挠议事规则"，宣布休会两周不再辩论医改法案，克林顿医改法案胎死腹中，被国会葬送。克林顿始终没有发挥民主党在参众两院的绝对优势，争取到共和党的支持，等到 1994 年年底国会换届选举，共和党大获全胜，由少数党变身为多数党，克林顿成功的机会丧失殆尽，医改彻底失败。

第二节 《医疗照顾》改革的推进

1994 年 11 月，国会中期选举，民主党在参议院的席位从原来的 53 降到 47，共和党从 47 增加到 53；民主党在众议院的席位从 258 降到 204，共和党从 176 增加到 230①。克林顿医改的失败，促成了国会换届选举中共和党的胜利。共和党在国会中成为多数党，他们立即重新制定医改政策。共和党试图通过新的平衡预算法案，修改公共医保制度，他们的医改政策不是优先实现全民覆盖和控制医疗费用总支出，而是优先减税和削减联邦公共医保财政支出，减轻联邦政府的财政负担。

虽然克林顿推行的"一揽子"全民医保改革失败了，民主党在 1994 年底中期选举中失利了，但是克林顿并没有完全放弃医改初衷，他竭力反对共和党试图削减公共医保的财政支出与施惠福利。由于改变《医疗照顾》和《医疗补助》的政府财政拨款政策是通过平衡预算法案来制定的，因此克林顿和共和党之间展开了预算之争。1995 年克林顿两次否决了共和党提交的预算方案，造成新财年预算落空，政府停摆。正是克林顿反对共和党大幅削减公共医保财政预算法案，维护了公共医保制度的基本原则，为他成功连任总统获得了更多选票。在第二任期内，克林顿通过《1997 年平衡预算法案》（BBA），对《医疗照顾》老年项目进行了重大改革，为《医疗照顾》计划增加了 C 部分医疗特惠项目，使《医疗照顾》不仅有住院保险的 A 部分、门诊补充保险的 B 部分，还新增加了医疗特惠项目 C 部分。因此，无论在形式上还是在内容上，克林顿政府

---

① https：//en. wikipedia. org/wiki/104th_ United_ States_ Congress.

都对老年公共医保制度进行了改革和发展。

一 两党预算法案之争

美国的中期选举，一般被认为是对在位总统表现和政党支持率的公民投票，总统党也经常会失去在参众两院的多数席位。在1994年11月中期选举时，美国的经济已经开始复苏，"新经济"的萌芽已经显露，但是大多数选民还没有感受到经济复苏的好处。根据格瑞·雅各布森（Gary Jacobson）的调查数据分析，"57%的人认为经济仍然很糟糕，认为经济糟糕的群体中有62%的人投票给了共和党"。[①] 在选举之前，因为医改的失败，克林顿和民主党都预感到中期选举会失去一些议员席位，希望不要在参众两院都失败。但结果事与愿违，共和党在此次选举中轻而易举获得大胜，一举成为参众两院的多数党，这是共和党自1954年之后第一次掌控两院。许多观察员将民主党的失败归咎于克林顿医改立法的失败，克林顿医改所冒的政治风险，是"自食其果"。

共和党掌控国会后，立即推行自己的医改政策，重点是重构《医疗照顾》和《医疗补助》公共项目。《医疗照顾》是"伟大社会"的产物，该项目代表着自由主义、联邦政府激进主义、社会福利主义、社会保险保障。自1965年立法后，一直由民主党控制的国会对它的运行情况进行讨论和修正，即使在1980年和1986年，共和党也只控制了参议院，众议院仍由民主党控制。所以30年来，《医疗照顾》从来没有处在共和党控制国会的情况下运行。但是，现在不仅公共医保制度的政治环境发生了变化，1994年选举的结果给《医疗照顾》创造了一个新的运行环境。另外，公共医保制度的财政环境也发生了变化，随着联邦财政赤字快速增加，政府开始专注平衡赤字，公共医保项目财政支出的高增长率已经不被容忍。共和党领导人试图改革、重构公共医保制度。

新任众议院议长纽特·金里奇（Newt Gingrich）带领共和党推行新的医改政策。重点是废除民主党人从罗斯福新政开始逐步确立的"福利国家"。对于大多数保守主义者而言，"福利"意味着援助懒惰的穷人。公

---

① Paul Starr, *Remedy and Reaction: the Peculiar American Struggle over Health Care Reform*, p. 127.

共医保项目《医疗照顾》和《医疗补助》中，有一部分属于国家福利，需要削减。共和党认为，"中产阶级选民需要的是学校、道路、警力，他们对当前各州为了实施《医疗补助》计划而糟蹋纳税人的钱感到愤怒（尤其是对吸食毒品母亲早产婴儿的医疗补助）"①，但是，如果按照共和党金里奇的削减改革，大量普通民众的医保会受到威胁。所以并不是所有人都同意共和党的主张，连许多反对"福利"的中产阶级都认为，从狭义上来说，《医疗照顾》和《医疗补助》项目与援助懒惰穷人的福利含义并不完全相同。

尽管有不同意见，共和党还是加快设计自己计划的步伐。

第一步，共和党主张权力下放给各州，放开市场，撤销私营医疗保险管制。这种设想是以州为基础发展《医疗补助》项目，解决贫困人群的医疗保险；把《医疗照顾》筹资拨款变为一种代金券，让老年人使用"代金券"购买私人医疗保险。这样改革可以减少政府债务，缩小政府职权范围，降低对纳税人的要求。对于私营保险，共和党人希望通过改革来遏制"超额保险"，让消费者支付更大比例的医疗费用。

第二步，1995 年，在新财年来临之际，共和党公布一项平衡财政预算和减轻税费负担的财政计划，解决克林顿时期富人不断被增税的负担。这些财政计划被断定是大规模削减联邦政府《医疗照顾》和《医疗补助》的财政拨款计划。因为《医疗照顾》和《医疗补助》支出被看作联邦预算赤字的主要根源。在 1995 年共和党的预算计划中，要在 7 年内达到预算平衡，具体在《医疗照顾》原预算计划中扣减 2500 多亿美元，从《医疗补助》原预算计划中扣减 1750 多亿美元。同时，每年以超过 1/3 的比例削减这两个政府公共医保项目的开支②。共和党希望通过他们为新财年制定的平衡预算法案，废除或限制联邦公共医保项目的法律，改变公共医保政策框架中的福利内容，改变政府公共医保政策发展方向。以众议院议长金里奇为首的一大批保守派共和党人，自认为 1994 年中期选举大胜，给了他们一个削减税收和减少赤字，主要削减社会福利项目的授权，他们认为克林顿总统不会不批准他们的平衡预算法案，否则就会冒政府

---

① Kevin Hillstrom, *U. S. Health Policy and Politics*: *A Documentary History*, p. 533.

② Ibid. , p. 532.

停摆之险①。但是，共和党人非常惊讶，克林顿总统并没有屈服。同时，平衡预算也遭到不少选民的反对。共和党领袖金里奇发现他们的政策有点弄巧成拙，从而被迫重新调整平衡预算计划。

第三步，在克林顿否决共和党预算方案后，政府在 1995 年 11 月 13 日关门停摆。两天后，以金里奇为首的共和党不得不提出一个新的短期"持续方案"，使政府快速恢复运行，至少维持到 12 月 15 日。他们一方面抗议克林顿否决预算方案导致政府关门，另一方面对自己的预算方案进行调整。他们放弃了提高《医疗照顾》受益人自付保费的条款，引用 CBO 的数据呼吁 7 年达到平衡预算。金里奇到处宣传自己新的方案，劝告党内党外支持他们的方案，最后众议院投票通过方案，其中 48 名民主党人加入共和党阵营。金里奇以为有这么多的民主党支持他们，他们便可以在大选中扳倒克林顿。克林顿同意短期"持续方案"，11 月 19 日方案通过，政府结束停摆。共和党在 12 月又提出另一份预算妥协草案，该预算草案对《医疗照顾》和《医疗补助》、教育、环境保护的财政预算依然都非常苛刻，克林顿再次签署否决，政府在 12 月 15 日再次关门停摆。

克林顿政府和国会两院中的民主党对共和党改变《医疗照顾》计划的运作都十分震惊。从 1966 年到 1994 年，《医疗照顾》项目运行和修改的基础都是政治共识。共和党在 1994 年选举之后已经改变了多年一贯的温和派政治立场，两党一致的局面已被打破。当共和党控制国会后，他们低估经济增长和收入，高估医疗费用的膨胀。面对共和党以反对"福利国家"口号，准备废除或者缩减公共医保制度的改革时，克林顿坚决反对。他相信共和党的改革计划就是为了重构《医疗照顾》计划，最终减少或者废止《医疗照顾》计划受益人的福利。当共和党提出大幅削减公共医保财政拨款的平衡预算时，克林顿宁肯让政府停摆也没有妥协，两次签署否决由共和党控制的国会已经通过的预算方案。他把自己塑造成《医疗照顾》《医疗补助》、教育等政府项目的"保卫者"。这一立场引起了民众的共鸣，多项民意调查表明，美国人看到克林顿政府正在维护社会保障安全网，克林顿的支持率明显上升，最终也保证了克林顿连

---

① 按美国法律规定，如果在新财年来临之际，两党没有对预算方案达成一致，在新财年政府预算没有确定之前，政府非核心部门必须关门。——笔者注

任总统大选成功。

1994 年年底到 1996 年年初的财政预算之争，使民主党与共和党之间的关系降到了最低点。但是，随着 1996 年克林顿大选成功，再度当选总统后，两党逐步妥协，通过了一系列妥协案，对《医疗照顾》计划产生了相当大的影响。

二 《医疗照顾》增加了 C 部分

在克林顿第二次当选总统后，通过了 1997 年的 BBA，在该法案中创制了《医疗照顾 + 选择》（*Medicare + Choice*），也就是被人所熟知的《医疗照顾》第三部分，也称 C 部分。该部分内容很大程度上增加了私人管理式医疗组织在老年公共医保中的作用。具体规定如下：

《医疗照顾》C 部分：《医疗照顾 + 选择》

1. 按服务付费

《医疗照顾》受益人可以请任何医生诊治疾病，《医疗照顾》按实际服务支付费用。但大多数项目不在《医疗照顾》制度中覆盖，所以受益人需要购买私人补充保险，费用按 B 部分规定需自付。

2. HMO

《医疗照顾》受益人只能在 HMO 签约的医生和医院就诊，使用有限的医生和医疗卫生设施清单，但经常收到额外的福利。这种额外的福利是指可以得到初级医生诊治和护理，如果初级医生不能治疗，可以推荐专家医生。《医疗照顾》支付给 HMO 的费用，采用预付制方式，提前支付覆盖病人一段时间的整套治疗服务费用。

3. 定点服务组织（PSP）

在 HMO 的模式下，受益人可以请 HMO 签约系统外的医生诊治，但必须支付额外的费用。

4. 优先医疗服务提供者组织（PPO）

受益人可以请任何一个在医疗卫生系统内的医生诊治，无须推荐，也可以请系统外的任何医生就诊，需支付额外的费用。《医疗照顾》提前设置覆盖病人一段时间的整套治疗服务费用。

5. 提供者主办组织

这是新的医疗计划由医疗提供者——医生和医院主办、运作。他们类似管理式医疗计划，在这种计划中，《医疗照顾》为每个受益人每月制订医疗保险计划。

6. 医疗储蓄账户

《医疗照顾》提供大病重病保险覆盖，预付一部分高免赔额。到年底，受益人可以保留《医疗照顾》储蓄账户中剩余的资金。

7. 私人承包按服务付费

受益人可以请任何医生就诊，或者购买任何私人医疗保险，但必须支付不被覆盖的医疗费用和高级治疗的昂贵费用。①

在《医疗照顾》C 部分中规定了 7 种不同类型的选择计划，每个有资格参与《医疗照顾》的人，都能够选择其中的某些计划，这些计划都可以与私营雇主提供式计划竞争。《医疗照顾》C 部分，是对传统或常规《医疗照顾》制度的改变，是一种改革和发展。它打破了那种每个被覆盖者都只能享受相同计划的理念，传统支撑《医疗照顾》统一标准的理念将被淘汰。支持《医疗照顾》这种重大改革发展的人，其实是希望使受益人逐步减少对《医疗照顾》的依赖，使《医疗照顾》制度现代化，使《医疗照顾》制度成为更有效的医疗保健计划。

在《医疗照顾》C 部分的 7 个选择中，最引人注目、不同寻常的是最后两项选择。一个是医疗储蓄账户（Medical Savings Accounts），另一个是私人承包按服务付费。前者是让受《医疗照顾》覆盖的老年人把这笔资金存入一个免税的储蓄账户中，在他们需要支付大笔医疗费用时可以使用这笔钱。《医疗照顾》还可以作为覆盖大病重病的保险政策，因为医疗储蓄账户可以成为大病重病的保险单。医疗储蓄账户还可以把《医疗照顾》分割成更多保险单，小病可以支付，大病也可以支付。这是一个实验，支持者希望把这种医疗储蓄账户计划，扩大到 70 万《医疗照顾》受益者。后者完全改变了《医疗照顾》原来的本质，《医疗照

---

① 以上内容参见：Kant Patel and Mark E. Rushefsky, *Health Care Policics and Policy in America* (Third Edition)，p. 147。

顾》受益人可以请制度规定以外的医生诊治，反正按医疗服务付费，实际需要自己支付所有费用，与有没有保险关系不大，完全尊重个人选择、个人需求。

《医疗照顾》C 部分计划颁布以后，政府在《医疗照顾》费用上的支出，在历史上出现了第一次当年比上一年减少的现象，1998 年的政府支出是 2102 亿美元，比 1997 年的 2113 亿美元减少了 11 亿美元①，详见图 6—1。

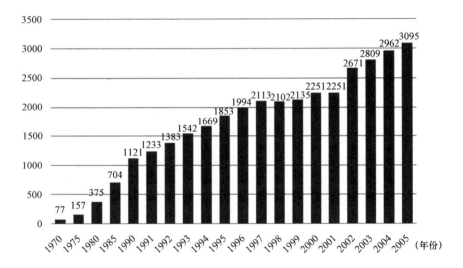

图6—1　1970—2005 年《医疗照顾》费用支出（单位：亿美元）

资料来源：Kant Patel and Mark E. Rushefsky, *Health Care Policics and Policy in America* (Third Edition), p. 145。

1998 年政府在《医疗照顾》项目上的支出比 1997 年少，是因为新项目的登记人数有所增长，特别是登记选择 HMO 的人数增加。但是这种成本节约并不明显，随后的数据显示，这个多项选择并没有预计的那样受欢迎，在 2000 年和 2001 年登记管理式医疗计划的人数就有所下降，HMO 在一些地区减少了，退出 HMO 的《医疗照顾》受益人没有选择其

---

① Kant Patel and Mark E. Rushefsky, *Health Care Policics and Policy in America* (Third Edition), p. 145.

他任何类似的医疗计划。2001 年，近数百万人失去了他们的医疗保险计划①。

因此，《医疗照顾＋选择》的颁布有点喜忧参半。值得肯定的是这次制度创新是对公共医保制度中《医疗照顾》的重大改革，是对老年人医疗的预防和改善，并且为后来覆盖处方药保险项目奠定了基础。但是，这种管理式计划在医疗保险节省开支方面，并没有多大成效。同时，该项目在部分农村没有建立和发展起来，在这些农村地区，《医疗照顾》的选择权是受限制的。当联邦政府试图减少《医疗照顾＋选择》在 HMO 和雇主或工会提供的医疗保险组织方面的开支时，许多管理式医疗的组织决定减少或者延迟他们在这个项目中的保险服务，这是联邦政府改革之前没有估计到的。

三　改革成功的原因和制度新特点

1994 年共和党完控国会后，两党开始的围绕改革公共医保制度的政府预算之争非常激烈，1997 年两党又合作通过了平衡预算法案，对《医疗照顾》做出了重要改革。为什么出现了这个转折，为什么两党对《医疗照顾》制度的改革达成了共识，原因有以下四个方面。

第一，1997 年的 BBA 删除或改变了一些共和党预算提案中民主党集中反对的关键条款，包括对《医疗照顾》计划的硬性拨款限额，还有启动自动削减支出的程序，就是支出达到一定数值后自动削减费用支出。民主党将政府拨款限额看作对有资格享受《医疗照顾》覆盖的老年人，接受医疗保险福利的削减，并与《医疗照顾》计划的契约原则不相容。另外，民主党也相信政府拨款限额和"自动削减程序"条款会使保险人和被保险人受到重创。简言之，传统的《医疗照顾》制度会被限额支出摧毁。如果不删除这些条款，民主党对 1997 年立法就不会广泛支持，法案就不会通过。另外，在 1997 年法案规定的削减部分预算比共和党当初提出的要少，使得民主党议会成员和克林顿总统容易接受。所以事实上，1997 年通过的 BBA 已经没有共和党当初计划的那样右倾，而且共和党认

① Marsha Gold, "Medicare＋Choice: An Interim Report Card," *Health Affairs* 20, No. 4, July/August, 2001, p. 125.

为《医疗照顾》增加了 C 部分，有了多项选择可以看作是向竞争性医疗保险市场迈进了一大步[①]。

第二，1996 年克林顿再度当选总统，在政治上比较强硬，迫使共和党在一些问题上做出妥协，特别是在医改关键问题上逐渐与民主党趋于一致。克林顿总统反对的是 1995 年共和党预算提案中削减《医疗照顾》经费的规模，而不是反对《医疗照顾》对私营保险公司开放。共和党的改革方案与克林顿的医改计划有相似之处，都有管理式竞争模式，都有让患者为选择高级、昂贵的私营医疗保险付费，从而达到控制政府医疗保险费用增长的目的。随着管控型医疗保险在私营部门的发展，以及私营医疗保险比《医疗照顾》计划在费用控制上出色的表现，国会中很多民主党人都支持在公共医保项目中扩大管控型医疗保险，来补救公共医保项目的财政问题和福利局限。另外，不同的利益集团和政治团体对 1997 年的改革都有自己的解读。共和党、保守的民主党、管控型保险业，他们都认为 1997 年改革是《医疗照顾》制度走向竞争性市场的重要步骤，是进入竞争市场接受管理式医疗的重要步骤。有一些民主党人和自由主义者愿意为立法投票，他们认为该立法不利于共和党当初的打算，可以证明共和党在预算之争中的失败[②]。还有，1995 年共和党的预算改革方案也将《医疗补助》当作了目标，但在 1997 年 BBA 中删除了一些对《医疗补助》项目配套拨款不利的条款，也表明了共和党的妥协。因此，各方面都认为 1997 年的改革是可以接受的。

第三，财政赤字的政治压力。1997 年的改革依然是来自《医疗照顾》政府财政赤字的政治压力。克林顿总统不可能一直不签署国会通过的预算法案，接受 1997 年的平衡预算在政治上也是一个重要的转折点。虽然总统认为共和党提出的削减支出规模是过度的，但是《医疗照顾》财政支出的削减对于平衡预算是必要的。总统和国会中的民主党对于如何结束财政赤字与共和党有不同见解，但是削减《医疗照顾》支出是很重要的。1996 年，联邦政府在医疗支出方面花费了 3509 亿美元，占全国医疗支出的

---

① Jonathan Oberlander, *The Political Life of Medicare*, p. 178.

② Ibid., p. 179.

33.9%,《医疗照顾》项目的支出占政府医疗费用总支出的60.3%①。

第四,1997年改革在削减支出和预算限额上没有了争议,改革将控制费用、个人自主选择、市场效率三者结合,这种结合在美国的政治文化范围内有很强的号召力,很难遭到立法者的反对。

总之,1997年改革的成功,表明了在《医疗照顾》问题上,两党在政治上取得了短暂的一致,给《医疗照顾》计划提供了一个新的发展方向。1997年的立法突破了《医疗照顾》项目的单一支付制,并把医疗保险政府计划向医疗保险市场转变。这是《医疗照顾》制度的一个重要变化。医疗政策分析家林恩·埃瑟里奇(Lynn Etherege)在评论1997年改革的意义时说,《医疗照顾》转变成了"消费者自主选择的计划",这是联邦医疗政策的转折点,联邦政府批准国家公共医保项目适用于市场模式。将《医疗照顾》带入了管控型医疗保险计划和竞争性市场中,是对市场导向方式作用的政治认同②。

因此,1997年改革后的《医疗照顾》制度出现了新的特点:双向运行更加明显。《医疗照顾》计划既接受市场原则运行,又继续保留传统的政府整体预算。市场和政府管理的机制作用在同一个项目中是难以完全和谐运行的,所以《医疗照顾》计划作为公共医疗项目的性质发生了一些变化,这个公共项目能否正常运转和延续运转,是否会逐步转变为一个完全的私营市场化医疗保险,这在美国后来的医改中会决定《医疗照顾》制度的走向。

第三节　《儿童医保计划》确立

1997年的BBA除了对《医疗照顾》制度增量改革,增加了C部分条款外,对《医疗补助》制度也进行了增量改革。1997年BBA中相当一部分内容是有关儿童的SCHIP(1997年颁布时称《州儿童医保计划》,后来直接改称《儿童医保计划》)。这个SCHIP,主要由尼克松医改以来一贯

---

① Kant Patel and Mark E. Rushefsky, Health Care Policics and Policy in America (2nd Edition), p. 14.

② Jonathan Oberlander, *The Political Life of Medicare*, p. 180.

主张建立全民医保制度的马萨诸塞州民主党参议员爱德华·肯尼迪、犹他州共和党参议员奥林·哈奇（Orrin Hatch）、西弗吉尼亚州民主党参议员杰伊·洛克菲勒四世（Jay D. Rockefeller IV）联合策划起草的，当时提交国会的草案名称是《儿童医疗保险计划和降低赤字法案》（*The Child Health Insurance and Lower Deficit Act*），后来改称 SCHIP。从该计划覆盖儿童的范围看，它是自 1965 年公共医保制度《医疗照顾》《医疗补助》颁布以来最大的公共医保项目扩张。儿童医保计划的确立，扩大覆盖了那些收入超过贫困线，没有资格申请《医疗补助》，但依然付不起医疗保险的大约 500 万贫困家庭的儿童①。该计划是继老年群体和贫困人群之后又一弱势群体受益政府公共医保的项目，是美国公共医保制度演进的又一重大成果。

一　儿童缺失医保的现状

1965 年颁布的《医疗补助》计划，在确保低收入家庭儿童享受公共医保方面是成功的。毫无疑问对生活在贫困线的家庭，《医疗补助》为他们的儿童提供了医疗保险安全网。但是，随着医疗费用的快速上涨，医疗通货膨胀，许多收入略高于贫困线的家庭，一方面没有资格获得政府《医疗补助》计划覆盖，另一方面自己的雇主也不为自己家庭成员提供医疗保险，再一方面自己又没有能力为自己的孩子购买私营商业性医疗保险。所以，1980 年代以来，民主党人和温和派共和党人都主张为低收入家庭儿童提供公共医保，各州逐步让收入在贫困线 133% 以下家庭的儿童获得《医疗补助》资格。1994 年克林顿全面医改失败后，通过局部改革、增量改革，提供儿童医疗保险再次成为改革者的议题。

对于儿童缺失医保的现状，美国国会议员，社会保障、公共医保、公共政策相关人员和学者，在 1990 年代都十分关注儿童公共医保计划及其对他们家庭的影响，并对此有深度分析和研究。根据美国著名的非营利、无党派、消费者健康倡导组织《美国家庭》（*Families USA*）1997 年的调查数据显示，"在 1995 年和 1996 年两年期间，18 岁以下的青少年每 3 个就有一个没有医疗保险，无医保时间长达一个月或者多个月。7080

---

① Kevin Hillstrom, *U. S. Health Policy and Politics*: *A Documentary History*, p. 576.

万的儿童中有接近 2310 万的儿童没有医疗保险"①。国会参议员肯尼迪在国会介绍他们起草的《儿童医疗保险计划和降低赤字法案》时说:"今天超过 1000 万儿童没有医疗保险!今天每 7 个孩子中就有 1 个孩子没有保险,近年来这个数量一直在增加。每一天,超过 3000 个儿童失去私人医疗保险。如果以当前这个速度增长,到 2000 年将有 1300 万儿童没有保险。这些没有保险的儿童几乎 90% 是工人家庭的孩子。2/3 是双亲家庭(在《医疗补助》条款中对单亲家庭孩子有补助政策)。大多数的家庭收入高于《医疗补助》资格线,但收入水平远低于能支付得起今天日益上涨的私人医疗保险。"② 1997 年的调查显示:"当前美国有 15% 的儿童没有医保,超过 1050 万的儿童一整年都没有保险。当这个数据不包括贫困家庭时,这个百分比更高,有 23.8% 的儿童没有医疗保险。与前一个十年相比,增加了 12%"③。儿童医保有其特殊需求,需要持续不断地"儿童诊断筛选",如:预防性医疗服务、免疫接种、定期体检等,以确保儿童能够健康成长。正如肯尼迪在国会介绍时说:"儿童的医保危机始于母亲产前护理不足。有 17 个工业国家的婴儿死亡率低于美国。每一天,美国有 636 个婴儿的母亲没有适当的产前护理,56 个婴儿在产后 1 个月死亡。110 个在 1 岁之前死亡。更多儿童随残疾成长变终身残疾是和缺乏产前护理有关。没有保险的孕妇有病态婴儿,这些婴儿有流产和婴儿死亡高的风险"。"太多的孩子没有接受他们需要的预防性的医疗保健。没有保险的儿童得病是有保险儿童的两倍,没有医疗条件儿童容易得哮喘、喉咙痛、耳部感染和各种损伤的疾病,四分之一的孩子不及时接受基本的儿童疫苗。定期体检是数百万儿童遥不可及的,即使这样的体检可以预防和避免他们的终身疾病和痛苦"④。

儿童缺乏医保有很大的负面影响,这种负面影响不仅包括没有保险

① Heather Kanenberg, "One out of three: Kids without health insurance 1995 – 1996," *Families USA*, Washington, DC, March 1997.

② Edward M. Kennedy, "Statements on Introduced Bills and Joint Resolutions," *Congressional Record*, *105th Cong*, *1st sess.*, April 8, 1997, p. 2851.

③ Heather Kanenberg, "A feminist comparative policy analysis of the state children's health insurance program, California and Texas," Dissertation of the University of Houston, 2007, p. 5.

④ Edward M. Kennedy, "Statements on Introduced Bills and Joint Resolutions," p. 2851.

的人，还包括他们的家庭，他们居住的社区，以及整个国家。医疗保险的作用之一就是缓解由于疾病或者伤害需要治疗时的经济压力。有研究表明，儿童拥有医疗保险可以减少父母的压力，父母在没有保险的状况之下对于生活的前景和养育他们的孩子都有担心和恐惧①，提供儿童医保可以帮助减少家庭的恐慌和提高家庭生活的质量。

忽视儿童健康是不合适的，再不为孩子健康做点什么就意味着更多的孩子不能得到他们所需要的健康保障。肯尼迪说："当我们失去了孩子的健康，那么我们就失去了国家和国家的未来……为儿童提供医疗保险对社会是一个划算的投资。每一美元投资于儿童免疫接种，可以节省儿童在以后医院和其他治疗费用的 10 美元。"② 所以，今天为儿童医保投资的价值很低，肯尼迪敦促国会两党通力合作通过《儿童医保计划》。

二 《儿童医保计划》的主要内容

儿童是国家的未来，对于儿童的医保计划争议要比其他医保方案的争议少很多。由于民主党参议员肯尼迪找到了一位共和党参议员哈奇和民主党参议员洛克菲勒一起发起提案，为两党合作通过提案创造了很好的条件。1997 年 BBA 通过，作为法案主要内容的 SCHIP 正式立法。

SCHIP 是一个联邦和州合作的项目，类似但不完全相同于《医疗补助》计划的子项目，因为 SCHIP 与《医疗补助》的运作方式不完全相同。虽然它是联邦和州政府的合作项目，但管理机构由州政府负责。这个计划不同于其他项目，各州有相当大的灵活性，只有很小的联邦政府限制。在联邦政府广泛指导下，各州可以根据其政治、经济因素，自主设计计划，包括确定符合条件的群体、福利内容、保险支付水平，以及行政程序。

SCHIP 的资金来源，是结合了扩大《医疗补助》计划的建议和通过增加烟草税收收入"整体资助"的建议。扩大《医疗补助》计划就是联邦和州政府对《医疗补助》投入更多的资金；增加烟草税收收入的"整体资助"是肯尼迪两党共同方案的建议，"为了支付儿童医保计划和削减

---

① Heather Kanenberg, "A feminist comparative policy analysis of the state children's health insurance program, California and Texas," p. 5.

② Edward M. Kennedy, "Statements on Introduced Bills and Joint Resolutions," p. 2851.

赤字，每包香烟在目前的 24 美分香烟税基础上增加 43 美分联邦烟草税。用这种方式筹措资金是合适的、有意义的，因为健康的高成本和过早死亡都是由吸烟引起的"[①]。

根据 SCHIP 规定，来自烟草税收的收入高达 240 亿美元用于配套各州的儿童医保计划，加上扩大《医疗补助》的资金，在未来 10 年内，为儿童保险提供的联邦资金超过 400 亿美元[②]，各州在建立州儿童医保计划时需要设置限额，从 1998 财年到 2007 财年设定 10 年的基本配额，以便联邦政府配套提供。联邦政府规定对那些收入在联邦贫困线 200% 以下的（联邦贫困线下的 100% 原来就符合《医疗补助》资格，现在儿童医保的贫困线再提高 100%，等于联邦贫困线上 100%，也就是联邦贫困线下 200%），或者是收入超过了州《医疗补助》资格 50% 的家庭都提供儿童医保覆盖。这套立法给各州在设计和执行儿童医保计划方面给予了很大的灵活性，在有限的时间内，及时完成计划设计和实施计划是至关重要的。如果他们在使用联邦配套资金上失败了，未来联邦资金很有可能会减少。这会影响各州改善儿童医保的重大机遇。

尽管 SCHIP 和《医疗补助》计划都是联邦政府和州政府联合资助的计划，但是联邦政府对 SCHIP 的配套资金比《医疗补助》计划的配套资金要高出 30%。联邦政府对各州的儿童计划资助是有最高限额的，它不同于《医疗补助》没有限额，《医疗补助》是只要达到贫困线都能覆盖，而儿童计划的配比资金是根据国会预算办公室（CBO）计算出的数额提取（州的配额以三年总计，州之间用完和没用完的可以再分配，剩余资金返给联邦财政）。

根据 SCHIP，CBO 允许各州有三种选择：第一种选择是扩大《医疗补助》计划。这种选择无须对现有的《医疗补助》结构做大的修改和调整，只需重新设置贫困线就可以扩大覆盖范围。赞成这种选择者认为这种方法容易操作、覆盖面大，因为《医疗补助》计划本身有一套运作规范，补充资金就可以为儿童提供全面医疗福利。反对者认为，一些原来不属于低收入的家庭，因贫困线重置后，他们的孩子要取得公共医保，必须提交申请

---

① Edward M. Kennedy, "Statements on Introduced Bills and Joint Resolutions," p. 2851.

② David G. Smith, *Entitlement Politics*: *Medicare and Medicaid*, 1995–2001, p. 297.

等待审核，有些人会因为有资格享有《医疗补助》计划而感到是一种贫穷的耻辱。另外，扩大《医疗补助》也增加了政府的财政赤字风险。

第二种选择是联邦政府和州政府合作资助另一个新的保险计划，其独立于《医疗补助》计划之外，经费属于单独的州儿童医保计划资金。这种方法对州来说更有吸引力，因为有些州在此之前已经有了这样类似的项目，由州和地方政府适当提供资助。例如，加利福尼亚、科罗拉多、佛罗里达、马萨诸塞、明尼苏达、纽约、宾夕法尼亚、田纳西和华盛顿，这些州已经建立了它们自己的儿童医保计划。联邦政府统一颁布 SCHIP 后，它们有一种优势，对本州儿童医保的投入可以得到联邦政府的配套资助。

第三种选择是前两种项目的组合，既扩大了《医疗补助》，又设立独立的儿童计划。具体做法是：有些州按联邦贫困线和州贫困线分别使用两种计划，利用《医疗补助》计划覆盖在联邦贫困线下家庭的儿童，独立计划覆盖在联邦贫困线上、州贫困线下家庭的儿童。还有一些州按特殊患儿和普通患儿区别，独立计划是为患有慢性疾病和残疾的儿童提供的综合性医疗福利，《医疗补助》计划是为其他人提供的医疗福利。这些州需要建立起公平有效的程序确认患有慢性病和残疾的儿童。各州设计方案的选择和设置的贫困线，见表6—5。

表6—5　　　　　　　　　各州实施《儿童医保计划》情况

州、地区名	医保计划类型	实施年份	联邦线上%
亚拉巴马	结合型	1998	200
阿拉斯加	《医疗补助》型	1999	200
亚利桑那	独立型	1998	200
阿肯色	《医疗补助》型	1998	100
加利福尼亚	结合型	1998	250
科罗拉多	独立型	1998	185
康涅狄格	结合型	1998	300
特拉华	独立型	1999	200
佛罗里达	独立型	1998	200
佐治亚	独立型	1998	200
夏威夷	《医疗补助》型	2000	200
爱达荷	《医疗补助》型	1997	150

续表

州、地区名	医保计划类型	实施年份	联邦线上%
伊利诺伊	结合型	1998	185
印第安纳	结合型	1997	200
艾奥瓦	结合型	1998	200
堪萨斯	独立型	1999	200
肯塔基	结合型	1998	200
路易斯安那	《医疗补助》型	1998	150
缅因	结合型	1998	185
马里兰	《医疗补助》型	1998	200
马萨诸塞	结合型	1997	200
密歇根	结合型	1998	200
明尼苏达	《医疗补助》型	1998	280
密西西比	结合型	1998	200
密苏里	《医疗补助》型	1998	300
蒙大拿	独立型	1999	150
内布拉斯加	《医疗补助》型	1998	185
内华达	独立型	1998	200
新罕布什尔	结合型	1998	300
新泽西	结合型	1998	350
新墨西哥	《医疗补助》型	1999	235
纽约	结合型	1998	192
北卡罗来纳	独立型	1998	200
北达科他	结合型	1998	140
俄亥俄	《医疗补助》型	1998	200
俄克拉荷马	《医疗补助》型	1997	185
俄勒冈	独立型	1998	170
宾夕法尼亚	独立型	1998	200
罗德岛	《医疗补助》型	1997	250
南卡罗来纳	《医疗补助》型	1997	150
南达科他	结合型	1998	200
田纳西	《医疗补助》型	1997	100
得克萨斯	结合型	1998	200

州、地区名	医保计划类型	实施年份	联邦线上%
犹他	独立型	1998	200
佛蒙特	独立型	1998	300
弗吉尼亚	独立型	1998	185
华盛顿	独立型	2000	250
西弗吉尼亚	结合型	1998	150
威斯康星	《医疗补助》型	1999	185
怀俄明	独立型	1999	133
美属萨摩亚	《医疗补助》型	1999	NA
哥伦比亚特区	《医疗补助》型	1998	200
波多黎各	《医疗补助》型	1998	200

资料来源:《美国公共医保服务中心》（CMS）官网 Centers for Medicare and Medicaid Services, online at www. cms. hhs. gov/schip/enrollment/fy99 - 00. pdf。

从上表中我们可以看到，在 50 个州中，16 个州选择扩大《医疗补助》项目，16 个州创建了独立的儿童医保项目，其余 18 个州采用两者组合。到 1999 年底，除了夏威夷州和华盛顿州外，所有州都已经实施了 SCHIP。夏威夷州和华盛顿州在 2000 年也实施 SCHIP。不同的州在设置资格上限方面有相当大的不同，阿肯色州和田纳西州的资格上限被设定为联邦贫困线的 100% 之上，新泽西州资格线是联邦贫困线上 350%，康涅狄格、密苏里、新罕布什尔和佛蒙特州设置的资格线在联邦贫困线上 300%。

三　儿童医保计划的成效

儿童医保计划颁布以后取得了很大的成功，在联邦政府和州政府的大力支持下，几年以后效果十分明显，儿童医保覆盖率明显上升，无医保儿童数量大幅下降，对提高美国全民医保覆盖率做出了积极贡献。具体成效表现在以下几个方面。

（一）州和联邦紧密合作，积极实施儿童医保计划

当 SCHIP 一颁布，联邦和州政府在该项目上富有成效的伙伴关系已经确立，州和联邦政府都希望该计划能够尽快被接受和执行。联邦政府

的公共医保服务中心（CMS 由 HCFA 演变而建）马上行动起来，积极指导各州设计自己的儿童医保计划，一改过去通知发文拖沓的现象，用电话传递各种信息，与各州之间架设了"问—答"电话专线，协调促进各州儿童医保计划的设计和批准。绝大部分州迅速做出反应，在注册、扩展、计划设计时积极创新，采取多种措施推动新计划的实施。例如，对原来符合《医疗补助》资格的人群颁布"持续合格"证，为《医疗补助》和 SCHIP 的新申请者设置简明扼要、合二为一的申请表，允许"财产自我申报"和电子申请表，取消面对面访谈的资格测评。另外，各州通过大量媒体宣传、社区宣传，加快新计划的实施。

各州工作人员根据自己州内的政治、经济因素，纷纷设计出符合自己州情的计划。有些州选择有限的医疗福利和共同支付比例，有些州把医保资格扩大到收入更高的家庭。在各州最终设计的方案中，覆盖范围的资格线都扩大到了联邦贫困线上的 200%，有的甚至更高。1990 年代，有美国"新经济"实力的支撑，联邦政府的巨大预算盈余，保证了儿童医保计划的顺利实施。

（二）《儿童医保计划》覆盖了数百万儿童

对最初几年实施 SCHIP 的研究已经得出结论，在扩大儿童医保覆盖率上新计划取得了很大的成功。具体反映在注册登记纳入 SCHIP 的人数增加和各州无保险儿童数的下降，到 2003 年，大约有 400 万儿童被纳入 SCHIP 之中，具体数据见表6—6。

表6—6　　1999—2003 年各州注册纳入《儿童医保计划》的人数（人）

州、地区	1999 年	2000 年	2001 年	2002 年	2003 年
亚拉巴马	38980	37587	68179	83359	78554
阿拉斯加	8033	13413	21831	22306	22934
亚利桑那	26807	60803	86863	92673	90468
阿肯色	913	1892	2884	1912	NA
加利福尼亚	222351	477615	697306	861445	955152
科罗拉多	24116	34889	45773	51826	74144
康涅狄格	9912	18804	18632	20500	20971
特拉华	2433	4474	5567	9719	9903

续表

州、地区	1999 年	2000 年	2001 年	2002 年	2003 年
佛罗里达	154594	227463	298705	368180	443177
佐治亚	47581	120626	182762	221005	251711
夏威夷	0	2256	7137	8474	12022
爱达荷	8482	12449	16896	16895	16877
伊利诺伊	42699	62507	83510	68032	135609
印第安纳	31246	44373	56986	66225	73762
爱荷华	9795	19958	23270	34506	37060
堪萨斯	14443	26306	34279	40838	45662
肯塔基	18579	55593	68273	93941	94053
路易斯安那	21580	49995	69579	87675	104908
缅因	13657	22742	27003	22586	29474
马里兰	18072	93081	109983	125180	130161
马萨诸塞	67852	113034	108308	119732	128790
密歇根	26652	37148	76181	71882	77467
明尼苏达	21	24	49	49	48
密西西比	13218	20451	52436	64805	75010
密苏里	49529	73825	106954	150533	150954
蒙大拿	1019	8317	13518	13875	13084
内布拉斯加	9713	11400	13933	16227	45490
内华达	7802	15946	28026	37878	47183
新罕布什尔	4554	4272	5982	8138	9893
新泽西	75652	89034	99847	117053	119272
新墨西哥	4500	6106	10347	19940	18841
纽约	521301	769457	872949	807145	795111
北卡罗来纳	57300	103567	99995	120378	150444
北达科他	266	2573	3404	4463	4953
俄亥俄	83688	111436	162446	183034	207854
俄克拉荷马	40196	57719	38858	84490	91914
俄勒冈	27285	37067	41468	42976	44752
宾夕法尼亚	81758	119710	141163	148689	160015
罗德岛	7288	11539	17398	19515	24505

续表

州、地区	1999 年	2000 年	2001 年	2002 年	2003 年
南卡罗来纳	45737	59853	66183	66591	90764
南达科他	3191	5888	9043	11233	12288
田纳西	9732	14861	8615	10216	NA
得克萨斯	50878	130519	501167	727459	726428
犹他	13040	25294	34655	33808	37766
佛蒙特	2055	4081	5352	6162	6467
弗吉尼亚	16895	37681	73102	67974	83716
华盛顿	0	2616	7621	8754	9571
西弗吉尼亚	7957	21659	33144	35949	35320
威斯康星	12949	47140	57183	59850	68641
怀俄明	0	2547	4652	5059	5241
哥伦比亚特区	3029	2264	2807	5060	5875

资料来源：《美国公共医保服务中心》（CMS）官网 Centers for Medicare and Medicaid Services, online at www. cms. hhs. gov/schip/enrollment/schip03rev2. pdf。

　　从上表可以看出，有些州的儿童入保率大幅增长。例如，加利福尼亚州的儿童入保注册人数从 1999 年的 22.2351 万增加到 2003 年的 95.5152 万，同期佐治亚州的数字是从 4.7581 万增加到 25.1711 万。

　　另外，从低收入家庭儿童无医保覆盖率的下降，也能反映 SCHIP 的成功。表6—7 是 SCHIP 颁布前 3 年（1995/1996/1997 年）和各州实施计划后 3 年（2001/2002/2003 年）低收入家庭无医保儿童比例下降的具体数据。

表6—7　　　《儿童医保计划》颁布前后三年儿童无医保率（%）

州、地区	在 200% 贫困线下无医保儿童比率（1995—1997 年平均值）	在 200% 贫困线下无医保儿童比率（2001—2003 年平均值）
亚拉巴马	10.6	6.5
阿拉斯加	8.1	5.4
亚利桑那	20.3	11.7
阿肯色	16.7	7.0
加利福尼亚	12.7	8.8

续表

州、地区	在 200% 贫困线下无医保儿童比率（1995—1997 年平均值）	在 200% 贫困线下无医保儿童比率（2001—2003 年平均值）
科罗拉多	8.8	8.6
康涅狄格	6.4	4.7
特拉华	9.6	4.5
佛罗里达	12.7	10.2
佐治亚	11.8	8.3
夏威夷	4.1	4.2
爱达荷	10.2	8.7
伊利诺伊	6.4	7.0
印第安纳	7.8	6.4
爱荷华	7.1	4.4
堪萨斯	7.0	4.9
肯塔基	10.7	7.7
路易斯安那	15.6	9.3
缅因	9.9	3.6
马里兰	6.6	4.1
马萨诸塞	5.1	3.1
密歇根	5.2	4.2
明尼苏达	3.7	3.5
密西西比	8.0	3.2
蒙大拿	13.2	9.2
内布拉斯加	4.6	3.8
内华达	12.8	11.5
新罕布什尔	4.9	2.4
新泽西	8.6	6.0
新墨西哥	17.7	10.4
纽约	9.5	5.6
北卡罗来纳	10.9	8.2
北达科他	8.2	5.5
俄亥俄	6.4	5.1
俄克拉荷马	15.3	10.0

续表

州、地区	在 200% 贫困线下无医保儿童比率（1995—1997 年平均值）	在 200% 贫困线下无医保儿童比率（2001—2003 年平均值）
俄勒冈	9.2	7.5
宾夕法尼亚	5.5	6.1
罗德岛	6.4	3.0
南卡罗来纳	13.2	5.6
南达科他	5.9	4.4
田纳西	10.5	5.6
得克萨斯	17.6	15.1
犹他	7.1	6.1
佛蒙特	3.2	2.2
弗吉尼亚	6.7	5.0
华盛顿	6.4	5.4
西弗吉尼亚	6.8	5.4
威斯康星	3.5	3.5
怀俄明	9.8	7.3
哥伦比亚特区	9.1	6.1

资料来源：《美国人口统计局》官网 U. S. Census Bureau, "Low Income Uninsured Children by State," online at www. census. gov/hhes/hlthins/lowinckid. html。

从上表中可以看出，除了夏威夷、伊利诺伊、宾夕法尼亚 3 个州的数据有所增加，威斯康星州的数据没有变化外，其余所有州在 SCHIP 颁布前的 1995—1997 年平均未保险儿童的比率与 2001—2003 年的平均比率相比，都是下降的，有一些州下降的幅度还很大，如亚利桑那州从 20.3% 下降到 11.7%、新墨西哥州从 17.7% 下降到 10.4%、南卡罗来纳州从 13.2% 下降到 5.6%。

在 1999—2002 年，美国从不同角度对儿童医保状况进行了调查，如人口现状调查（Current Population Survey）、国民健康访问调查（the National Health Interview Survey）、美国家庭调查（the National Survey of America's Families）、社区跟踪调查（the Community Tracking Survey）等，多种调查的结果都表明，在低收入家庭儿童医保数量增加非常明显，特

别是收入在贫困线的 100% 到 200% 的家庭儿童,他们正是儿童医保范围扩大的受益家庭。

3. SCHIP 对《医疗补助》的"溢出效应"

SCHIP 为儿童提供了积极的医疗福利,计划实施后,《医疗补助》对儿童的覆盖率也大为提高,原来许多无医保的儿童符合《医疗补助》资格,但他们并没有申请注册,当儿童医保计划以《医疗补助》扩大的形式出现后,《医疗补助》的注册人口出现了较高的增长。儿童计划促发了《医疗补助》计划对儿童医保的改善,最明显的是注册程序的改革,为了增加两个计划的受益人数,设置比较简单的儿童计划申请程序,带动了《医疗补助》计划程序的改革,使《医疗补助》计划从申请到审批都发生了简化、容易接受的变化。

四　儿童医保计划实施的挑战

SCHIP 在很多方面取得了很大的成效,但是计划实施过程中也发现一些不足,存在各州儿童医保扩展不平衡、财政预算压力、不完美覆盖等问题。

(一) 各州扩展不平衡

由于儿童医保计划是联邦和州政府合作的公共医保项目,各州有充分的自主选择性。从前面反映各州儿童医保的注册人数和无医保覆盖的人数就可以看出,各州在儿童医保扩展方面的发展是不平衡的。原因主要是有的州在儿童公共医保制度颁布前,通过扩大《医疗补助》计划,已经给相当一部分的儿童提供公共医保,有的州对儿童医保并没有实质性的措施和计划。虽然 1997 年联邦政府颁布了儿童医保计划,但各州实施计划是根据各州的州情推行的,各州制定的资格线不同,所以覆盖低收入家庭儿童的比例不同。

州际发展不平衡还与州际《医疗补助》计划扩大的程度有关。如果一个州已经扩大了《医疗补助》计划,就是已经提高了贫困线的百分比,那么这个州不能从联邦政府那里获得更高的儿童医保计划配套资金,因为很多儿童已经纳入了《医疗补助》计划之内,也就意味着在 SCHIP 颁布前扩大《医疗补助》计划的州,相对于之后扩大的州,州财政负担更重。

（二）州和联邦政府的财政压力

尽管各州的儿童医保计划有较高的联邦配套资金，但很多州在不同时期会紧缩预算、限制计划的规模。儿童医保计划的特点是"非强制性"的，不是个人的权利。这种"非权利"和"灵活性"决定了各州有权削减预算，有权决定资格门槛，注册限额。各州有权在资格门槛中减少符合标准人数，减少扩展资金，增加共同支付。在经济衰退时，低收入家庭的儿童对公共医保的需求比任何时期都迫切，但州政府依然可以根据州财政状况削减儿童医保计划。尽管这些削减的注册人数占总人数比例很小，但是如果各州都削减预算，将造成儿童医保情况的恶化。

预算增减导致儿童医保率不稳定，对失保率提高存在潜在的隐患。联邦政府对 SCHIP 资助的方式是"整体划拨"，期限为 10 年。从 1998 年儿童计划开始实施的头几年，各州的支出少于联邦分配的资金，但是随着时间的推移，各州的支出就超过了联邦分配的资金，如 2003 财年，各州儿童医保总支出是 43 亿美元，同年联邦政府的资金分配额只有 32 亿美元。在 2003 财年，儿童医保计划发展已经相对成熟，有 10 个州的开支，超过联邦政府分配资金的两倍，有 5 个州的支出少于联邦政府分配额的一半[①]。

造成这种分配不匹配有两方面的原因。一是因为源于预算机构对各州的实际情况不熟悉，做出了不精确的预估，把这个预估用于州际资金分配和拨款公式，由此造成预算拨款计划与实际支出不相符。二是因为各州并不知道联邦政府在下一财年分配给它们多少资金。SCHIP 明确规定，禁止各州使用联邦分配资金去覆盖在 1997 年儿童计划颁布前就符合《医疗补助》计划的儿童，有些州并没有严格执行，有的州甚至把儿童医保资金用于成人医保。

（三）不能实现儿童全覆盖

尽管 SCHIP 实施后，儿童的医保率上升，但依然有大约 930 万 18 岁以下的儿童没有医保，这个人数占美国儿童总数的 12%。儿童公共医保不能完美覆盖所有儿童的医保，因为它是建立在贫困人群《医疗补助》

---

① K. Finegold, L. Wherry, and S. Schardin, "Block Grants: Historical Overview and Lessons Learned," *Assessing the New Federalism Policy Brief A-63*, Washington: Urban Institute, April 2004.

基础上的，是非强制性的。另外，对有雇主提供医保的家庭，其儿童因为拥有雇主提供雇员及家庭的医疗保险，都不在儿童公共医保覆盖范围之内，但是雇主提供的医保是有限的，特别是当儿童患有大病时，雇主提供的家庭保险不如儿童公共医保。在美国，儿童医保计划的比率比贫困人群《医疗补助》的比率要低，而且未来的发展也不可能有太大的增加[①]。

　　另外，有些州将儿童医保资金用到成人身上，直接影响了儿童医保计划的基本宗旨。毫无疑问，如果超出儿童的直接医保需求，去解决相关父母或者其他人的医疗保险需求，联邦政府必然削减"整体划拨"的资助经费，这对进一步发展儿童医保计划是不利的。

　　到 2007 年，联邦政府对 SCHIP 10 年预算期结束，儿童医保计划的进一步实施需要联邦政府"再授权"，政府政策制定者将如何处理一系列相关问题，如：财政问题、与《医疗补助》计划的关系、联邦和州的合作资助、儿童计划的作用问题等，与儿童医保计划的进一步实施关系重大。

---

　　① K. Finegold, L. Wherry, and S. Schardin, "Block Grants: Historical Overview and Lessons Learned," *Assessing the New Federalism Policy Brief A – 63*, Washington: Urban Institute, April 2004.

第 七 章

新世纪医改的大突破

进入 21 世纪,美国医保面临的覆盖率和医疗费用两大困境进一步加深。无论是民主党还是共和党都十分关注医改问题。民主党一如既往呼吁全面医改实现医保全覆盖,共和党一改以往反对"大政府"的态度,主张局部改革逐步完善医保制度。2009 年奥巴马政府开始的新医改成功,成为美国百年医改史上的里程碑,世人瞩目。但是,在奥巴马之前的小布什(区别于其父老布什总统,在下文不引起歧义时直接称布什),在 2003 年对老年公共医保制度的改革,扩大了《医疗照顾》处方药覆盖,也堪称是自 1965 年《医疗照顾》公共制度颁布以来最伟大的进步①。

第一节　布什医改增加处方药福利

2000 年迎来了新世纪的第一次大选,无论是民主党候选人还是共和党候选人又把医改问题作为竞选议题。民主党候选人是克林顿时期的副总统阿尔·戈尔(Al Gore),他在竞选中呼吁继续扩大克林顿第二任期提出的儿童公共医保计划,要给所有儿童提供医疗保险,为贫困老年人提供免费的处方药福利。共和党候选人是布什,他提出要在老年《医疗照顾》计划中注入私营医保的竞争机制,扩大《医疗照

---

① George W. Bush, "Remarks on Implementing the Medicare Modernization Act," June 16, 2005. *Public Papers of the Presidents of the United States*: *George W. Bush*, 2005, Vol. 1. Washington, DC: Government Printing Office, 2006, pp. 1001 – 1006.

顾》计划，给老年人提供处方药福利。结果布什获胜，共和党迎来了新世纪的全面胜利，共和党不仅控制了白宫，而且还控制了国会参众两院，这是共和党自1954年艾森豪威尔总统以来的第一次完胜。布什上台，共和党全面胜利，《医疗照顾》覆盖处方药改革以共和党的方式进入立法程序。

一 老年医保覆盖处方药的需求

《医疗照顾》计划创立近40年来，面临各种挑战。随着医学科技的发展和创新，各种处方药的研制推出加快了步伐。但是公共医保制度没有跟上处方药的发展，《医疗照顾》并没有覆盖处方药的条款。如果不解决处方药医保问题，对美国老年人无益，对美国纳税人无益。年复一年，多届政府都想改革《医疗照顾》覆盖处方药的问题，但都与改革的成败有关。一些老年人已经通过企业退休人员福利、补充性医疗保险或是管理式保健计划获得了处方药福利，但是仍有数以百万计的老人仍然没有任何处方药保险，药物的价格则在不断升高。如果里根时期的《医疗照顾大病保险法》没被废除，那么该法案能为老年人提供处方药福利。如果克林顿1993年提出的"一揽子"全民医保法案能够通过，那么老年人也就有了处方药福利。事实上，这些如果都不存在，直到布什上台，才真正启动了共和党改革处方药的立法程序。

（一）处方药费用支出快速增加

根据美国国家卫生部发布的一份综合报告显示，进入21世纪，美国超过44%的人至少需要一种处方药，16.5%的人至少需要三种处方药①。根据表7—1显示：1993年，美国人在处方药上花了506亿美元，到2002年已经增加到1624亿美元，增幅为300%多，当时预计到2010年，处方药的费用会达到3967亿美元。详见表7—1。

---

① Robert Pear, "Americans Relying More on Prescription Drugs, Report Says", *New York Times*, December 3, 2004.

表7—1 **1993—2010 年美国处方药支出及与上年相比上涨比率**

年份	费用（亿美元）	与上年相比增长率（%）
1993	506	
1994	552	9.1
1995	610	10.5
1996	689	13.0
1997	785	13.9
1998	873	11.2
1999	1044	19.6
2000	1215	16.4
2001	1408	15.9
2002	1624	15.3
2003	1841	13.4
2004	2079	12.9
2005	2336	12.4
以下是当时的预测：		
2006	2618	12.1
2007	2924	11.7
2008	3253	11.3
2009	3601	10.7
2010	3967	10.2

资料来源：Kant Patel and Mark E. Rushefsky, *Health Care Policics and Policy in America*（Third Edition）, p. 59。

虽然在美国医疗卫生费用支出中，处方药支出是一个相对小的费用支出，在 2002 年占国家医疗总费用约 10.4%，但这是增长最快的一个组成部分。处方药费用的快速上升，越来越成为需要用药人的沉重负担。

处方药费用支出增加主要有三方面的原因：第一，处方药使用量的增加。1993 年处方药购买数量是 20 亿，2003 年增加到 34 亿，10 年增长了 70%。第二，药物生产增殖扩散，不断推出新药取代旧药，新药均比旧药价高。美国食品、药品管理局每年平均批准 30 种左右新药上市。第三，制药商对现有药品提价近 25%，1993—2003 年美国处方药零售价格每年平均以7.4%的幅度增加，平均年医药通货膨胀率达到2.5%①。

制药业的高利润引起了人们的关注和质疑。一方面，药品成为人类赖以生存的必需品，制药业成为世界上最赚钱的行业；另一方面，药品价格的快速上涨刺激药品高尖端研制，研制新药又推动药品价格上涨。美国大部分制药公司只积极营销它们的新药产品，而不把利润用作研发新药。实际研发工作都是由政府出资资助，各大学、研究机构完成。

（二）老年人处方药保险的必要性

处方药的高成本和高售价对老年人的影响特别严重，尤其对低收入、多疾病的老人影响更大。老年人使用处方药频率高，因为他们更可能慢性病缠身，需要用药。老年人的慢性疾病，如癌症、哮喘、关节炎等的发病率比非老年人要高得多，因此高价格的处方药占总医疗支出的比例不断增加。1997年，每年处方药花费超过3000美元的老年人占20%，到2000年占42%。随着老年人口的增加，这个比例还会上升。

低收入老年人必须经常在医疗消费和其他日用消费之间做选择，支付昂贵的处方药就不得不削减日用品消费。对于只有《医疗照顾》基本疾病保险的老年人来说，原有的《医疗照顾》计划不提供处方药覆盖。如果低收入的老年人，即使拥有《医疗照顾》，也必须购买公共医保不包括的补充性医疗保险。然而，在2003年大约有1/3的《医疗照顾》计划受益人没有购买覆盖处方药的补充性保险，因为要取得处方药覆盖的保险因药费越来越贵而保费越来越高。但是，到2003年，一个患者经溃疡手术后，需要支付2.8万美元的处方药来彻底消除溃疡，而不是40年前500美元的处方药就能解决问题。治疗中风造成的后遗症，需要支付超过10万美元的处方药，才有可能治愈，而不是只花1000美元的血液稀释药物即可②。

人人都知道预防和治疗疾病需要用处方药，但是《医疗照顾》计划并不涵盖处方药，许多患有慢性病的低收入老人，往往会把处方药药量

---

① Kaiser Family Foundation, "Prescription Drug Trends." Fact-Sheet #3057 – 03, 2004. Online at www. kff. org.

② George W. Bush, "Remarks on Implementing the Medicare Modernization Act," pp. 1001 – 1006.

削减一半来节约开支，有的甚至停药，如果坚持服药，或许会花光他们
毕生的积蓄。

二　布什的处方药改革之路

2000 年布什积极筹划竞选总统事宜，由于竞选中老年群体的选票非
常重要，布什在策划国内社会改革方面把老年投票者关心的处方药福利
问题作为竞选主要纲领。布什设计了处方药的具体方案，主要原则是改
革老年公共医保制度，把《医疗照顾》变成具有更多竞争性私营医保计
划色彩的制度，《医疗照顾》扩大覆盖处方药福利。在 2000 年秋天的总
统竞选辩论中，布什辩论的第一个议题就是处方药福利，他指责民主党
人在克林顿执政 8 年期间始终没能解决处方药福利问题，他承诺如果自
己当选总统，保证通过立法解决处方药福利问题。

（一）两党候选人的处方药方案

民主党候选人阿尔·戈尔和共和党候选人布什各自提出了自己的处
方药方案。

戈尔的方案：《医疗照顾》年龄资格向下扩大到 55 岁及以上，创建
《医疗照顾》D 部分，为老年人建立处方药福利。收入在贫困线上 35% 以内
的老年人和贫困线内所有老年人都可以免费获得处方药福利，其他老年人
在 D 部分制度实施后需要交纳处方药保费，2002 年制度生效时，每月缴纳
25 美元，6 年后提高到 44 美元，没有免赔额，规定处方药费用一半可以报
销，另一半自付，报销费用的上限是 5000 美元，超过 5000 美元全部自付。
政府在《医疗照顾》处方药福利的 10 年预算是 2530 亿美元[1]。

布什方案：布什提出了一个比较温和的计划，由联邦政府给自愿参
与《医疗照顾》处方药计划的州发放补贴，政府补贴私营医保公司为老
年人提供处方药福利，政府在未来 10 年里为老年处方药项目投入 4000 亿
美元。如果老年人离开原来的《医疗照顾》公共医保，参加私营医保计
划，特别是各种管理式医疗计划，他们就能得到完整的处方药福利。布
什提出最核心的精神集中在降低《医疗照顾》费用方面，他要加强《医

---

① Katherine Q. Seelye, "Sensing Voter Interest, Gore Pushes Health Plan," *New York Times*, August 27, 2000.

疗照顾》通过提供更多的选择和更多私营医保公司参与，支持老年人开医疗储蓄免税账户，当大病重病来临时可以发挥作用。他建议国会两党根据以下原则，制订具体方案。

（1）私营部门在提供处方药和管理药物成本方面应该发挥重要作用，联邦政府必须为私营制药企业和私营保险业提供大量补贴。

（2）老年人有权选择各种覆盖处方药的私营保险计划，私营保险公司根据政府的改革计划管理处方药福利。私营保险公司不得垄断，每个地区至少应该有两家公司经营和管理药品利益。

（3）联邦政府设置《医疗照顾》受益人的处方药自费标准。

（4）可以维持现有医保覆盖模式，政府将支付雇主为雇员增加处方药覆盖保险的费用，以此作为退休人员医疗福利的一部分。

（5）政府应该对提供处方药覆盖的 HMO 资助，国会应该改变奖励政策，鼓励离开《医疗照顾》到 HMO 投保的人。

根据这个原则，爱荷华州共和党人、参议院财政委员会主席查尔斯·格拉斯利（Charles Grassley），召集路易斯安那州参议员、民主党人布鲁（Breaux）和蒙大拿州参议员、民主党人马克思·博思（Max Bauous）一起，提出了一个两党提案。即《医疗照顾》计划内的老年人可以有自己的选择，他们可以继续留在以前的《医疗照顾》计划中，参加一个由私营保险公司提供的独立处方药福利计划。或者选择一个包括所有健康福利的私营管理式医疗保险计划，该计划也包括处方药福利。参议院的议案还有"应变的"政府处方药福利计划，就是当私营医保公司提供的独立处方药福利计划在某一领域无效时，由政府直接提供处方药福利。

（二）提案进入立法程序

民主党激烈反对共和党处方药福利计划立法。他们承认《医疗照顾》扩大处方药覆盖的计划对大约 4100 万老年人是有吸引力的，但是他们指责处方药福利计划在财政上是不负责任的，布什政府也预测到这个项目会引起美国历史上最大的财政赤字。民主党认为共和党不顾财政赤字主要是为了其政治目标：在 2004 年大选前讨好老年选民。民主党进一步宣称，共和党的计划有一个更大的阴谋步骤，就是逐步取消《医疗照顾》，把《医疗照顾》的功能逐渐转移到私人医保部门。共和党否认民主党的指控，布什的首席政治顾问卡尔·罗夫（Karl Rove）说："民主党人担心政府失去《医疗照顾》的垄断地位，其实不然。根据新的计划，老年人可以在传统的《医疗照顾》和由私人保险公司管理的计划之间选择……我们要用市场、选择、创新、授权、激励，用医疗储蓄和承担个人责任来实现医疗卫生保健的高质量、高效率。"①

尽管民主党极力反对共和党处方药福利计划立法，但毕竟布什政府是总统党控制国会两院，关于处方药的立法按共和党版本通过是顺理成章的，布什希望提案在2004年大选之前通过。

虽然共和党在参议院的控制权极为有限，因为共和党与民主党的席位之比是51∶49，共和党略占优势。在共和党领袖的努力下，2003年6月以76∶21通过了《处方药和医疗照顾改进法案》（*Prescription Drug and Medicare Improvement Act*）。在众议院里，通过立法比较困难，虽然共和党占多数，但是一些保守的共和党并不赞成此方案。为了获得共和党保守人士的支持，方案制订者不得不对参议院通过的方案加以修改让步，最终以216票比215票通过了《医疗照顾处方药和现代化法案》（*Medicare Prescription Drug and Modernization Act*，MPDMA）。由于参众两院通过的不是完全相同的法案，通过协调、争辩，最终通过了名为《医疗照顾处方药、改进、现代化法案》（*Medicare Prescription Drug, Improvement, and Modernization Act*，MPDIMA），简称《医疗照顾现代化法案》（*Medicare Modernization Act*，MMA）。

2003年通过的MMA，确立了《医疗照顾》D部分，继老年公共医保制度A部分、B部分、C部分后，又增加了D部分。D部分主要是处方药福利计划，将使4100万老年人获益。布什认为，MMA是自1965年《医疗照顾》计划颁布以来最大的进步，是公共医保制度最大的创新。

三　《医疗照顾现代化法案》

（一）法案中关于处方药费用规定

MMA非常复杂，其中有关处方药的规定最重要的有两个内容。

第一，过渡期的折扣卡。从2004年6月1日到2006年1月1日为《医疗照顾》D部分处方药计划实施的过渡期，也就是处方药计划正式生

---

① Kevin Hillstrom, *U. S. Health Policy and Politics: A Documentary History*, p. 604.

效为 2006 年 1 月 1 日。在过渡期内，老年人使用处方药折扣卡。各种折扣卡由公共医保服务中心批准相关制药公司、药房、私营医保公司提供，老年人可以从中选择一种折扣卡。领取折扣卡需要每人每年支付 30 美元，有折扣卡者可享受处方药 10%—15% 的折扣，低收入老年人每年可获得 600 美元的处方药折扣补贴。

老年人选择折扣卡需要注册，注册后不能改变其选择，各种计划需要一些稳定的会员。但是提供折扣卡的公司可以改变提供药物的价格和品种，而消费者只能选择一张折扣卡。所以有时老年人选择了一种折扣卡以为包括了所有处方药，等实际需要时可能发现自己需要的处方药并不包括在自己选择的折扣卡中。

第二，处方药福利。处方药福利也称《医疗照顾》D 部分。老年人在自愿基础上，在 2006 年法案正式生效前签约加入《医疗照顾》D 部分，其中处方药福利规定如下：

○ 每月需要缴纳处方药保费 35 美元。
○ 每年处方药免赔额 250 美元。
○ 每年处方药在 250—2250 美元的费用自付 25%，《医疗照顾》支付 75%。
○ 每年处方药在 2250—5100 美元的费用需要全部自付。
○ 每年处方药超过 5100 美元的费用自付 5%，《医疗照顾》支付 95%。

根据上述规定，如果要获得处方药 95% 的报销率，必须在第一个 5100 美元中自付 3600 美元，然后才可以得到 95% 的优惠福利，这个 3600 美元被称为 "甜甜圈陷阱"[1]。事实上，只有重病、大病患者所用的处方药可能超过 5100 美元，所以《医疗照顾》D 部分是重病、大病患者最大的医疗福利保障。

当时的《纽约时报》对国会通过的 MMA 是这样评价的：布什主持了美国历史上医疗保险里程碑的改革，《医疗照顾》覆盖处方药是《医疗照

---

[1]　Kevin Hillstrom, *U. S. Health Policy and Politics: A Documentary History*, p. 606.

顾》制度数十年来最大的扩展，标志着美国已进入现代医学时代，这个
时代新医药的研制和推广是治疗疾病的基石①。

（二）《医疗照顾》预算与性质的变化

在国会通过 MMA 之前，有关预算的测算就遇到了尴尬。当民主党人
问《医疗照顾》计划的首席精算师里克·福斯特（Rick Foster）提供估计
第一个 10 年处方药福利的成本，因为共和党的预算法案授权不超过 4000
亿美元，CBO 估计 10 年将花费 3950 亿美元。当福斯特精算估计结论是
5340 亿美元时，布什政府不允许他如实发布，认为他的报价是出于恐惧，
将阻碍赤字鹰派共和党党团会议投票通过法案。

压制了福斯特的精算估计报告，法案顺利通过，两党都肯定数以百
万计的老年人得益。但是财政支出始终是政府头痛的事。由于布什政府
坚持通过政府补贴私人医保公司，坚持政府不参与与药品制造商谈判，
争取更低的药品价格，给《医疗照顾》D 部分增加了数百亿美元的处方
药费用。政府不参与与药商谈判定价的结果，使《医疗照顾》受益人常
用的几十种处方药价格比其他非营利 HMO 和退伍军人医疗管理局的常用
处方药价格高出 60%。药价的差距是令人震惊的。根据《美国家庭》组
织机构研究表明，在《医疗照顾》计划内用一年的胆固醇药辛伐他汀是
1485 美元，相同的药物在美国退伍军人管理局计划下，一年用药的药价
只有 127 美元②。

私营保险行业利润是驱动《医疗照顾》D 部分高成本高价格的另一
个主要原因。布什政府坚持处方药福利尽可能在私营部门运转，因此在
制定 MMA 时规定了对保险公司提供各种补贴。

布什政府对保险业和制药业的慷慨，反映了共和党长久坚持的信念，
就是遵守自由市场内效率将长期产生节约成本成效。但是布什政府依赖
私营保险业和制药业实施处方药福利，使处方药越来越贵，要求控制成
本的改革越来越迫切。医疗保健专家乔纳森·科恩（Jonathan Cohn）评
价布什政府的处方药改革时说：《医疗照顾》的扩大是符合满足社会日益

---

① "Mr. Bush's Health Care Legacy," editorial, *New York Times*, January 2, 2009, www. ny-times. com/2009/01/03/opinion/03sat1. html.

② Kevin Hillstrom, *U. S. Health Policy and Politics: A Documentary History*, p. 607.

增长的需求，这是公共医保制度最初构架的希望。但是，过分依赖私有制、市场化，已经改变了《医疗照顾》原有的公共制度的有效性，将危及其长期生存和发展①。

不管怎样，到2010年，90%的《医疗照顾》受益人都拥有处方药保险覆盖，虽然被覆盖的来源有多种，有14%的人是同时有资格受益《医疗照顾》和《医疗补助》的，有18%是退休后来自原雇主的医保计划的，但大多数（60%）是来自《医疗照顾》D部分的计划②。

第二节　奥巴马医改面临的挑战

进入21世纪以来，美国的医疗费用火箭式暴涨，又一次唤起了紧急处理医疗成本和提高覆盖率改革的意识。2006年国会中期选举后，民主党夺回了国会参众两院的控制权，重新开启了实现全民医保改革的制动阀。当总统竞选周期开始时，布什的支持率降到了有史以来的最低点。奥巴马却在总统竞选活动中脱颖而出，他关于医改的承诺——为每个美国人提供可负担的、全面的和适宜的医保覆盖，使民主党的优势明显增加。奥巴马无论在竞选活动期间，还是当选总统之后，不断推动全民医保改革步步深入，直至新医改法案颁布，实现了美国百年医改为达到医保全民覆盖的梦想。奥巴马医改并非一帆风顺，其间对原有公共医保制度的改革，是彻底推倒重建还是微调，是推进还是削弱，这个问题与其他敏感问题一样，经历了激烈的争辩，公共医保制度的进一步发展面临挑战。

一　21世纪医疗费用快增的困扰

21世纪以来，美国的医疗费用增长速度惊人，其中公共医保制度《医疗照顾》《医疗补助》的支出同样快速增加，人均医疗费用快速增加，医疗支出占GDP的比例日益增加。详见表7—2。

---

① Jonathan Cohn, *Sick*: *The Untold Story of America's Health Care Crisis and the People Who Pay the Price*, New York: Harper Collins, 2007, p. 114.

② Juliette Cubanski, etc., *Medicare Chartbook*, p. 34.

表 7—2　　2001—2005 年美国医疗费用支出、人均支出、占 GDP 比例

年份	2001	2002	2003	2004	2005
全国费用支出（亿美元）	14207	15530	16736	17936	19208
《医疗照顾》（亿美元）	2465	2671	2809	2960	3095
《医疗补助》（亿美元）	2244	2504	2693	2927	3192
人均支出（美元）	5021	5440	5808	6167	6547
占 GDP 比例（%）	14.1	14.9	15.3	15.5	15.7

资料来源：Stephen Heffler, et al. "Health Spending Projections Through 2013", *Health Affairs Web Exclusive* (February II, 2004)：W 4 – 79 – 93. Online at content. healthaffairs. org/cgi/reprint/ hlthaff. w4. 79vl。

随着医疗费用的飙升，医疗费用的压力上升了，越来越少的公司为雇员提供医疗保险，越来越多的人失去医疗保险。从 2000 年到 2006 年，提供医疗保险的公司比例从 69% 下降到了 61%，有医疗保险福利的雇员数量减少了 600 万[1]。虽然参加《医疗补助》的人数在上升，但是没有保险的人数从 4000 万上升到了 4500 万，约占总人口的 15.3%。2001—2006 年，美国人由于医疗费用支出增加，经济负担加重，超过 10% 的税前收入花在了医疗保险和医疗现金支付上，而且这个比例每年上升一个百分点，2006 年已达到了 19%[2]。经济负担不断加重能够在一定程度上反映出即使有保险的人得到的保险覆盖也变少了。

根据凯撒家庭基金会 2004 年的调查显示，医疗费用问题是美国人关于未来生活的主要担忧之一。有 1/5 的人担心自己会成为暴力犯罪或恐怖袭击的受害者，也担心自己会失业。有 2/5 的人担心自己无力支付医疗保健费用。在 2005 年的调查中，有 21% 的人称自己承担的医疗费过重[3]。

2009 年美国医疗保健评论家戴维·古德维尔（David Goldhill）写

---

[1]　John Holahan and Allison Cook, "The U. S. Economy and Changes in Health Insurance Coverage, 2000 – 2006," *Health Affairs* 27, Feb. 20, 2008, pp. 135 – 144.

[2]　Peter J. Cunningham, "The Growing Financial Burden of Health Care: National and State Trends, 2000 – 2006," *Health Affairs* 29, March. 26, 2010, pp. 1037 – 1044.

[3]　Paul Starr, *Remedy and Reaction: the Peculiar American Struggle over Health Care Reform*, p. 157.

道："这种快速增长的结果是：联邦政府花在医疗保障方面的费用是教育的8倍多，是援助儿童和贫困家庭食物的12倍，是实施法律的30倍，是土地管理和保护方面的78倍，是水供应的87倍，是能源保护的830倍。教育、公共安全、环境、基础设施建设——所有其他公共优先项目的费用正在逐渐被医疗这只野兽吞噬。"① 美国的医改又到了刻不容缓的时刻。

二 麻省全民医保走在全国前列

2006年4月12日，马萨诸塞州共和党人、州长米特·罗姆尼（Mitt Ronmey）签署了州医改法案，把医疗保险几乎扩展覆盖到全州人民。法案生效后，与当时全国医保覆盖平均水平83.3%相比，麻省的覆盖率已达到了98.1%，儿童和老年人的覆盖率更高，分别达到99.8%和99.6%②。

麻省医改成功全国瞩目，它的成功并非十分偶然，与它在美国医改史上特别的地位有关。麻省有肯尼迪总统的小弟弟、资深的民主党参议员爱德华·肯尼迪，他在尼克松政府时期就积极主张建立国家全民医保制度，对这种追求从未停止过，30多年来他一直是民主党医改政策的发言人，对麻省的医改有直接指导作用。除爱德华·肯尼迪以外，麻省还有两位重要的民主党人士，曾经的州长米契尔·杜卡斯基（Michael Dukakis）和民主党参议员约翰·克里（John Kerry），他们均当过总统候选人。这些重要政治人物直接支持麻省医改。麻省先行一步，州医保覆盖率远远走在了国家前列，如果没有国会中共和党和民主党议员的长期协助，没有州两党领导的合作，这样的成功是不可能取得的。麻省的成功，不仅让国家层面的全民医保改革面临挑战，也为国家层面的医改提供了模板，还透露了某种信息：一个共和党州长签署全民医保法案的先例，有可能吸引共和党为国家全民医保法案投赞成票③。

---

① David Goldhill, "How American Health Care Killed My Father," *Atlantic*, September, 2009, p. 41.

② Kevin Hillstrom, *U. S. Health Policy and Politics: A Documentary History*, p. 643.

③ Ibid. , p. 616.

三　奥巴马医改争议的几大焦点

2009 年奥巴马就任总统以后，重拾民主党积极推动医改的主张，决定立即发动新一轮医改立法工作。2009 年 3 月 5 日，奥巴马主持召开了主题为医改的白宫讨论会，参会代表由国会成员、医生、保险公司、制药商等多方组成。此会议召开意味着奥巴马新一轮医改正式拉开帷幕。从 2009 年 3 月奥巴马发动医改，到 2010 年 3 月国会通过医改法案，在这一年制定新医改法案过程中，国会议员、白宫工作者、医疗利益集团等就医改的相关事宜展开了激烈的争辩和博弈。尽管很多人意识到美国医改刻不容缓，但当改革真正开启时，特别是医改的具体措施触及相关群体的切身利益时，他们变得畏首畏尾、敏感而审慎。参众两院初草的医改法案也几度修改，其中针对医保体系改革的一些条款和提议招致激烈的争议。争议最集中的有四大焦点：政府主导的"单一支付"制问题、个人强制医保问题、微调还是全面调整《医疗照顾》和《医疗补助》，以及涉及堕胎和非法移民医保的问题。

（一）关于"单一支付"问题的争议

关于"单一支付"问题实质上就是以何种制度或者何种方式实现全民医保的问题。在美国百年医改中，这一问题的争论始终贯穿其中。"单一支付"就是指一个国家的医保费用支出来源于单一的渠道，一般是指来源于政府的筹资。世界上许多发达国家建立的国家全民医保制度，都采用"单一支付"制，美国有一部分自由主义民主党人一直追求建立一个由政府主导的国家全民医保制度，依靠政府税收来源的"单一支付"制。奥巴马医改中的建立一个政府主导的公共医保计划设想就是源于"单一支付"和"公共选择"的观点。

主张"单一支付"制观点的自由主义者，支持由联邦政府购买针对所有公民的医疗服务，类似于加拿大和法国采取的医保方式，因为不同于私营医保公司，政府能够调度巨大的市场影响力为各类医疗产品和服务压低价格。实现"单一支付"制就是实现全民医保①。

显然，"单一支付"制的设想与美国现有的以市场调节为主，政府管

---

① Kevin Hillstrom, *U. S. Health Policy and Politics: A Documentary History*, p. 617.

理为辅的医保制度格格不入，是对现有医保系统的颠覆。虽然"单一支付"得到医疗改革进步人士的热情拥护，但是民主党考虑到实施"单一支付"的难度，遂考虑由耶鲁大学政治学教授雅各布·哈克（Jacob Hacker）提议的"公共选择"的想法。2007 年 1 月，美国经济政策研究所以哈克"公共选择"的观点为基础，提出"建立一个新的，类似《医疗照顾》计划模式的公共医保基金"①。《医疗照顾》计划是针对 65 岁及以上老年人群的政府公共医保计划，而新设想建立的公共医保基金打破了年龄限制，借鉴《医疗照顾》计划中所用方式降低医疗服务和产品的价格。另外"公共选择"保留雇主为雇员提供医保的模式为基础，政府提供多种医保计划供参与新计划者选择，同时覆盖没有医保的人。

"公共选择"的核心理念来源于"单一支付"，不同的是前者允许保留原来雇主为雇员提供的私营医疗保险，维持原有的竞争模式。《华盛顿邮报》发文，"公共选择"将对其余的保险产业产生竞争压力……将分割私人保险公司的市场份额。私人保险公司将不得不做出回应挽留他们的客户。如果他们无法适应，系统可能成为类似于单一支付的结构②。可见"公共选择"和"单一支付"有着异曲同工之处，但是"公共选择"的设想更为温和，也更契合美国现有医保制度。因此，"公共选择"成为奥巴马医改团队重点考虑的改革措施，众议院和参议院最初制定的医改法案中都包含了类似的改革举措。众议院院长南希·佩洛西（Nancy Patricia）更是强烈支持将"公共选择"作为一种手段，促进医保体系中的竞争和选择，迫使医保公司诚实，减少诈保行为。对于民主党来说，"公共选择"不仅促进了医保体系的良性竞争，打破现有私营医保独霸市场的弊端，而且可以通过降低利润和行政开支减少医保成本。

"公共选择"的改革提议首先在众议院能源和商业委员会中引发争议。该委员会有 7 名蓝狗联盟（温和派和保守派民主党人）威胁称要加入共和党，以反对政府主导"公共选择"的公共医保计划。在众议院讨

---

① Jacob S. Hacker, "Heath Care for America," Economic Policy Institute, January11, 2007, 参见 http://www.sharedprosperity.org/bp180.html。

② Ezra Klein, "Health Care Reform for Beginners: The Many Flavors of the Public Plan," *Wnshington Post*, June 8, 2009, 参见 http://voices.washingtonpost.com/ezra-klein/2009/06/health_care_reform_for_beginne_3.html。

论中，政府医保支付给医院、医生和其他医疗提供者的费率定为《医疗照顾》计划费率基础上加5%。但是蓝狗联盟认为各州和地区的《医疗照顾》计划利率不一，特别是农村地区不同。"他们反对按《医疗照顾》计划费率支付，即使增加5%，也远低于私营医保公司的费率，这将威胁影响医疗服务的有效性"①。经过白宫官员的几度斡旋，最后与部分蓝狗联盟成员达成妥协："公共选择"支付的费率事前必须与医保提供者协商确定。按如此妥协，包含"公共选择"条款的众议院医改法案最终艰难通过。

　　与众议院相比，"公共选择"的改革在参议院引发了轩然大波，成为参议院最终投票时的冲突中心。参议院民主党人、多数党领袖哈里·瑞德（Harry Reid）在2009年10月合并院下两委员会草案时，试图将"公共选择"条款纳入参议院的法案中。然而，"公共选择"的观点遭到医疗保险公司、医院和其他医疗服务提供者的反对。反对的理由有三方面：首先，除了和蓝狗联盟成员一样，不认可政府医保以《医疗照顾》计划费率外，他们还将"公共选择"视为一种潜在的"单一支付"计划，使"商业医保公司处于极不平等的地位"，"公共选择"有最终将商业医保公司"淘汰出局"②，建立类似英国国家全民医保体系之嫌。其次，极为恐惧官僚主义政府对于医保的接管，声称政府医保计划将会降低医疗服务质量，不利于医疗技术创新。最后，对民主党所宣称的降低医疗费用提出质疑，认为"公共选择"对于健康状况不佳和患有慢性病的人群更具吸引力，并不能保证降低医疗费用。为了改革方案能在参议院达成共识，瑞德组织10名民主党参议员组成一个小组，专门探讨妥协方式。最终提出三个观点代替"公共选择"：第一，由运作联邦职员医疗福利制度的人力管理办公室（Office of Personnel Management）协商两个全国性的私营医保计划，其中一个必须是非营利性的，必须由各州医疗交易所提供。第二，要求私营医保公司为大团体医保支付至少85%的医疗费用，为个人和小团体至少支付80%。第三，55—65周岁的人群允许其申请加入《医

---

　　① Paul Starr, *Remedy and Reaction: the Peculiar American Struggle over Health Care Reform*, p. 209.

　　② 翁新愚：《美国人看不起病？》，第138页。

疗照顾》计划。但是第三点遭到一些民主党人的反对，为了保持参议院内民主党的一致，保证所有民主党参议员的赞成票，领导者不得已一再退让，最终放弃"公共选择"纳入医改法案。

（二）微调《医疗照顾》和《医疗补助》的分歧

1. 减少《医疗照顾》计划经费

《医疗照顾》计划经过几次重大的改革调整以后，虽然在覆盖面上有了重大拓展，但是费用问题始终存在危机。据《医疗照顾》的信托基金会预测，如果不对该计划进行干预，那么从 2008 年起后的 75 年，《医疗照顾》计划的预算赤字将达到 38 亿美元。这个数字相当于 2008 年美国国内生产总值的 2.6 倍①。削减政府公共医保的巨额开支，减少联邦政府的财政赤字是美国 2008 年医改的目标之一。而《医疗照顾》计划耗资巨大势必成为改革者"整治"的对象。

民主党人广泛认同，美国政府的公共医保花费已经很多，通过整治医保体系存在的低效率和医疗资源浪费现象，可以为改革节省一笔不小的开支。国会参众两院都有削减政府在《医疗照顾》计划方面支出的设想，"众议院的法案中预计 10 年内从《医疗照顾》计划中节省 3960 亿美元，而参议院的方案中预估将结余 4360 亿"②。但是，减少政府在《医疗照顾》计划中的费用并没有赢得共和党人的支持。来自得克萨斯州的共和党议员路易·戈默特（Louie Gohmert）声称民主党人的法案将完全扼杀老年人。老年人会被列在名单上，受强迫早点死亡，因为政府不准备尽早为他们提供他们需要的治疗③。同时，共和党援引政府公共医保服务中心的报告，"削减《医疗照顾》开支的条款可能对老年医疗服务的可及性产生不利影响，也无助于控制国民医疗费用的支出"④。

共和党通过右倾媒体制造医改恐慌情绪，提出了"死亡小组"概念，

<hr />

① Scott E. Harrington, "The Health Insurance Reform Debate," *The Journal of Risk and Insurance*, 2010, p. 15.

② Ibid., p. 16.

③ Gohmert Trades Ideas With Conspiracy Theorist, Says Obama Health Plan Will" Absolutely Kill Senior Citizens", July 27, 2009, 参见 http: //thinkprogress. org/politics/2009/07/27/52862/gohmert-conspiracies-alexjones/。

④ 徐彤武：《奥巴马政府的医疗改革及其前景》，《美国研究》2010 年第 1 期。

与民主党削减《医疗照顾》政府经费措施相对立。他们宣传说：老年人和残疾人将站在奥巴马死亡小组的前列，政府的官僚主义将决定老年人是否值得拥有医保。北卡罗来纳州的共和党人佛吉利亚·福克斯（Virginia Foxx）宣称老年人将会"被其政府置于死亡"[①]。民主党人对共和党人制造的恐慌给予解释，但是共和党人的宣传无疑加剧了老年人的恐慌，他们确实担心削减《医疗照顾》计划的经费必将使自身利益受损。共和党人利用老年人的恐慌情绪来打击和阻碍奥巴马医改的进行。

2. 扩大《医疗补助》计划受惠范围

《医疗补助》计划一直是联邦和州政府共同拨款的社会福利计划，主要受益人是贫困人群，接受现金救助的贫困老人、儿童及其父母，残疾失能者和盲人等。由于联邦政府拨给各州的经费是以该州的人均收入为基础计算的，因此各州都想方设法从联邦政府手中拿到更多的份额，把州政府的财政支出更多转嫁给联邦政府。奥巴马新医改为了有效扩大医保的可及性，使更多的群体享有医保，国会参众两院的医改提案都采取了扩大现有《医疗补助》计划的方式，提议将覆盖范围扩大至联邦贫困线的150%的人群。

降低《医疗补助》计划的申请资格将有效扩大医保覆盖率，使更多人纳入公共医保体系，同时依靠现有公共医保制度进行微调易于操作，避免实施新政策的盲目性。所以新医改团队认为扩大《医疗补助》计划是可行高效的方式。由于州政府普遍财政状况不佳，入不敷出，扩大《医疗补助》无疑增加了各州政府的财政压力。因而，这项改革条款招致多州议员的不满和反对。在之后的法案修订中，为缓和矛盾得到更多的支持，参议院初案将申请下限由联邦贫困线的150%改为133%。

对于现有公共医保制度的微调，基本上都涉及节省和筹措改革资金的话题。通过《医疗照顾》计划的效率化改革节省成本，以及通过扩大《医疗补助》计划覆盖面，变相提高了各州在医疗领域的资助金额。除此之外，为了解决新医改资金问题，参众两院法案还提出了向高收入者征税和针对高端医疗保险计划征税的想法，这些也引起了美国经济学家和

---

① GOP Report：There Are "No Death Panels" By amanda terkel posted on august 9，2009，参见 http：//thinkprogress. org/politics/2009/08/09/55336/kingston-palin/。

医疗专家的广泛关注和讨论。

（三）"强制医保条款"的合法性

国会参众两院制定法案时都认真考虑将"强制医保"作为法案的基本条款，这一基本条款是实现全民医保改革目标的重要保证。"强制医保"最初是共和党人提出的，在 2006 年麻省共和党州长罗姆尼的医改中，就要求所有成年人至少购买一份低成本、高免赔额的保险，否则罚款，最终罗姆尼把个人和雇主强制医保纳入签署的州医改法案中，他对该条款解释道："人们对其自身的医保负有责任，他们不应该指望政府，如果他们可以负担得起照料自己身体的责任……不再有'免费搭便车行为'（身体健康时拒绝购买保险，一旦生病就伺机动用保险基金的行为)。"① 麻省的全民医保改革不仅被其他州效仿，也成为奥巴马医改参照的重要蓝本。其中"强制医保"这一挑战个人主义、自由主义的观点引起民主党人极大的关注和认同，其达到全民医保的特殊作用得到奥巴马新医改方案制订者的支持。

支持"强制医保"条款的民主党人认为，如果通过扩大政府已有的老人、贫困人群、儿童等公共医保项目，完善雇主提供式医保、规范保险市场等方式，可以基本实现全民医保覆盖的目标。但是社会上依然有一部分人出于种种原因（如健康的年轻人、认为有病有足够钱医治的有钱人、各种因素失保的人）选择不加入或不购买任何医保，对这部分人只有通过"强制医保"条款，才能保障其"天有不测风云"的健康问题，提高整个国家的医保覆盖率。

"强制医保"条款与其他各项改革举措有密切关联。个人强制医保的福利效应是极为复杂的，包括公共医保项目的扩大、保费的补贴、健康保险承保和保险等级限制等②。在现有的医疗体制下，无医保人群的医疗成本往往被医院和其他医疗服务提供者转移给了有保险的病患。倡导"强制医保"主要基于风险共担的原则，如果不能从更为健康不急需医保的人群那儿获得保费，医疗成本必将提升，保费也会随之增长。所以

---

① Paul Starr, *Remedy and Reaction: the Peculiar American Struggle over Health Care Reform*, p. 170.

② Scott E. Harrington, "The Health Insurance Reform Debate," p. 20.

"强制医保"实际是政府财政周转的一种方式，在一定程度上减轻了政府的财政负担。

此外，奥巴马医改必须改革现有体制中的弊端，无论是公共医保体制还是私营医保体制，凡是不利于全民医保的弊端都必须革除，如果没有"强制医保"作为前提，政府就无法禁止保险公司在接受投保人时过分强调"逆向选择"，把大批年龄大、健康状况差的投保人拒之门外。

反对"强制医保"观点的人认为，强制的做法找不到任何法律的依据，政府无权对公民不购买保险的行为罚款。联邦政府可以管理或禁止经济活动，但不能命令或强制某种经济活动。对拒不购买医保的人群征收的是"罚款"还是"税收"，民主党人的解释是模棱两可，含糊不清的。此外，拒绝接受"强制医保"的人士认为该项条款的实施会使年轻人和更健康的人面临更高的保费，从而增加保险的平均购买成本。保守派反对的依据是"强制医保"侵犯了公民自由，国会无权执行。反对者主要从条款本身无法律依据和由此会带来医疗成本上升为由，驳斥"强制医保"存在的合理性。

（四）堕胎者和非法移民的医保问题

1. 堕胎者医保的争论

在美国，关于堕胎历来非常敏感。"在很多美国人看来，堕胎不仅仅是一种医疗行为，而是一个关乎国家兴衰深刻的政治、经济和伦理道德的问题。"① 堕胎问题涉及宗教伦理以及人的生存权和价值观，同时又与美国不同时期文化特质、政治倾向关联，因此美国对此问题的论战持续不断。概括争论的焦点，注重妇女"选择权"的多为女权主义者和自由派人士，注重胎儿"生命权"的多为天主教、新教右翼人士，以及重视传统价值观和社会秩序的保守主义者。在美国两党中，一般多数民主党倾向"选择权"，多数共和党倾向"生命权"。

奥巴马医改在此议题上的焦点是联邦政府资金是否应该用于支付堕胎费用。美国政府早在1976年颁布相关修正案，明确禁止联邦政府资金支付堕胎费用。共和党立场明确，认为新医改改变了原来的规定，对堕

---

① 赵梅：《"选择权"与"生命权"——美国有关堕胎问题的论争》，《美国研究》1997年第4期。

胎者资助，有承认堕胎合法之嫌，严厉谴责新法案包括此项条款。民主党内部也意见不一。

堕胎议题首先在众议院展开论战。一方面，美国天主教主教会议（U. S. Conference of Catholic Bishops）支持民主党议员巴特·斯图帕克（Bart Stupak）提出一项修正案，禁止堕胎妇女受惠于任何涉及政府资金的医改条款设计。修正案同样禁止交易所中私营保险计划提供堕胎服务。另一方面，主张堕胎合法的倡议者认为部分人群会自行购买堕胎服务保险，如果民主党的修正案出台会使其花费更多，最后导致保险公司不提供这项保险服务[1]。众议院议长佩洛西为了不失去其他民主党人对法案的支持，被迫做出让步。2009 年 11 月 7 日，众议院医改法案通过的同时，斯图帕克提交的修正案也在众议院通过。

同样，2009 年 12 月参议院就医改法案进行最后辩论和投票之际，民主党参议员本·纳尔逊（Ben Nelson）宣称，坚决反对政府资金用于支付妇女堕胎手术的费用。纳尔逊来自美国中部较为保守的内布拉斯加州，该州选民强烈反对堕胎。参议院议长为了争取参议院每一个民主党人赞成奥巴马新医改法案，不得不与他达成多项妥协，最后才确保在通过参议院医改方案时获得法定赞成票。

2010 年 3 月 21 日，是奥巴马新医改法案获得通过的最后攻坚阶段，奥巴马总统承诺并发出行政命令，重申了 1976 年关于禁止政府支付堕胎者医疗费用的修正案，才争取到以斯图帕克为代表的 6 名反堕胎民主党议员对新医改法案的赞成票，保证了新医改法案的通过。奥巴马的让步被共和党众议员解读为"民主党领导层为通过议案而不择手段进行'幕后交易'"[2]。

2. 非法移民的医保

非法移民该否拥有医保在美国历史上同样是敏感和饱受争议的问题。新医改法案中有一些针对穷人的税收优惠政策，如"所有移民，无论合

① Timothy Noah, "Abortion foes meddle with private health insurance," *Slate*, November 4, 2009. 参见 http://www.slate.com/articles/news_and_politics/prescriptions/2009/11/dont_be_stupak.html。

② 徐彤武：《奥巴马政府的医疗改革及其前景》，《美国研究》2010 年第 1 期。

法和不合法的，都将受益于社区医疗中心的扩大，预计在新医改法案下对移民医保的额外补助将扩大一倍"①。新法案中对贫困家庭的医疗补贴，虽不是明确给予非法移民的优惠，但他们同样可从中受益。另外，非法移民还有机会得到慈善医疗诊所的资金支持政策。故在非法移民的问题上，民主党和共和党的矛盾冲突在于医改是否应该惠及非法移民。共和党一向反对这个做法，民主党虽也不赞同给予非法移民医保福利，但民主党倾向中下层医保利益的改革政策给了非法移民一定的机会。当奥巴马向国会介绍医改法案演讲时，坚称改革不会覆盖非法移民，被共和党众议员指责说谎。

非法移民是个历史遗留问题，解决全民医保覆盖是否包括他们也有健康权，对此无论奥巴马医改法案如何制定都会遭到一部分共和党和民众的诘难。一部分人从人权、健康权出发，认为全民医保应该也包括他们，另一部分人对此大为不满，认为他们的医保是纳税人埋单，不允许新医改法案对非法移民有照顾。2009 年 8 月国会休会期间，在佛罗里达州的坦帕市，1500 人集合在只能容纳 250 人的市政厅，当众议院民主党人贝蒂·里德（Betty Reed）和凯西·卡斯特（Kathy Castor）在解释医改法案中有关非法移民医保问题时，被人们的嘘声所湮没，民众以这样的形式表达对非法移民医保政策的不满。

在医改争论中，虽然堕胎和非法移民问题对医改的具体措施影响不是很大，但是由于这两个问题在美国历史上一直饱受争议，在文化和政治事务中渗透过深，所以也属于牵动医改进程争论的焦点，关系到奥巴马新医改能否顺利成功的问题。

第三节　新医改法案推动公共制度发展

从 2009 年奥巴马正式启动新一轮医改后，充分汲取历史教训，在制订、审议、表决医改方案过程中，原则问题上力排众议，枝节问题上妥

---

① Eli Y. Adashi, Geiger H. Jack and Michael D. Fine, "Health Care Reform and Primary Care—The Growing Importance of the Community Health Center," *New England Journal of Medicine*，参见 http: //www. nejm. org/doi/full/10. 1056/NEJMp1003729。

协调和，保证民主党内统一，顶住共和党在国会参众两院设置的种种障碍，于2010年3月通过了包括扩大覆盖面和控制医疗费用等综合内容的新医改法案——《保护患者和负担得起的医保法案》（*Patient Protection and Affordable Care Act*，PPACA）。新法案规定，所有条款从2014年开始逐步实施，到2018年全部到位。新法案让已参保人得到更稳定、更优质的医疗服务；对15%无医保人群，通过建立交易市场，让其在付得起的范围内选择保险项目；对无力为雇员参保的小企业减税，确保它们能为雇员提供医保；老年人和贫困人群继续享受政府《医疗照顾》和《医疗补助》的公共医保计划；SCHIP继续覆盖儿童医保。政府将加强对医疗费用控制和效率监督，缓解医疗问题给个人、家庭、企业和政府带来开支猛增的矛盾[1]。根据CBO估计，法案生效实施后的几年内，美国覆盖率将突破几十年持续的85%左右，最终上升到基本覆盖全民的95%，政府医疗费用开支也将大幅减少[2]，在未来10年（2010—2019年）将新增9380亿美元医疗卫生费用，但通过采取增税、收费、监管等措施，总体预计将削减联邦政府预算赤字1430亿美元，法案实施后的第二个10年将削减财政赤字12000亿美元[3]。奥巴马医改翻开了历史新篇章，全民医保的世纪梦想被认为有望在5年内实现。

一　新医改法案的主要内容

奥巴马新医改法案遵循的是循序渐进的原则，尽量保持美国医保政策的稳定性和连续性。在充分肯定美国私营医疗行业发展规模与现状的前提下，政府逐渐加大监管，避免过激的改革造成社会动荡。新医改法案内容多达两千多页，内容复杂详细，共分九个章节，大致可分为七个部分，主要内容涉及扩大医保覆盖范围、控制医疗卫生费用、医疗资金筹措三个方面。

（一）扩大医保覆盖范围

第一，各州建立保险交易所。所谓"交易所"，是指政府或非营利机

---

①　Kevin Hillstrom, *U. S. Health Policy and Politics: A Documentary History*, p. 674.

②　参见赵强《揭秘美国医疗制度及其相关行业》，东南大学出版社2010年版，第223页。

③　参见乔慧《奥巴马政府医改方案解读》，《中国财政》2010年第3期。

构管理各州医疗保险所建的平台。在该平台中，各私营商业医保公司可自愿制定并推销各种医疗保险项目，个人或雇主可以选择购买自己想要的医保项目。各州可以依据实际需要，相互合作形成跨州交易所，供两个或两个以上州的居民或雇主选购医保项目。交易所的建立将分散的个体和雇主联合起来，有利于个体或中小企业雇主在与私营商业医保公司谈判过程中提高自己的议价能力，减少自己的医保成本开支。由于市场上私营商业保险公司保险方案往往缺乏透明度、参差不齐，且保险材料艰涩难懂，政府将通过交易所进行逐一审查，并要求保险公司以通俗易懂的方式解释各项标准与服务内容，方便个人或雇主放心选购。实际上，政府在这个平台中扮演了中介管理的角色，为投保人和被投保人提供了交易平台，方便投保人选购医保项目或医保险种。政府对医保市场进行规范和调整，改变了私营商业医保公司的垄断地位，强化了市场竞争机制，实现了资源优化配置。对于年收入在联邦贫困线400%以下的雇员或家庭，按照相应的贫困标准缴纳医保费用，越贫困相应缴纳的保险费用额度越低①。

第二，加大企业为雇员购买医保的力度。雇主为雇员购买商业医疗保险是美国医保制度的基石，调整私营医保内部机制是扩大医保覆盖率的重点。新医改法案采取"恩威并施"策略，一方面，联邦政府对低收入群体和企业雇主提供医保经费补助。另一方面，联邦政府对拒不购买医保的个人或雇主强制征收罚款②。

第三，执行强制参保。许多个人出于各种原因不愿购买医保，医改法案对此采取了较轻的惩罚措施，规定对拒不购买医保的个人和家庭，将于2014年起开始征收罚金，罚金的数量逐渐递增。2014年个人罚金为95美元或1%的年收入，2015年罚金为325美元或2%的年收入，2016年罚金为695美元或2.5%的年收入。至于选择哪种惩罚征收方式，按照处罚较重的方式办理。家庭如果拒绝购买医保，2014年将处以罚金695

---

① Editorial Staff Publtlon, *Law*, *Explanation and Analysis of the Patient Protection and Affordable Care Act*, *Including Reconciliation Act Impact*, CCH: Wolters Kluwer, 2010, p524. *The Patient Protection and Affordable Care Act*, Sec. 1311 – 13, Sec. 1321 – 24.（新医改法案全文：http: //democrats. senate. gov/reform/patient-protection-affordable-care-act. pdf.）

② *The Patient Protection and Affordable Care Act*, Sec. 1511 – 1515.

美元，到 2016 年递增至 2085 美元或 2.5% 的年收入处罚同样按照较重的方式办理。到 2017 年，处罚标准将在 2016 年基础上，按通货膨胀系数进行适当调整。对于生活极其拮据者、出于宗教原因不购买医保者、印第安人、无医保时间在 3 个月以下者、非法移民、囚犯、需要支付最低医保费高于个人年收入 8% 者、年收入低于需要纳税最低标准者都不会被采取强制措施[1]。

第四，调整《医疗补助》计划。联邦政府在《医疗补助》计划颁布时就规定了享受此公共医保制度的贫困线标准。长期以来，在一般家庭中，父母由于收入略高于贫困线标准而不能享受《医疗补助》计划提供的医保福利，但其子女可以享受该政策。新医改法案做出了新的规定，把享受《医疗补助》计划资格的联邦贫困线标准提到 133%，也就是原来收入略高于贫困线的家庭，在 133% 内都被政府公共医保福利覆盖，无论身体状况、年龄、性别等，凡符合该标准的个人、家庭都将纳入《医疗补助》计划[2]。同时，新加入《医疗补助》计划的人群将通过联邦设置的交易所获取具体医保项目，政府将会给予经费支持。这部分群体被新医改法纳入《医疗补助》计划，也需购买医保，否则将按照强制参保条款予以罚款。

第五，整顿私营商业医疗保险行业。美国私营商业医疗保险行业为规避风险获取最大利润，在保险市场中对投保人普遍存在歧视性原则，并且设置保险费用最高赔付额度。同时，私营商业医疗保险公司主导美国保险市场，部分公司更具垄断地位。新医改法案规定：禁止私营商业保险公司对投保人实施歧视性原则；规定私营商业医疗保险公司盈利标准；放开私营商业医疗保险公司对投保人的最高报销额度；26 周岁成年人可与父母一同申请医疗保险；保障投保人对医疗险种的知情权。

（二）控制医疗卫生费用上涨

第一，建立专门机构对政府医保费用控制问题进行监测和研究。设置以医疗专家组成的联合委员会，用于对医疗体系内部存在的医疗资源浪费、医疗欺诈和滥用医疗科技及处方药等不正规行为进行监督。联邦

---

[1]　*The Patient Protection and Affordable Care Act*, Sec. 1501 – 1502.

[2]　Ibid., p. 1511, Sec. 2001.

政府将设置支付费用咨询委员会，负责医疗服务费用控制，负责向总统及国会提出改革意见。设置联邦医疗服务协调办公室，负责协调《医疗照顾》和《医疗补助》计划工作，整合资源，制定出高效、低廉的医疗服务政策。此外，新医改法案要求联邦公共医保服务中心设立专门机构，负责评估国家医保项目不同的支付方法，并且创新和推广费用较低、能提高服务质量的管理方法①。

第二，建立捆绑式医疗付费制度，逐步代替按服务付费制度。患者按病种不同进行投保，然后在固定时期内接受医疗提供方治疗，医院无论治疗效果好坏，所获收益即是患者之前投保缴纳经费，不再以具体开具药方的多少、身体检查次数以及门诊数量进行报销。新医改巩固了DRGs 的方式，这样医院为尽可能减少成本、提高收益，会要求医生提高服务质量②。

第三，重视基层医疗服务管理工作。大部分受《医疗补助》计划覆盖的低收入患者通常都会寻求初级医疗卫生保健，在进行医疗救治时，《医疗补助》计划支付的报酬是其他医疗保险计划的72%，有的医院甚至以低于成本方式接收患者。同时各州在《医疗补助》计划管理上拥有自主权，联邦政府无权干预具体政策操作，地方财政支持力度不够，医院又必须对患者进行治疗，所以基层医疗卫生工作人员缺乏良好的福利待遇。此外，美国初级医疗保健服务和疾病预防工作以及社区医疗服务都缺乏足够的重视，往往小病未得到及时救治，最终酿成大病，加剧了医疗卫生费用上涨。对上述情况，新医改法案都有条款规定处理改革这些弊端③。

新医改法案注重提高初级医疗卫生工作者的福利待遇。该法案规定《医疗补助》计划向医生支付的报酬必须与《医疗照顾》计划向医生支付的报酬一样，所需费用由联邦政府提供，不再由地方政府和联邦政府共同分担。新医改法案要求学校和社会给予医学专业的毕业生更多培训实习机会，增加实习经验，加大培养初级医疗保健医生和普通外科医生。

---

① *The Patient Protection and Affordable Care Act*，Sec. 3013 – 3022.

② Ibid.，*Sec.* 3023.

③ Ibid.，*Sec.* 1323.

通过奖学金和降低贷款利息方式以及提高基层医生待遇等措施，鼓励医学专业毕业生深入基层工作。另外，增加门诊费用补充初级医疗卫生工作人员福利待遇，实现高薪养医①。

建立专门处理疾病预防工作的国家疾病预防中心，由专家与行政人员共同合力负责相关疾病预防工作。加大对疾病预防研究的投入，对于规定的疾病预防项目，国家医疗保障和商业医疗保险都会为患者提供免费服务，鼓励患者及时治疗。此外，医改法案要求各大连锁餐馆和自动售货商在出售的食品标签上列出营养成分。同时，政府划拨专款，支持企业员工进行健身运动，对参与者适当减免医保费用和自费项目所需费用，以此鼓励人们养成良好的生活习惯②。

鼓励开展社区或家庭治疗康复行动。由于《医疗补助》计划内的慢性疾病患者在医院、养老院以及护理院长期住院所需的治疗费用远比在社区接受治疗的成本要高，新医改法案为降低成本，扩展"钱随人走再平衡示范项目"，该项目将增加患者在家庭或社区长期护理时间，减少在医院、养老院以及护理院长期护理的治疗时间，让《医疗补助》计划的资金灵活运作，患者可自由选择治疗方式，资金随之流动。对于开展该项目的州，联邦政府将予以资金奖励③。

（三）经费筹措

新医改法案实施需要大量资金，主要通过三大政策解决资金问题。首先，强制企业和个人购买医保增加资金蓄水池，以防范医疗风险。其次，"劫富济贫"，采取向高收入者征税措施，提高征收比例。要求药品制造商、医疗器械商以及商业保险公司每年向政府缴纳相应的年费，以增加政府收入。凡纳入公共医保计划、国防部保险项目、退伍军人保险项目等政府项目的品牌处方药企业或药品进口商，将根据他们每年在政府项目当中销售品牌处方药的收入进行征税。再次，"节流"，凭借政府行政手段对医保资金进行监管，压缩私营医疗产业经营者利润。通过改革公共医保制度的《医疗照顾》和《医疗补助》，提高医疗管理效率，减

---

① *The Patient Protection and Affordable Care Act*, Sec. 3007, 5201, 5502.

② Ibid., *Sec.* 4001.

③ Ibid., *Sec.* 3004.

少各种不合理开支，减少政府项目的医疗服务总开支，在未来 10 年削减联邦财政赤字①。

二　新医改法案成功颁布的原因

克林顿医改失败以来，美国医疗面临的困境进一步加深。奥巴马推动的新医改，在经历了短短一年多的进程就取得了划时代的成功，关键是奥巴马汲取了克林顿医改失败的教训，无论在搭建医改班子、起草医改方案、制定医改税收政策、争取利益集团支持方面，还是在利用两党制的政治机制、国会的政治程序方面，都比克林顿略胜一筹。

第一，国会与利益集团搭班，医改峰回路转。奥巴马上台后，2009年 2 月 24 日他就到国会参众两院讲话，强调医改的重要性。他认为自一个世纪前西奥多·罗斯福提出医改以来，医疗问题不仅严重损害了美国的经济发展，也损害了美国人民的良知……我们再也无法忍受美国的医疗卫生现状，世界上没有十全十美的医改方案，美国医改刻不容缓②。3月 5 日他又在白宫召开医改峰会，组织各类代表包括医生、患者、保险公司、制药企业以及国会议员等 120 多位代表参加峰会，"特别敦促共和党人和许多利益集团一起发表自己的改革意见"③。对医改法案的起草，奥巴马在确立了必须遏制快速攀升的医疗费用，保证人民能够自由选择医生和医疗保险方案，所有美国人都必须获得高质量、可承受的医疗服务的三项基本原则后，把医改法案的具体内容交给国会议员负责起草，并邀请六大医疗利益集团共同承担医改重任，"特别叮咛民主党众议院议长南希·佩洛西和参议院多数党（民主党）领袖哈利·里德（Harry Reid）负责医改计划的立法细则。这一明智的决定是委以国会重任不让他们推诿"④。这是汲取了克林顿医改搭班失利的教训，改变了克林顿时期希拉里亲自操刀，极少征求其他各类利益集团代表意见，疑似闭门造车、暗箱操作的作风，在一定程度上弱化了政府与国会之间不信任和政

---

① *The Patient Protection and Affordable Care Act*, *Sec.* 9008 – 9010.

② Barack Obama, "We have to Keep What We Have Now Strong, and Make It Stronger," see: Kevin Hillstrom, *U. S. Health Policy and Politics: A Documentary History*, p. 657.

③ Kevin Hillstrom. *U. S. Health Policy and Politics: A Documentary History*, p. 615.

④ Ibid. .

府与利益集团之间对立的程度。

第二，医改法案清晰易懂，"可承受"被公众信任。奥巴马医改法案主要由 PPACA 和《2010 年医疗卫生与教育预算协调法案》（*Health Care and Education Reconciliation Act of 2010*，HCERA）两部构成，前者 2457 页，后者 55 页。虽然两案相加超过 2500 页，比克林顿的医改方案还长约一倍，但是法案冠名"可承受"（Affordable），意味着"负担得起"，对处在医疗费用快速增长困境的美国，"可承受"无疑是一剂良药，容易得到公众的信任和支持，也增加了国会通过法案的可能性[1]。法案的目标清晰明了：一是实现全民医保的梦想；二是采取切实有效措施，扼制不断上涨的医疗费用。奥巴马医改法案的核心内容共分 9 章，分别详细列举了为美国人民提供高质量、可承受的医疗卫生服务、政府公共项目所扮演的角色、如何提高医疗卫生服务的质量与效率、预防慢性病和增进公众健康的措施、加强医疗卫生队伍建设、医疗机构信息透明项目诚实、提高创新药物的可获得性、社区生活补助与支持项目、医疗保险税收等各种规定。法案内容极其详细，涵盖医改的方方面面，关乎每个人的切身利益，让大多数人了解改革法案的核心。主要包括：扩大政府《医疗补助》计划的范围和补助贫困人群的医疗保险费用；激励雇主为雇员提供医疗保险；禁止商业保险公司为利润歧视患者、选择低风险人群；设立医疗保险交易中心；支持开展医学研究等。

第三，减少财政赤字、制定合理税收政策支撑医改。奥巴马医改要扩大医疗保险覆盖率，实现全民医保目标，最重要的是需要政府雄厚的财政支持、减少财政赤字、制定合理的税收政策。奥巴马正是通过控制国内"过度赤字"、刺激能源开发、缩减海外军费、在一定范围内提高医疗税额等综合措施，实现全民医保覆盖可承受的目的。"根据 CBO 的预算分析报告，美国未来十年的医疗开支将达到 9380 亿美元，实施新法案后的第一个十年，通过节省开支、收费、税收等措施，可以减少联邦政

---

[1] David A. Hyman，"PPACA in Theory and Practice：The Perils of Parallelism，" *Virginia Law Review*，May 2011，p. 18.

府 1430 亿美元的财政赤字，第二个十年将减少 1.2 万亿美元赤字"①。虽然这些数字还需要未来的实践证实，但法案能体现进一步削减政府的财政赤字，无疑让美国人看到了希望。医改法案在医改税收政策方面的规定尤其详细，如：第九章提出美国历史上中产阶级减税幅度最大的相关规定，使成百上千万的家庭享受税收扣除政策，使普通家庭和小企业主能买得起医疗保险。对高收入者增收联邦医疗保险中的医院保险费，对为雇员提供医疗保险待遇过于丰厚的雇主须缴纳相应的消费税（以前为鼓励雇主为雇员提供医疗保险，法律规定雇主可免除这部分的应税）。制药企业、医疗器械生产企业、商业保险公司要为医改缴纳相应的年费或税收②。虽然各方利益人群对这些具体的税收政策还有争议，但至少让公众对增加政府财政收入、削减财政赤字、提高医保覆盖率，有实质性的希望。

第四，医疗利益集团反医改的冲突渐弭。奥巴马医改法案最终通过立法的关键点之一，是获得主要医疗利益集团的支持，包括医生、保险公司、医院、制药商、大型劳工组织等利益集团。在美国一个世纪的医改史上，多届政府都推动过医改，但在奥巴马医改之前，美国的医改屡改屡挫，其中重要的因素是医疗利益集团在每一次的改革中，始终站在反医改阵营的前沿，充当阻挠改革的急先锋。奥巴马一开始就十分重视争取医疗利益集团的支持，深知没有他们的支持，改革是无法成功的。在 2009 年 3 月召开医疗峰会时，奥巴马主动倾听他们的意见，在起草医改法案过程中，又主动邀请他们参与并委以重任。奥巴马所做的一系列努力，促使医疗利益集团意识到医改在美国已是大势所趋，他们与其徒劳无益地阻挠医改，不如主动参与其中，争取在医改法案中体现自己更多的利益。到 2009 年，美国的医改环境已经与克林顿时期大不相同，许多过去反对克林顿医改的医疗利益集团纷纷改变立场，希望奥巴马医改能够成功。最典型的是 2009 年 5 月 11 日，医疗利益集团中的先进医疗技术协会（Advanced Medical Technology Association）主席斯蒂芬·尤柏尔

---

① Elenora E. Connors, "Lawrence O. Gostin, Health Care Reform A Historic Moment in US Social Policy, "*Journal of the American Medical Association*, Vol. 303, 2010, pp. 2521 – 2522.

② http：//democrats. senate. gov/reform/patient-protection-affordable-care-act. Pdf.

（Stephen J. Ubl）、AMA主席詹姆士·罗哈克（James Rohack）、美国健康保险计划（America's Health Insurance Plans）主席伊格纳·格尼（Karen Ignagni）、美国药物研究和制造商（Pharmaceutical Research and Manufacturers of America）主席比利·淘津（Billy Tauzin）、美国医院协会主席里奇·昂伯德斯多克（Rich Umbdenstock）、服务业员工国际委员会（service Employees International Union）主席丹尼斯·里维拉（Dennis Rivera）联名写信给奥巴马总统，他们表示："作为利益集团的代表，我们致力于为使患者和医疗保险购买者买得起保险和提高医疗效率的改革。我们随时准备与你一起工作来实现这个目标。"[①] 美国最大、实力最强、历史上反医改最坚决的医生组织——美国医学会主席罗哈克还于2009年7月写信给国会众议院预算委员会主席，表示支持该委员会起草的医改法案。另外，一些大型私人企业，如美国零售业巨头沃尔玛，有相当多的员工没有医保，其总裁也表示支持强制要求雇主为雇员提供医疗保险，实现全民医保梦想。这些主要医疗利益集团和企业对医改态度的大幅度转变，为奥巴马医改成功赢得了先机。

第五，两党政治博弈，民主党略胜一筹。美国民主党和共和党在医改问题上分歧始终很大，难达共识。在奥巴马医改法案最终提交国会审议、辩论、投票表决的"生死关头"，奥巴马使出浑身解数要求民主党精诚团结，合力影响共和党，把医改推入成功之门。由于奥巴马上任开始的第111届国会，恰好与克林顿上台时的103届国会一样，民主党在国会参众两院的席位均占绝对优势，众议院是257：178；参议院是58：40：2，其中两席中立派也受民主党控制，所以按照参众两院的投票规则，如果民主党能团结一致，即使共和党百般阻挠，医改法案依然有以多数票通过的胜算。因此，奥巴马必须抢占先机，在下届国会选举之前策动医改法案通过，减少万一下届国会变共和党为多数的麻烦。

为此，当2009年9月联邦参议院财政委员会起草的医改法案出炉之后，到众议院、参议院分别辩论、审议、通过期间，奥巴马马不停蹄地

---

① Stephen J. Ubl, James Rohack, Karen Ignagni, Billy Tauzin, Rich Umbdenstock, Dennis Rivera, "We Applaud Your Strong Commitment," see: Kevin Hillstrom, *U. S. Health Policy and Politics: A Documentary History*, p. 659.

到处游说国会议员和广大选民。在众议院和参议院分别进行最后辩论投票的两天，奥巴马都早早出现在国会中，与还在犹豫举棋不定的议员深入交谈，作呼吁他们支持改革的最后努力①。奥巴马还两次推迟对印度尼西亚、澳大利亚以及关岛的访问，加快推进国会审议进程，密切关注投票动向。

　　但是，医改法案的通过并非顺利，充满了两党的政治博弈，也使其过程一波三折。按照美国国会立法程序的规定，联邦参议院财政委员会起草的医改法案，必须经过全体联邦众议员和全体联邦参议员审议投票表决。参众两院的表决规定不同，在众议院仅需简单多数议员投赞成票，法案就获得通过；而在参议院则需要 3/5 投票支持，才能获得通过。在两院分别审议通过后，法案最终由总统签署生效。在 2009 年 11 月 7 日全体众议院议员投票表决前，共和党还在作殊死的攻击，众议院少数党领袖约翰·博纳（John A. Boehner）慷慨陈词，"敦促民主党重新考虑他们的法案，指责这是一部致命的、错误的、毁灭国家的法案"②，并危言耸听道："如果通过这部法案，我们将没有回头路可走。"③ 尽管共和党不遗余力地反对，但众议院最终仍以微弱多数顺利通过了参议院财政委员会起草的医改法案。而在参议院全体议员辩论投票时，两党的博弈更加激烈。共和党表示对民主党控制 60 票极其反感，因为民主党人锁定 60 席参议员后，共和党人即使全体投反对票也无济于事。可是参议院中民主党内部的自由派和保守派对医改法案中政府的权限也有分歧，为了在关键时刻民主党不失一票，参议院民主党领袖里德组织议员讨论，在 60 席民主党内达成共识，对众议院刚通过的法案稍做修正，其核心内容不变，只在政府管理色彩方面稍作淡化处理，最终版本定为 PPACA。

　　民主党人胜券在握，但共和党人决不放弃最后的反对，他们又一次利用参议院"阻挠议事规则"来阻止民主党人通过新法案。在 2009 年 12 月 20 日，共和党在参议院展开了连续 12 小时针锋相对的辩论，民主党绝

---

　　① Kevin Hillstrom. *U. S. Health Policy and Politics*：*A Documentary History*，pp. 669 – 672.

　　② John A. Boehner, Shame on This Body, see：Kevin Hillstrom, *U. S. Health Policy and Politics*：*A Documentary History*，p. 677.

　　③ Ibid. , p. 679.

不能让共和党阻挠成功，所以决定启用"结束辩论"的投票，结果60：
40票通过。随后在2009年12月24日，全体参议员以60：39（1人缺席）票通过新法案。但是，由于众议院和参议院通过的法案版本不同，前者通过的是参议院财政委员会起草的法案，后者通过的是修正的法案，按照国会立法规定，两院还得组成商讨委员会，起草一份统一的法案，再提交两院分别投票通过，才能提交总统签署成为法律。

2010年2月25日，国会两党峰会召开，讨论由民主党主持起草的修正案，共和党人表示绝无可能支持民主党人提出的法案，这时民主党决定采用"预算协调"方式，强行通过医改法案。按照"预算协调"的规则，国会投票表决只要获得简单多数就可以通过，这一原则与众议院的投票规则相同，所以在众议院通过没有问题，而在参议院只要51票赞成就通过法案。共和党对此大为愤慨，坚决抵制采用"预算协调"规则。但是民主党已经箭在弦上，很快打破了两党僵持的局面，于2010年3月21日，在众议院对修正版进行投票表决，最终以简单多数通过。由于参议院之前已经通过了自己参议院的法案，所以这一法案在参众两院都算通过了，总统立即签署。众议院同时对两院商讨委员会统一起草的2010年HCERA以"预算协调"方式进行投票表决，同样以多数通过。3月25日，参议院也按照"预算协调"方式投票，最终以56票赞成，43票反对，1人缺席也通过了2010年HCERA。至此，民主党大获全胜，奥巴马医改尘埃落定，美国迎来了通往全民医保的新时代。

三　新医改法案是否违宪的博弈

尽管奥巴马的医改法案在国会通过成为法律，但无论在众议院还是在参议院，投票表决时都没有一个共和党议员投赞成票。所以，在很大程度上，法案的通过是奥巴马抓住了民主党在第111届国会参众两院占绝对多数的优势所为。新法案成为民主党"一党胜利"的成果，这必然给该法案生效实施期间，增加了难度和隐患。事实上，自2010年3月奥巴马医改法案通过以来，美国两党对医改法案是否违宪等问题的争论接连不断，最主要的表现是共和党组织推翻新法案的攻击。

（一）两党对新医改法案的争议及结果

从2010年3月到2012年3月，共和党集聚各州反奥巴马医改力量，掀起了新医改法案"违宪"的司法诉讼风波，指责新法案两大核心问题"强制参保条款"和"《医疗补助》扩大条款"违宪，共和党向各自所在地的联邦地区法院提起新法案违宪的诉讼。由于该案在 4 家联邦巡回上诉法院二审裁定不一，两党均表示要上诉，最高法院于 2011 年 11 月 14 日发出"错误调卷令"，决定受理新医改法案违宪诉讼案，并于 2012 年 6 月 28 日裁决新法案基本内容合宪。

1."强制参保条款"是否违宪

为扩大医保覆盖范围并减少医保费用开支，新医改法案"强制参保条款"要求，除外国人、受到监禁的人以及具有特定宗教信仰的人之外，公民个人自 2013 年起逐月缴纳最低额度的医保费用。……对拒不购买医保的个人或者家庭，自 2014 年起征收逐步递增的税收罚金。该罚金由国内收入署根据家庭收入，以及类似于征税的方式予以收缴。共和党认为"强制参保条款"违宪，国会无权立法强制要求公民购买医保并对违反规定者予以罚款，违宪理由如下：

第一，"强制参保条款"侵犯公民购买医保的自由。宪法的宗旨是保障公民自由。公民个人是否购买医保以及购买何种医保，应由公民根据自身健康状况、经济条件、工作环境等因素决定。如果国会有权要求公民购买医保，那么政府就可以通过立法要求公民购买其他商品，诸如强制购买汽车、手机，甚至西兰花菜等。该条款将会给予政府没有边界的权力。

第二，强制公民购买医保没有宪法依据。根据美国宪法第十条修正案，宪法未授予合众国、也未禁止各州行使的权力，由各州各自保留，或由人民保留。所以，在宪法列举权力中并未赋予国会和政府有权强制要求公民购买医保。

第三，强制公民购买医保在美国历史上没有先例。整个 20 世纪，国会和联邦政府多次进行医改，都没有出现类似强制性的规定。

第四，"强制参保条款"违背了宪法分权、制衡原则。宪法赋予国会立法征税权力。美国的立法征税是极其困难的，不合理的征税会受到相当大的阻力。但是，如果税收法案能在"强制参保条款"下伪装获得通过，那么美国建立起来的民主机制就不能正常发挥分权制衡作用。

民主党与共和党观点不同，民主党认为："强制参保条款"的立法依据，源于宪法"商事条款"和"必要且适当条款"。具体理由如下：

第一，宪法"商事条款"赋予国会权力……管制美国同外国的、各州之间的、印第安部落的商业。随着经济的发展，州际贸易活动的内涵和外延都得到了扩展，在 1942 年最高法院裁决威卡德诉菲尔伯恩案（Wickard V. Filburn）① 中，已经确立了国会有对"人、物、商业渠道、商业活动、州际商业等产生实质影响的事项"进行规范的权力。

单一个体不购买医保确实不会对州际贸易活动产生实质性的影响，但一群人如果不购买医保则会对美国医保市场产生巨大影响。所以，个人购买医保本质上是一种商贸行为，对州际贸易将产生实质性影响。因此，国会有权根据"商事条款"制定"强制参保条款"。

第二，宪法"必要且适当条款"赋予国会以各种便利、有益的方式，包括委托行政部门立法来实现广泛的立法权。医保不同于汽车、手机、西兰花菜等商品，它是每个人的切身需求。如果个人在健康状况下不购买医保或许不会对整个医疗体系带来风险，但是一旦个人遭受到疾病和事故时就需要医疗资源，而个人未缴纳医保，最终将风险转嫁给了全体纳税人。所以，强制要求个人购买医保是现实条件下"必要且适当的"方式。

2. "《医疗补助》计划扩大条款"是否违宪

"《医疗补助》计划扩大条款"要求各州从 2014 年起，将《医疗补助》计划覆盖范围扩大至年收入在联邦贫困线 133% 的个人与家庭，并将联邦政府资助与各州医疗政策挂钩，对于拒不执行该项规定的州将失去原有联邦政府对该项目的配套资助。

共和党认为，《医疗补助》计划规定对特定需要人群即"孕妇、儿

① 威卡德是当时美国农业部部长，菲尔伯恩是俄亥俄州的一位普通农民。当时美国政府正处于罗斯福新政时期，为了管控稳定国内小麦市场价格，规定了每个农民的小麦生产配额。菲尔伯恩种植了少量的小麦，种植目的纯粹是自我食用，但种植量超过了政府准许的生产配额，农业部依照规定扣留了菲尔伯恩的超额部分，菲尔伯恩为此诉诸联邦地区法院，法院最终支持了菲尔伯恩的诉讼请求，但该案最终提交至联邦最高法院，最高法院判决对菲尔伯恩做出处以罚金的决定。最高法院的解释是，尽管菲尔伯恩种植少量的小麦本身是一件很小的事情并不会影响到州际商业贸易，但如果其他农民都像菲尔伯恩一样，小麦的总供给就会增加，国内小麦的价格就会下降，而这就会影响到跨州的商业活动，因此此行为属于广义上的跨州商业活动，应该受到联邦政府监督管理。联邦最高法院关于威卡德诉菲尔伯恩案的判决大大扩大了联邦政府在管理经济活动方面的权限。——笔者注

童、贫困老年人、贫困家庭、盲人等残疾人"提供医保。1965 年在制定该项目时，确立了联邦配套资助各州实施该项目的原则。各州实施该计划的同时，享有根据自身情况的裁量权。"扩大条款"是对《医疗补助》计划政策的根本性改变，使《医疗补助》计划成为强制性的全民医保计划。同时，以取消现存联邦配套资金逼迫各州就范，侵犯了各州的自由裁量权，违反了宪法第十条修正案规定的"宪法未授予合众国、也未禁止各州行使的权力，保留给各州行使"。

民主党认为，宪法"开支条款"规定了"国会有权规划合众国的公共福利"，国会有权建立联邦和各州合作性的开支方案，并要求各州遵循相应的前提条件。因此，国会有权修改构建全美医疗福利体系、调整《医疗补助》计划。

3. 最高法院的裁决结果

2012 年 6 月 28 日，美国最高法院以 5：4 的投票结果，裁定新医改法案基本内容合乎宪法，且没有必要由于部分内容不合宪而推翻整个法案。首席大法官约翰·罗伯茨（John G. Roberts）代表最高法院执笔撰写裁决书，详细阐述了裁决的理由。

第一，"强制参保条款"合乎宪法。罗伯茨认为，国会有权根据"商事条款"对某一商贸行为活动进行规制，但是最高法院根据先前判例，认定国会对这种权力的行使必须以客观存在商贸活动为前提，并且该商贸活动是可被规范的。"强制参保条款"不是规范已存在的商贸活动，而是强制个人进行商贸活动。如果国会有权力的行使必须以客观存在商贸活动为前提，并且该商贸活动是可被规范的，那么将会打开一个全新的立法空间，而这将会破坏限制性的联邦政府在宪法所列举权力下运作的规则。

另外，"强制参保条款"不能在"必要且适当条款"之下获得支持。"强制参保条款"对于新医改法案的相关改革而言是必要的措施，但是，如果为了改革富有成效而导致联邦权力急剧膨胀是不合适的。所以，"强制参保条款"不能在"商事条款"和"必要且适当条款"下获得支持。依据宪法，国会拥有征税权，"强制参保条款"中规定的"罚款"可视为规范个人行为的一项税收。因此，"强制参保条款"可以在国会征税权下得以保留。罗伯茨指出，最高法院根据先前判例，采取功能主义途径：

只关注"罚款"具有的税收功能，而不考虑"罚款"这个"标签"的名称，这种偿付适用于宪法的税收条款。

第二，《医疗补助》计划扩大条款违宪。罗伯茨认为，国会依据宪法有权规划建立联邦与州合作性的开支计划，并且国会有权修改、调整《医疗补助》计划。但是，1965年颁布《医疗补助》计划的初衷是覆盖特殊弱势群体，而"扩大条款"将《医疗补助》计划范围扩大至除老年人之外，收入在联邦贫困线133%的所有人。该规定对《医疗补助》计划进行了根本性的修改。同时，联邦政府为实施"扩大条款"，以取消现有《医疗补助》计划中联邦的配套资助资金为手段，要挟各州参与《医疗补助》扩大计划，且该笔资金涉及超过各州财政预算的10%，这种要挟是一种强制行为。"开支条款"的合宪性在于各州是否自愿加入联邦与州合作的开支计划。同时，该立法也与宪法秉承的联邦主义相背离。因此，该条款违宪。

（二）最高法院裁决新法案合宪的条件

最高法院裁定新法案合宪不仅与美国两党政治斗争有着密切的关系，还因为在社会急剧变革的大环境中，随着联邦权力在公共事务领域的不断扩张，新法案倡导建立公共医疗福利制度越来越受到社会各方关注和认可。

首先，新法案得到最高法院多数大法官支持。美国最高法院设有9名大法官，任期实行终身制。最高法院对每起案件均进行投票表决，以简单多数投票结果确定最终裁决。大法官往往对外都会声称自己呈递的法庭意见是基于中立的司法分析，不受意识形态、政治派别等因素影响，但在现实中，哪一党派总统提名的法官往往在司法裁决中都带有该党的政治思想倾向，在投票时自觉或不自觉地站在该党的一边。当时的9名大法官，有5名是共和党总统提名的，其他4名是由民主党总统提名的。民主党提名的大法官大多属于自由派，政治立场倾向偏左。共和党提名的大法官多数属保守派，政治立场倾向偏中或偏右。最高法院在对新法案是否违宪的投票过程中，4名自由派大法官投了赞成票，认为新法案基本内容不违宪。首席大法官罗伯茨是共和党，按常理他将和其他4位共和党大法官一起投反对票，认为新法案核心条款违宪。但是，在关键的时候，罗伯茨投了赞成票。罗伯茨身为奥巴马政府的首席大法官，他必须反复权衡各种因素，如：新法案已成法律，联邦政府已投入大量资金实施改革；共和党并无更有效的医改措施；政府干预加强不可逆转；顺势而为可避免威胁自己最高法院的政治地位等。

　　显然，罗伯茨投赞成票的行动更多是考虑了政治影响，因为"罗伯茨这一举动提高了最高法院的荣誉以及他个人的荣誉"[①]。实际上，在过去 25 年间，笼罩在最高法院上方的神圣光环由于众多极具政治争议性的裁决而逐渐暗淡，民众对最高法院工作的认可度从 1980 年代后期的 66% 下降到如今的 44%。由于医改案属于大案，对美国社会将造成重大影响，作为首席大法官，罗伯茨首要目的是维护最高法院政治中立地位，维护最高法院在美国民众当中的声望和权威，避免因武断而推翻国会已经批准的新医改法案，从而给政治和社会带来不利的影响。

　　其次，新医改法案符合广大民众的诉求。自 2008 年美国金融海啸之后，两党为争取选票推出各自的经济政策。民主党总统候选人奥巴马最终当选第 56 届美国总统，新医改法案是奥巴马国内经济和社会改革的重点。新法案针对美国医疗体制中存在的种种弊端进行了一系列改革，奥巴马向选民许诺，改革将提高美国医疗服务水平和减少联邦财政赤字。由于新法案旨在解决广大中下层民众医保问题，所以美国社会中下层对改革都表示支持。同时，不同社会阶层都希望通过改革革除旧医疗体系中的弊端。"最高法院对一项重要原则解释或者法律解释，以及被最高法院重复阐述的社会政策都应该通过民意代表制定，而不是法院……如果强加一项关于医疗健康权利，那应该是出自国会，而不是最高法院"[②]。由此可见，在公共医改问题上，最高法院不会主动构建一项公共医疗福利，而是更多选择附和国会立法。在美国，总统和国会议员均由民选产生，既然新医改法案经国会通过，并由总统奥巴马签署，那么一定程度上反映了多数民众对新法案的支持。因此，与其说最高法院所做出的裁决附和国会，倒不如说裁决符合广大民众的诉求。

　　最后，联邦政府对公共事务干预力度加强。20 世纪初，美国进入垄

　　①　Louise Rednofsky, "A Vast New Taxing Power," *Wall Street Journal*, July 2, 2012, p. 10.

　　②　James A. Morone and Lawrence R. Jacobs edited, *Healthy, Wealthy & Fair: Health Care and the Good Society*, p. 133.

断资本主义时期，民众要求政府对放任自流的市场经济实施监管。20 世纪 30 年代美国发生经济大萧条，民主党人富兰克林·罗斯福推行新政。1937 年，罗斯福为减少来自最高法院对新政的阻碍，提出"填塞法院计划"。该计划意在向最高法院提名更多支持新政的法官，改变最高法院大法官的构成比例，如此一来，最高法院自然不能和新政对抗。虽然罗斯福最后并未成功，但是，最终导致最高法院向罗斯福妥协，在"填塞法院计划"之后的几个案子中，最高法院转向支持新政。近几十年来，尽管限制联邦政府权力的呼声愈来愈烈，但是，"大政府主义"倾向却在不断加强。"最近几年，国会在立法方面增加了大量缺乏详细概述的法律。法院认识到国会正在授权行政部门立法来规划政策，国会拒绝制定过于详细的成文法来限制行政部门权力……只要国会给予行政部门实质意义上的标准，法院便会支持国会委托行政部门代理制定法律……而法院对'标准'的解释却是模棱两可，要求国会在法律框架内监督行政部门……实施监督的前提是有利于维护公共便利，为求达到公共便利，国会甚至可以进一步扩大行政部门立法授权"①。由此可见，国会和最高法院在公共事务领域均默认了联邦政府权力的扩张。面对医改，法院更趋向于政府决策。"法院或许不是减少医疗健康不平等的障碍，但它也不会去带头批评医疗健康不平等的现状。本质上说，法院更赞同的是政府的说法和政策"②。因此，联邦政府权力在公共事务领域的扩张推动了最高法院作出对新医改法案主要内容合宪的裁定。

（三）最高法院裁决的影响

历时两年多，两党围绕新医改法案是否违宪之争，最终以最高法院裁定其基本内容不违宪而告终，两党在司法领域的斗争也暂告结束。最高法院对新法案的裁决具有重大历史影响。

首先，最高法院裁定新医改法案合宪推动了美国公共医疗事业的发展，为美国基本实现"全民医保"给予了支持，新法案使全美医保覆盖率从 85% 提至 95%，正如奥巴马总统称这一裁决结果"是所有美国人的

---

① Jennie Jacobs Kronenfeld, *The Changing Federal Role in U. S. Health Care Policy*, p. 160.

② James A. Morone and Lawrence R. Jacobs edited, *Healthy*, *Wealthy & Fair*: *Health Care and the Good Society*, p. 124.

胜利，这使我们的生活更有保障"①。另外，裁决结果是两党政治斗争中民主党的胜利，避免了新医改法案被共和党夭折的命运，有助于奥巴马在 2012 年 11 月总统连任选举中获胜。

其次，最高法院的裁决损害了部分商业医疗行业利益。按照新医改法案，医疗保险商将不得拒绝有疾病患者的投保，且他们的投保预付费比率与健康投保人必须一样。制药商和医疗设备商都得缴纳新税收。因此，这些行业可能面临增加成本、利润削减的变化。

最后，最高法院的裁决满足了保守派制约国会和限制政府的诉求，巧妙地平衡了国会的立法权和政府的行政权。"该裁定明确阐述了国会调整州际商贸活动的限制，同时划定了联邦政府开支权力的界限"②。一方面，最高法院裁定国会和政府在制定公共医疗政策问题上权力的限制；另一方面，该裁决再次重申联邦主义宪法原则，一定程度上抑制了联邦政府权力的扩张。

虽然最高法院的裁决解决了两党围绕新医改法案是否违宪的争议，但是最高法院并未从根本上解决两党关于新医改法案的分歧，也未对新医改法案进行积极肯定，这反映了最高法院对医改问题依然保持谨慎的态度。最高法院以 7∶2 裁定新法案两大核心条款之一的"《医疗补助》扩大条款"违宪，并建议交国会以后重议修改，此裁定谋求了两党争执的政治平衡，满足了共和党部分诉求。

尽管在这场"违宪"风波中，共和党得到了部分诉求，但由于新医改法案是民主党全票共和党零票通过的，共和党绝不会让法案顺利实施，他们会利用各种机会阻挠新法案的实施。

在最高法院裁定 10 多天后，共和党又利用新一届国会选举中夺回众议院优势的机会，推动众议院举行投票表决废除新法案，结果以多数通过。共和党立即呼吁参议院举行同样的表决，声称新法案正在继续恶化美国经济，参议院同人应倾听美国人民呼声，重新考虑与众议院一道废

① Robert Barnes, "Supreme Court Upholds Obama's Health-care Law," *The Washington Post*, June 28, 2012. https：//www.washingtonpost.com/politics/supreme-court-to-rule-thursday-on-health-care-law/2012/06/28/gJQAarRm8V_print.html.

② Ashby Jones and Brent Kendal, "Roberts Straddles Ideological Divide," *Wall Street Journal*, June 29, 2012.

除这一"有害法案",但民主党为多数的参议院明确表示,绝无可能举行有关废除新法案的投票。

2013 年 9 月美国新财年临近,此时距新法案开始实施的 2014 年只有 2 个多月,共和党借机提出政府预算与阻挠实施新法案捆绑的议案,以达到延缓实施或废除新法案的目的。奥巴马指责共和党此举正在威胁国家的信任与信用,并明确表示不会拿新法案和共和党谈判。两党在政府预算与实施新法案关联问题上不能达成妥协,新财年政府预算暂时没有着落,美国政府非核心部门不得不停摆 17 天。

在经历了多次巩固与推翻医改成果的政治交锋后,虽然新法案依然按步骤推进实施,但两党的争辩还在持续。每个财年临近,都会有共和党提出自己的预算案,都会提出削减联邦政府在公共医保项目中的投入,与新法案唱反调。

第 八 章

公共医保制度与政治文化

美国公共医保制度是社会公共政策的一部分，从诞生起，各阶段的发展变化都与美国这个国家的政治文化有关。美国政治文化最核心的内容就是资本主义经济体系和经典自由主义的意识形态，美国政治文化最核心的价值观就是自由、平等和自治。在医疗保险领域，美国明显排斥欧洲国家实施的国家型、社会型公共医保政策。围绕美国的政治文化，公共医保制度演进首先是根据它自身的政策环境实现的，这个政策环境可以被认为是一个固定的框架，而影响这个框架的主要因素就是宪法或法律、机构设置、决策者的共识、政治意识形态、经济资源、医疗技术创新、医疗服务和医疗成本等。其次，公共医保制度的演进与医保政策在政治议程中的重要位置有关，政策的制定、实施和修订都需要通过烦琐的政治议程。最后，公共医保制度的演进受美国政治制度、经济体制、文化观念中某些相冲突的核心价值观影响。

第一节　政治制度对公共医保制度的影响

美国政治制度是宪政制、民主制、资本主义制，在此基础上，自由、平等和自治是美国人首要的理想，这也包括了个人主义、多样化和统一的原则，这些原则是美国政治文化的基础。威廉·沃茨（William Watts）和劳埃德·弗里（Lloyd Free）在他们的专著《民族国家》（*State of the Nation*）中给美国贴上了"最杰出的个人主义之国"的标签，因为美国人强调自立和对市场的信心，以此作为经济生活保障的基础。虽然大多数西方国家与美国的政治制度相同，但是在医疗领域，欧洲国家的选择与美国不同，欧洲国家由于更大程度上接受了国家福利计划而冲淡了个人主义和市场化的色彩。美国虽然不断研究欧洲国家的医保制度，但始终摒弃欧洲医保模式，坚持个人选择、私营市场化医保制度。美国与欧洲的差异，反映了它们不同的政治传统。美国是一个曾经由外国统治的开放国家，它的革命很大程度上是为了实现个人自由。欧洲革命也重视平等问题，因为财富由世袭贵族控制，但欧洲人对自由、平等的关注逐渐与美国人的观念发生差异，他们更愿意利用政府作为财富再分配的手段，让全民享受政府管理与统一支付的医疗保险。

1965 年美国建立的公共医保制度，实际上是有限的，是美国政治上的例外。从美国医疗保障形成和发展的历史来看，公共医保制度产生的艰难、发展道路的曲折，都与美国政治制度有关，与美国的政策环境、政党政治、公众舆论、利益集团、政治文化、制度理论等密切相关。美国的政治制度对公共医保制度的产生和发展有重大影响，所以公共医保制度的分析必须结合美国政治制度，公共医保制度建立与发展的复杂性，体现了美国政治的本质。

一 政治上的例外

（一）联邦政府介入医保市场

美国的政治文化是不包容国家"强制"全民医疗保险的，美国人一直认为医疗保险是个人私事，政府不应介入。所以当同是崇尚资本主义的其他发达国家，纷纷建立国家型、社会型中央集权管理的全民医疗保险体系时，美国排斥其模式，不断强化自己的市场机制、成本分担、消费者选择模式的特点，避开联邦集权。从这个角度看，1965 年国家政府介入医保市场，建立公共医保制度是医疗体系中政治上的例外。

美国政府介入医保市场，其实最早可以追溯到美国建国初期，所以在 1965 年公共医保制度建立前，已有三个政府介入的特例。第一是 1798 年颁发的《海军医院服务法》（*Marine Hospital Services Act*），这一法案规定为所有生病和残疾的海员提供医保，后来这类医保覆盖美国所有军事部门人员。第二是 1924 年颁发的《印第安人医疗卫生服务法》（*Indian Health Services Act*），为美国原土著居民提供免费公共医保。第三是 1921 年颁布的《母婴法案》（*The First Program of Grants-in-aid*），联邦政府首次向各州提供了拨款项目，让各州向有资格的孕妇和儿童提供免费医保。该法案 1929 年被废止，主要是因为 AMA 的反对。以上三个特例仅仅是解决了特殊群体或者小众群体的医保问题，这种特例因受众少还称不上是资本主义政治上的例外。

真正意义上的例外是 1965 年颁布的《医疗照顾》和《医疗补助》公共医保制度，它解决了老年大众和低收入大众的基本医保问题。另一个例外是 1997 年制定的 SCHIP，这是继解决老年人和低收入群体医保问题后，政府在解决大众儿童群体医保上发挥的最大作用。

显然，政府介入的特例分两类：一类是政府资助的面向特定目标全覆盖的医保（即开始面向商船船员，后来面向整个军事部门，再至面向美国印第安人，母婴、儿童的医保），另一类是向其他更广泛的目标人群提供基本医保（即老人、低收入个人、贫困儿童）。在大多数情况下，联邦政府在医保方面的角色更具有监管式的特点，最重要的是作用很小，主要是对特定人群负责。美国人认为，"对于整个社会，我们只愿意产生确定的有目标性的特例。当目标群体显得过于宽泛时，立法就被废除了"[①]。如：1929 年《母婴法案》被废，就是受益人群扩大被 AMA 反对所致；另外，1989 年废除仅存在一年多的 MCCA，也是因为覆盖大病保险范围的扩大所致。

（二）联邦和州政府角色的发展

事实上，有了这种政治上的例外，联邦政府在医疗领域的角色作用是不断发展的。在公共医保制度颁发之前，联邦政府主要重视医学科技的发展，1960 年代以后，联邦政府把医科和医保放在同样重要的地位。

美国现代医学的进步、医学技术的重大进步、医务工作者的技能训练等都获得世界的认可，美国医学领先世界，主要是联邦政府支持医疗科技和医疗设施建设。虽然联邦政府并不是唯一支持医学科技研究和应用的，美国有许多非政府基金组织也资助了医学研究，但联邦政府在其中的作用是非常重要的。美国政府历来支持新科技的发展，凭借自身力量做出的技术创新成为美国社会中最有价值的目标，医学领域受到美国

---

① Robert Rich, "Health Policy, Health Insurance, and the Social Contract," *Comparative Labor Law and Policy Journal*, Vol. 21, Winter, 2000, p. 415.

偏爱科技的影响，把科技作为医学本质的特征使美国医学走在世界前列。美国是第一个发明并采用许多新发明和新治疗方法的国家，与其他国家相比，美国医学采用了新科技和新方法，治疗高效、快捷，这归功于美国文化，也必须归功于美国政府的重视和支持。

美国先进的医科技术使富人和中产阶级都能享受到先进的医疗保健服务，来自世界各地的接受过最先进训练的医生，在医学实践中使用最新的设备和科技力量为美国的富有阶层、中产阶层服务。与此形成强烈反差的是弱势群体连基本医疗保障都不能保证。所以美国政府逐渐关注弱势群体的医保，把高科技医学研究与基本医保相提并论。

在公共医保领域，联邦政府的作用主要是规划和监管公共医保制度的健康运行。从1960年代末以来，联邦政府在公共医保制度的扩大、效率的提高和费用的控制方面，作用不断加大。尤其在监管方面的作用特别显著，具体有建立医师资格认证、同行评审组织、专业标准审查组织、管理式医疗、预付制等制度措施，实现了联邦政府角色的发展。

州政府在公共医保领域的作用也比过去扩大，在《医疗补助》制度颁布前，州政府的主要责任在公共卫生、疾病预防、环境污染等方面，在《医疗补助》制度颁布后，承担了贫困人群和儿童的公共医保财政负担。面对联邦政府削减公共医保财政拨款时，必须尝试不同的策略解决问题。在面临医改困境时，有的州政府甚至走到了全国医改的前列。2006年麻省州长罗姆尼颁布了州全民医保法案，就是充分体现州政府作用发展的例证。

二　制度决策的政治环境

尽管公共医保制度是美国政治上的例外，但这个例外是美国社会变迁的必然。当原有的医保体系不能解决医保市场低覆盖率的现实时，这个政治上的例外就在美国的政治环境中诞生，它的改革和发展依然会受制于这种政治环境。

（一）宪法环境

政治环境主要是指美国的政治制度。1787年，美国的开国元勋颁布了美利坚合众国的宪法，直到今天它依然是美国的根本大法。宪法规定了美国政治制度的基本原则，最主要的原则是天赋人权、人民主权和限权政府、代议制、权力分立和制衡、联邦制等。美国宪法在授予政府统治国家权力的同时，又防止政府专权和暴政。因此，政府在制定公共医保政策时，直接受三权分立和制衡、联邦制原则的宪法环境影响。

三权分立和制衡是美国政治制度的重要原则。美国宪法规定立法、行政和司法三权分立，规定立法权属于国会，行政权属于总统，司法权属于各级联邦法院。实际上，三权并没有完全分开，政治学家理查德·诺伊斯塔特（Richard Neustadt）把美国宪法缔造者们有关权力分立的观念，描述为分立的机构共享权力的原则①。三个同等权力的分支机构以精心创造的牵制与平衡方式相互钳制，任何一个机构如果得不到另外一些机构的支持和认可，就不能有效地行动。权力共享的基本原理是权力制衡，防止任何一方滥用职权。

因此，宪法在保障三权分立和独立的同时，又规定三权相互制衡。例如，立法权归国会，但总统有创制权，也有权否决国会的立法，国会又可以推翻总统的否决；行政权归总统，但行政机构的设置和所需经费由国会以法律批准，总统任命高级官员、同外缔结条约须经参议院批准，国会有权监督行政；司法权归法院，但法官由总统提名，经参议院同意，最后由总统任命；国会设两院也是为了相互制约。三权分立和制衡的目的，就是分散政府各部门职能的政治权力和决策权威。

美国宪法规定了这个国家的政治制度，其中行政和立法的权力分立和制衡，会因几种不同的情况发生变化。第一种，总统和他所代表的政党同时控制了参众两院，如：第89、90届国会期间，民主党总统约翰逊在位，民主党控制了国会参众两院的多数；第103届国会期间，是民主党克林顿总统的第一任时期，民主党控制国会参众两院；第111届国会期间，是民主党奥巴马总统的第一任时期，同样民主党控制国会参众两院多数。总统党主控国会两院时期，美国政府基本上处于政治相对一致的状态，对医改政策出台有一定的有利条件。正如约翰逊时期颁布了公共医保制度，克林顿发动了全面医改，奥巴马新医改成功。第二种，与第一种相反，总统党失去参众两院的控制权，是参众两院的少数党。如：共和党尼克松、福特、老布什总统在位时，都是民主党主控国会两院。

① Richard Neustadt, *Presidential Power*, New York：Macmillan, 1986, p. 33.

克林顿在全面医改失败后共和党一直控制国会两院。这种跛足总统时期，美国政府基本上处于政治相对不一致的状态，出台医改政策的难度更大。第三种，总统党只控制一院，众议院或参议院，这种时期要求一方争取更多的支持才能顺利出台某项政策。往往一党党内并非能够在任何时候都保持一致，所以在任何情况下，政策制度的出台，都需要争取不同党派成员的支持。美国宪法规定的政治制度，给任何一项政策出台制造了复杂的环境，需要多方漫长的谈判和妥协才能决策。所以，美国的政治制度很难给公共医保制定一套全面的、认识一致的政策。

美国宪法创建了与中央集权单一制不同的联邦制国家结构，联邦制就是纵向分权制，政府权力分散，联邦和州分权，两者在各自权限范围内享有自由行动决策权。美国政治中一个经久不衰的问题就是联邦政府的权力和权威，联邦政府和州政府、地方政府的分权。此外，国家和州政府经常授权成千上万的当地政府发挥重要的政府功能。

联邦制规定了联邦政府和州、地方政府的责任分担。在统一的联邦政权基础上，各州有相当广泛的自主权。美国宪法规定了联邦政府权力，一般不经宪法列举的其他权力，均为州政府保留。州的权力主要是处理本州范围内事务，国民医疗保障长期被理解为是州政府而不是联邦政府的责任。随着美国面临的医疗问题越来越复杂，大多数州政府没有能力、资产以及专门的监管机构来解决，促使联邦政府介入越来越多。随着联邦政府医疗财政赤字增加，联邦政府又希望州和地方政府承担更多责任。在公共医保计划中，究竟是联邦政府还是州和地方政府应该承担更多责任，始终萦绕在医改方案的设计中。

联邦制国家结构分散了联邦政府的权力，也增加了权力的复杂性。管辖权的竞争、延迟、重复、相互指责、责任躲避都发生在不同级别的政府制定医保政策当中。联邦政府需要协调各州不同的医保政策，协调地方主义和国家主义的需求，满足社会多元化的需求。因此，没有一个机构可以代表国家对公共利益和公众利益做出统一的定义，公共医保制度的制定和实施必然与各州的条件、目标、利益相联系。

（二）机构环境

机构环境包括参与公共医保政策制定和实施的主要机构的规则、结构和设置，包括立法、行政和司法部门的政府机构。国会是公共医保政策制定的主要机构，主管负责公共医保制度的实施。司法的主要责任是解决宪法和法律冲突。实际上，越到当代，这些机构的责任界限变得越来越模糊，三权分立有时是三权分享政策的制定、实施和裁定。

国会是立法的决策机构，但国会也是个权力分散的机构。国会的权力分散给了参众两院300多个委员会和小组委员会。每个委员会和小组委员会都是一个权力中心，这种权力分散结构使国会变成类似于一个小立法机构的联盟，"不仅削弱政党的领导，而且是每个权力中心成为不同特别利益集团游说的对象"①。国会权力分散对制定公共医保政策产生两个直接后果，一是各委员会内部的争论不休，参议院和众议院之间的竞争非常激烈；二是公共医保决策必然是谈判与妥协相结合。在国会众多委员会和小组委员会中，对公共医保制度的确立和发展最有影响的是众议院的筹款委员会和参议员的财政委员会，它们决定了政府对公共医保制度资金投入的增加还是减少。强势的众议院议长或两院多数党领袖在国会有很大的控制权，例如，克林顿时期的众议院议长纽特·金里奇，在阻挠克林顿医改进入国会程序过程中，发挥了重要的作用，也是导致克林顿医改失败的因素之一。

美国宪法规定，国会由参议院和众议院组成，参议院代表州，每州2名。众议院代表国会选区的人民，按州人口占全国人口比例分配席位。因此，参议员和众议员为了成功当选，必须代表各自州和国会选区的利益，在公共医保决策时会强调地方利益，这种机制创建了促进州和地方利益倾向的政治环境。

总统领导下的联邦行政机构的基本职能是执行法律和政策，它们担负着政府的日常工作，但它们在任何一项决策中也发挥重要的作用。从1960年代公共医保制度颁布后，联邦行政机构对于《医疗照顾》和《医疗补助》计划的质量、公平、效率和管理方面负责全面考察和检验。从1970年代起，联邦行政机构关注医疗成本上升，关注如何控制公共医保制度项目的政府支出，采取同行审查、监管、鼓励发展管理式医疗组织，推荐HMO。

法院和法官影响公共医保制度的政策制定和法律制度的司法解释。

---

① 李道揆：《美国政府和美国政治》，中国社会科学出版社1990年版，第314页。

他们确保实现符合宪法的法律标准，负责行政程序的执行行为，控制行政程序在所有联邦机构内合宪。无论是个人还是团体对行政和立法机构的决策不满都可以诉诸法院。

联邦法院，尤其是最高法院，在医疗领域决策方面已经扮演了一个重要角色。例如：1973 年联邦最高法院发布了《罗伊诉韦德案的裁决》（Roe v. Wade），裁定堕胎合法化。又如：2012 年，联邦最高法院裁定奥巴马新医改法案基本合宪，确保新医改法案贯彻落实。

（三）决策政治环境

决策政治环境包括决策者是否达成共识、政治可行性、选举周期、利益集团影响、政治意识形态等。决策政治环境本身受宪法、法律、制度、经济和技术环境制约。

美国宪法和美国政治制度最明显的特点是权力分散。在权力分散创建的政治环境下，有利于参与公共医保制度决策者之间的不断讨论、争辩、妥协，没有任何一个机构或者参与者能够主导决策的整个过程，因此如何建立共识非常必要，任何一项决策的过程，都是多元化和利益冲突之间建立共识驱动的。从某种程度上说，公共医保决策过程充满矛盾，问题的解决是一种政治艺术创造的共识，各种利益矛盾妥协达成共识，得到大多数的支持，政策就出台。共识的政治逻辑显示，尝试全面医改，或者颠覆传统医疗体制和政策，注定会失败的。克林顿大动干戈的"一揽子"医改失败，足以说明美国的共识政治逻辑。美国的百年医改获得的成就，就是局部改革、零散变化、增量补充的结果，公共医保计划《医疗照顾》和《医疗补助》的演进就是最好的写照。

公共医保制度的局部修正和增量变化，理论上可以称为渐进主义。公共医保制度演进的历史显示，对现有制度进行相对小的或者增量变化和修改往往容易成功。渐进主义在政治上对决策者是有吸引力的，因为局部政策调整会减少负面影响，降低政治风险。

政治可行性是决策者们制定政策时必须考虑的政治现实，这种可行性就是公众对政策改变的支持与否。当代政治流行的民意调查使决策者不能忽视公众舆论，公众舆论在政治上的价值就是可以衡量政客在各种问题上观点和立场的公众支持度。为了在政治上获得公众支持，决策者可能会回应公众的偏好，考虑公众需要的公共政策。《医疗照顾》和《医疗补助》计划出台，获得了老年人和贫困人群的支持，得到了公众舆论的回应，民主党无论在总统选举还是国会选举中，都获得了胜利。所以政治家决策者面临的主要政治现实就是潜在的公众对提议政策的态度，所有主要行政机构和决策参与者都自然会考虑政治可行性。国会成员更热衷于选民的投票支持，公共医保政策对不同人群产生的不同反应，都有可能使选民支持比例发生变化。例如，在公共医保费用问题上的减税和增税，都会造成公众舆论影响医疗政治和政策。

美国的选举制与公共医保政治密切相关。决策者在政治上的上任和连任非常重要，所以制定什么样的政策往往从潜在的选举结果角度考虑，尤其在接近选举年的时候更加突出。公共医保制度制定和变化需要一定的决策过程，在这个过程中需要产生短期实实在在的效益。总统、参议员、众议员分别是 2 年、4 年、6 年不同长度的任期，使选举周期成为一个长期永久的政治环境。例如，在 1980 年总统初选时，参议员爱德华·肯尼迪成为民主党总统提名候选人，挑战现任总统吉米·卡特，提出了全民国家医疗保险的主张。当肯尼迪的主张被证实受到公众欢迎时，卡特政府不得不提出一个缩小版的国家医保计划，以保住民主党候选人获胜。但最终大选的结果是共和党里根获胜，民主党全民国家医保的主张难以为继。下一个全民医改周期发生在克林顿竞选时期，医改成为克林顿竞选的基石。虽然克林顿政府未能取得全面医改的胜利，但克林顿政府随后的几个增量改革，如健康保险流通与责任法案和国家儿童医疗保险计划都顺利通过。又如：在 2004 年的总统竞选中由于医疗成本不断上升，没有医疗保险的人数增多，当时总统候选人在位总统小布什和民主党总统候选人、参议员约翰·克里（John Kerry），都把医改作为竞选主题。两位候选人提出了不同政治哲学范畴的医改计划，小布什的计划提供税收抵免，建立免税的医疗健康储蓄账户，帮助个人和小企业购买保险。克里的计划提出了扩大现有公私保险制度，在公共医保制度方面，扩大《医疗补助》和 SCHIP，为更多的人提供保险。

美国的公共哲学是一个广泛的概念，基本原则就是宪法保障的言论自由、私有财产保障。美国的公共哲学受英国哲学家洛克观点的影响很大，相信组建政府就是保护人民的自由权，自由主义反映了美国的公共哲学和意识形态，这种哲学自由主义渗透到政治领域，形成了多元化的政治制度，权力分散的政府给了利益集团游说政府各机构的空间。制定公共医保政策在这样一个系统内需要公共官员和机构协调许多组织团体、利益集团之间的利益冲突。从理论上讲，政府角色变成了一个解决组织团体、利益集团之间冲突的中立的仲裁员。

利益集团经常通过政治权力把自己狭隘利益说成是公众利益。例如，多年来，AMA 反对公共医保制度，认为公共医保制度就是公费医疗制度，剥夺了病人选择医疗的自由，导致劣质医疗服务。基于公众利益集团的自由主义哲学，私人经济、选区利益是吸引人的个人主义价值观，狭隘的私人利益经常被证明是公共利益。决策过程中为创建共识进行的谈判和妥协被定义为公共利益。

美国政治使公共医保制度改革变得相当困难，每一步改革方案都被困在多元化的制度框架中。主张市场改革者把医改之难归咎于官僚政府的干涉和烦琐的规则，他们呼吁更少的监管和更多的市场激励，增加医保的多样化，实现医保资源更高效配置。共和党人，尤其是保守派，支持这一立场。主张扩大政府角色的改革者，把医改之难归咎于现行市场竞争制度的缺陷，呼吁加强政府监管和计划。

因此，公共医保制度实施中持续的矛盾，诸如效率、平等、权利和自由问题，反映了不同人群要求平等获得医疗资源期望的矛盾，私营医保部门不能提供平等机会，公共医保部门无法完全弥补私营部门的不足。

不同时期的政治意识形态，影响公共医保制度追求不同的目标。在1960 年代，公众哲学中平等意识占上风，导致医改者们成功创建了公共医保制度，提高了医保覆盖率，以合理的成本提供高质量的医疗服务。1970 年代，公众哲学中控制成本意识占上风，导致医改者加强了《医疗照顾》和《医疗补助》的管理和监管。

（四）经济和技术环境

公共医保政策与经济环境和医疗技术环境交织在一起。受经济环境的影响有很多方面，如：医疗产品和医疗服务资源的有限或稀缺与人们的期望值问题。因为经济资源是有限的，有选择使用、如何使用这些有限的资源就是政治与经济交织的问题，机会成本概念决定了以何种方式使用资源。经济环境影响公共医保政策决定的方式，经济可行性是决策者首先要考虑的因素。当经济以健康速度增长，经济资源可用率高，决策者在经济可行的基础上决策建立新项目。1960 年代公共医保制度确立，就是美国进入了"丰裕社会"发展阶段。

从经济角度看，决策者的价值判断有优先级的考量。多少社会资源应该投放在公共医保中，公共医疗资源应该优先分配给社会哪些群体，老人、贫困人群、儿童成为决策者们优先考虑的群体。不同年代的经济环境又约束了公共医保制度的扩大，增加了医疗成本效益和效率价值的担忧。

在过去的三四十年，医疗技术进步已经彻底改变了医疗服务的性质和医疗保险的付费制度。新的生物医学技术的快速发展，医院迅速采用许多复杂、昂贵的医疗检查和治疗仪器，医学科技的发展改变了医疗实践的本质。每一项医疗技术的进步都涉及医疗成本和收益的变化，一个良好的公共医保政策的制定，取决于准确评估新技术的成本和效益，技术变革可以对资源需求产生深远的影响。

生物医学的技术革命对公共医保制度发展产生了重要影响，因为先进的医疗设备和治疗手段费用昂贵，公共医保费用是政府预算的重要组成部分，政府充当了医疗资源分配的重要角色。生物医学的技术革命也对医疗技术发展提出了质疑，什么是正确的和适当的医学水平干预治疗一种疾病，因为医疗费用越来越占政府预算的一部分，政府在医疗资源分配中的角色至关重要。基于财政预算的原因，新的生物医学成果是否可以为所有人平等享用，如果不能平等提供、平等享用，那么制定什么标准决定谁能谁不能获得先进的、稀缺的医疗资源，类似公共医保的处方药涵盖改革。

三　选举政治环境

美国宪法规定了代议制是美国政治制度的基本原则之一，所以选举在美国政治生活中起着十分重要的作用。美国任何一届政府的政客，追求的利益最大化就是上任和连任的机会。选举政治对国会决策影响非常普遍，决策者在制定或改变某项政策时，都不能不考虑选民的利益，否则，不但政策因得不到选民的支持而难以确立和推行，政客还可能下台，当届政府也可能垮台。公共政策的制定和改革在选举政治中是激励政客实现个人政治目标的机会。从这一角度出发，决策者的政治追求始终处于政治环境之中。

选举政治应用于公共医保项目时对决策者产生的政治激励，会有助于产生慷慨的国家福利。公共医保福利的增加，对政客的益处就是受到公众欢迎和支持，获得连任。另外，选举节点一定会使主要的公共福利政策发生变化，无论哪位总统，在接近大选的时候，都不愿意对公共医保制度做大的调整，以免冒政治风险。所以，选举政治可能导致公共医保制度改革，也有可能反而阻碍改革。选举会改变政府的党派平衡，导致公共医保政策的方向转变。

例如：《医疗照顾》政策的变化与选举政治有关。在选举中民主党和共和党制定与实施不同的《医疗照顾》政策，反映出两党关于公共医保项目中政府角色、监管、卫生政策和市场作用方面不同的政治哲学。在两党政治的相对平衡中，当平衡倾向民主党，《医疗照顾》政策就朝着扩大效益、降低成本、强化监管的方向发展。当党派平衡转向共和党，《医疗照顾》政策就朝着相对保守的方向移动，更少集中监管医疗提供者、减少福利、降低高成本。

显然，两党在《医疗照顾》政策上有不同的立场，但共识是政策修改和实施的基础。共和党总统比民主党总统更渴望向《医疗照顾》受益人收取更高的自费比例来缓解医疗成本高涨的困境，而民主党总统和国会的民主党人比共和党同行更渴望扩大《医疗照顾》计划。民主党人和共和党人在事实上形成的政治共识，有利于维护公共医保制度的实施。在1966—1994年，是两党达成基本共识的时代，公共医保的融资、福利、监管政策的变化，都表现了两党一致的音符。例如：1970年代和1980年代，《医疗照顾》计划的监管改革，PSROs出台，MFSP的确定，都是民主党和共和党一致支持的结果。

通常民主党被认为是推动公共医保制度发展的主要力量，共和党被认为是保守的、反对推进全民医保改革的。其实，这种观点有一定的片面性。在公共医保制度改革的历史上，《医疗照顾》计划较大的扩展项目是1988年颁布的MCCA，启动立法的是共和党总统的里根政府，而大病保险问题在民主党总统主持的多次医改中一直没有解决。1983年《医疗照顾》支付制度改革和1989年MFSP立法，都是由两位保守的共和党总统里根和老布什批准的。当然，在1965—1994年的30年间，凡是共和党总统执政时期取得的改革成果，都有民主党的支持。因为这 30 年中，共和党没有在任何时候同时控制白宫和国会两院，公共医保政策的任何变化立法，都获得了民主党的支持。

换句话说，公共医保制度的普及实施，为民主党和共和党政客提供了共同的选举动机，事实证明，两党双方都不同程度地支持和维护公共医保制度，选举政治有助于保护公共医保政策的共识。

选举政治表明，公共医保制度改革与选民的支持有直接联系。以克林顿医改为例，克林顿总统是带着"使人人有医保"的方针上台的，当时是顺应民意的。由于连年医疗成本的快速膨胀，无医保覆盖率的扩大，许多美国人认为美国的医保问题是国家亟待解决的首要问题。根据美国影响最大的民意调查机构盖洛普的调查显示，在克林顿总统任职初期，尤其是 1993 年 9 月到 1994 年 8 月，认为医保问题是国家首要问题的人数比例是历史上最高的，其中 1994 年 1 月该比例达到了 31%，堪称历史最高点（2009 年奥巴马医改时该比例为 26%，今天只有 6%）[1]。如果不特别表明是首要问题，只问及是否需要改革，那比例就大大上升。例如：1990 年的一份调查，90% 的美国人认为美国的医疗保险系统需要一些基础性的变革，甚至是一场彻底的改革重建。这个比例也是美国历史上支持国家全民医保体制改革人数最高的[2]。其他民意调查的结果大致相同，如：哥伦比亚广播公司和《纽约时报》1992 年的民意测验也显示，"至少有 66% 的人支持全民医疗保险改革，认为这个比例是近 40 年来最高的支持率"[3]。"到 1993 年 9 月，支持克林顿政府全民医保改革的民众维持在 2/3 左右……1994 年 1 月，依然有 2/3 比例的民众愿意增加政府支出来扩大医保覆盖面"[4]。

正是基于多数民众的支持，克林顿信心满满地制订和推出了医改的

---

① Frank Newport, "American Don't Often Name Healthcare as Top U. S. Problem," http: // www. gallup. com/poll/155414/Americans-Don't-Often-Name-Healthcare-as-Top-Problem. aspx/ June 29, 2012.

② Lattrene A. Graig, *Health of Nations: An International Perspective on U. S. Health Care Reform*, p. 20.

③ Jennifer Prah Ruger, *Health and Social Justice*, p. 219.

④ Lawrence R Jacobs and Robert Y Shapiro, *Politicians Don't Pander: Political Manipulation and the Loss of Democratic Responsiveness*, Chicago: University of Chicago Press, 2000, pp. 96, 228.

具体方案。但是，选民的支持率随着共和党和利益集团的舆论宣传及政治攻势发生了动态下滑。不同的人群随着自己关注点的变化改变了原来口头上或意愿上的支持，他们最初的支持并没有落实到后来的行动上。克林顿医改方案提出了全民医保的美好前景，对无医保或低医保水平及失去医保可能性大的人群具有诱人的吸引力。但对大多数有医保并对目前医疗服务比较满意的富裕阶级和中产阶级，则缺乏吸引力。当美国医疗领域危机加大时，多数选民会关注大众医疗平等和降低医疗费用，这是道德价值观占据上风的作用，他们期望政府把医改作为现阶段工作的重点，他们在完善医保体系能提高民众健康水平的认识上是一致的。但对美国是否需要医改的意见一直是有分歧的。在 1994 年的民意调查中，有 14% 的人认为，现存的美国医保体系运作良好只需很少改动；有 54% 的人认为，现存体系有优点，但需要从基础上进行改革；有 31% 的人认为，现存体系一无是处，需要改革建立新体系[①]。至于颁布什么政策、通过什么措施来达到全民医保覆盖则见仁见智，众说纷纭。那些认为需要改革，建立新体系的人，对建立何种类型的体系同样无法达成一致。

当医改进入具体的辩论阶段，不同阶层的民众变得更关注自身的利益，个人主义价值观得到充分体现，越来越多的人担忧自己究竟在这场改革中能获益多少，将付出多少代价。特别是当扩大医保覆盖率需要提高税收支持时，民众的支持率显得非常微弱，多数人最终表示了反对或不情愿。"一项调查显示，只有 22% 的美国人愿意每年额外支付 200 美元的新税，以支持国家扩大医保覆盖面"[②]，另一项调查虽然发现有 61%—64% 的美国人有可能愿意支付因为全民医保覆盖而提升的税款，但 1993 年 55% 、1994 年有 66% 的美国人认为自己付给联邦政府的税款已经很高了[③]。这种为没有保险的人拥有保险而多纳税的意愿，是牺牲自己利益，关心弱势群体的公共道德准则。"如果民众不接受这种公共道德准则，不愿意自愿为覆盖自己和克林顿的医改缴费纳税，不能在社会和政

① Robert J. Blendon et al. ， "Americans' views of Health Care Costs, Access, and Quality"，*Milbank Quarterly*，No. 4，2006，p. 638.

② Jennifer Prah Ruger，*Health and Social Justice*，p. 224.

③ Ibid. ，p. 223.

治层面上达成共识，那么全民医保的计划是很难实现的"①。随着辩论的
深入，"道德层面的核心价值不足以产生强大的理论去支持全民医疗保险
政策的出台"②，"公众对克林顿医改计划事实上的支持从 1993 年 9 月的
59% 下降到了 1994 年 7 月的 40%"③。"到 1995 年只有 12% 的美国人认
为医改是国家首要的问题，1996 年这个比例又下降到了 7% 左右。"④ "这表
明美国公众只对医改能否让他们的生活变好而感兴趣……民众大量支持
医改的热情可能因为发现他们需要更多的个人牺牲而迅速冷却。"⑤

　　医改这个众口难调的复杂问题，在共和党和利益集团大做政治文章，
渲染"强制性"与自由主义、个人选择之间的矛盾后，变得更加复杂。
选民很难把究竟是反对民主党克林顿，还是反对克林顿的医改区分开来。
例如：有些表示反对克林顿的民众，事实上他们是支持医改的。1994 年 3
月 10 日，有一篇题为《许多人没有意识到他们喜欢的是克林顿的计划》
的文章，披露了一项《华尔街日报》和美国广播公司的联合民意调查。
该调查显示，当被问及克林顿医改计划时，大部分人都表示反对。但当
被问及对医改计划有什么期望时，超过 60% 的人都支持克林顿计划中的
许多条款。当向民众描述克林顿的医改方案，但不说明这就是总统的方
案，不说明就是克林顿提交国会的议案时，每个人都首选该方案⑥。这种
情况再清楚不过地反映了许多人反对的是贴上民主党克林顿标签的医改
方案，而不是真正的医改本身。可见，两党制的负面影响大大增加了医
改的难度。

四　利益集团政治环境

　　利益集团是美国政治制度的产物和权力结构的组成部分。美国政治

---

　　① Jennifer Prah Ruger, *Health and Social Justice*, p. 208.

　　② 高芳英：《美国历史上的医疗不公问题》，《中国社会科学报》2011 年 10 月 20 日第 8
版。

　　③ Robert J. Blendon et al., "Americans' views of Health Care Costs, Access, and Quality",
p. 638.

　　④ Frank Newport, "American Don't Often Name Healthcare as Top U. S. Problem," http: //
www. gallup. com.

　　⑤ Jennifer Prah Ruger, *Health and Social Justice*, p. 225.

　　⑥ 参见［美］比尔·克林顿《我的生活》，第 653 页。

制度为利益集团施加影响提供了肥沃的土壤。利益集团拥有表达自己对公共政策议题观点的合法权利，各种利益集团都可以通过集体行动来积极促进自己的利益，这是美国政治多元主义理论的体现。但是，利益集团有时可能行使太大的权利，在某些情况下，他们竭力表达自己的要求并施加最大的影响，不管其对更广的社会造成多大的代价，有时利益集团将自己的利益错误地压倒了普遍利益，"有分析家将这种情形描述为单一议题政治的胜利"①。美国政治的牵制和平衡原则，使利益集团比较容易有效地追求自己的利益目标。

在美国医改史上，以 AMA 为首的医疗利益集团，始终是公共医保制度建立和改革的反对者。他们为了政府能制定有利于自己利益集团或否决不利于自己利益集团的政策，经常采用游说的手段与国会议员保持密切联系，以期影响国会委员会对议案的审议，并通过对国会议员施加压力，影响议案的进程。在一定意义上，利益集团是政党的补充，他们的活动将加剧两党政治斗争的激烈程度。在公共医保制度改革中，尤其是《医疗照顾》制度改革中，最有影响的两大利益集团是 AMA 和 AARP。

AMA 是医疗提供者利益集团的代表，1972 年之后，美国医学会在医学界的权威有所下降，政府对《医疗照顾》采取监管改革，限制了医院和医生按照自己制定的"合理成本"收取医疗服务费，对医学专业标准的制定，专业标准审查机构的建立，使参与《医疗照顾》计划的医院和医生，收取的服务费大大低于参与私营医保部门收取的费用。政府加大力度干预医疗领域，在一定程度上损害了医疗提供者的定价机制，直接影响了他们的经济利益。因此，AMA 所代表的利益集团一直阻止政府扩大其在医疗领域中的职能。

《医疗照顾》对医疗提供者的影响主要是政府的财政政策。由于在制订《医疗照顾》计划时没有成本控制的规定，所以到 1970 年代就陷入了成本"无法控制"的危机，改革需要控制成本，而不是拓展制度规模。1970 年代美国的低经济增长和高联邦赤字增加了《医疗照顾》的财政压力，最终政府不得不加强对医院和医生治疗费用的监管。也就是经济因

①　[美] 托马斯·帕特森：《美国政治文化》，顾肃等译，东方出版社 2007 年版，第 297 页。

素削弱了医疗利益集团对公共医保政策的影响。在经济不景气和预算困难的气候下，医疗利益集团不得不让步。当奥巴马医改趋势不可阻挡时，医疗利益集团不得不再次让步，表示支持医改。

AARP 是会员制利益集团组织，由加州退休教育工作者埃塞尔·珀西·安德勒斯（Ethel Percy Andrus）创建，它的前身是美国退休教师协会。1947 年埃塞尔为了提高退休教师人员的形象和改善其状态，创立了美国退休教师协会。1955 年，该协会为会员拓展了人寿保险项目，深受退休教职工的欢迎。1958 年在退休教师协会基础上成立 AARP，会员迅速扩大。今天，全美国该协会成员超过 3000 万，分会超过了 4000 个，协会总部设在首都华盛顿。任何人不论工作还是退休，只要年龄超过 50 岁，承认协会章程，每年缴纳 10 美元会费，都可以成为会员。尽管协会是一个非政治组织，但是会员中不乏各级政府机构前负责人，与现各级政府有千丝万缕的联系，政治影响力很大。协会特别关注和监督会员感兴趣的某些地方性和全国性的立法，关注与自己切实利益有关的老年《医疗照顾》计划的变化。

从 1960 年代起，AARP 就积极参与政府建立公共医保制度的争辩，他们的立场对《医疗照顾》计划的变化有直接影响。1989 年在他们的强烈反对下，颁布了 16 个月的 MCCA 被废除；2003 年在他们的敦促下，美国国会通过关于《医疗照顾》D 部分处方药的 MMA；2005 年抵制过激进的社会保障计划改革。

利益集团对政府制定医保政策产生影响的主要手段是直接游说和间接游说，游说往往通过多种方式进行，通过经济分析、逻辑推演，把人们的注意力转移到医改政策的弊端上，有的还套上意识形态的帽子，把国家强制医保说成是"社会主义"医疗加以反对。

利益集团的反面游说宣传，大大增强了共和党反对医改的势力。以克林顿医改为例，当克林顿医改法案的辩论结束后，有关研究者对其中120 个医疗行业有影响的利益集团进行了调查，"近 60% 的利益集团与共和党人结成联盟，坚决反对克林顿的医改方案。……另外约有 1/4 的集团比较支持医改，但没有正式认可其方案。差不多一半的集团只赞同计划的某些内容，反对另一些内容，最终阻碍他们成为支持改革的盟友"①。
在医疗利益集团全力协助共和党进行反面宣传攻势下，一些游移不定的
团体与民众最终滑向了反对联盟的一边。结果是反对医改的阵地逐渐扩
大，支持改革的阵地逐渐缩小，克林顿"显然已经输掉了医保改革的信
息战"②。

五　两党政治与公共医保制度

美国政治并不是两党之间的生死搏斗，政治不仅是解决冲突的手段，
也是促进社会公共利益的方式。两党政治并不只是有关两党谁胜谁负，
也事关公共政策问题的解决。所以，美国的两大党在本质上并无区别，
共和党和民主党都是资产阶级政党。由于资产阶级内部因产业和地区不
同形成了利益不同的集团，两大党经常分别代表不同的利益集团。另外，
由于历史的原因和其他原因，两大党的选民基础不同。中下层大多支持
民主党，上层大多支持共和党。共和党内多为保守派，民主党内则自由
派略多于保守派。两党最重要的目标就是赢得选举胜利，上台执政。为
此，两党的纲领和政策首先必须着重考虑其传统的基本选民的意向、愿
望和要求，稳住自己的阵脚，同时要抨击对方的政策，寻找对方政策的
薄弱点，积极争取数量不断增加的游移不定的那部分选民，以求在选举
中获胜，顺利执政。一旦执政，执政党需要积极谋求在野党的支持与配
合，否则任何一项社会改革都不可能顺利进行。

特别是当代，两党政治与医疗保险制度改革的成败关系密切，以克
林顿医改失败为例：克林顿 1992 年为争取竞选成功，不仅按民主党的传
统关心下层援助穷人，还特别关注增加对中产阶级的吸引力。克林顿提
出制定全国性医保制度和福利改革、提高最富裕美国人的税额、增加基
础设施（道路和桥梁）经费等竞选纲领，并以扩大全民医保覆盖和控制
医疗成本上涨为社会改革的中心内容。相对于老布什为争取连任提出的
重点放在对外政策上的竞选纲领来说，克林顿的政策更值得人民期待。

---

① James A. Morone and Lawrence R. Jacobs edited, *Healthy, Wealthy & Fair: Health Care and the Good Society*, p. 222.

② ［美］比尔·克林顿：《我的生活》，第 652 页。

由于当时美国的医保费用已经占到美国国内支出的 1/7，而且还在逐年增加，贫困人口中有 29.1% 的人口没有任何医疗保险，许多美国人的医疗保险金不够①。克林顿认为："医保如同社会保障，应该稳妥可靠地提供给所有人，应该是人民整个一生全面的一揽子利益。"② 所以，医改是当时美国人关心的社会改革重点，克林顿因此获得选民支持成功当选总统。1993 年 10 月，克林顿向国会提交了医改法案，一提交就遭到了共和党的攻击。正如克林顿自己所说："在我为经济和医保改革寻求支持的时候，共和党使出浑身解数诋毁我。"③

　　共和党的攻击突出表现在理论宣传和共和党高层的强硬反对方面。在理论宣传方面，共和党抓住了美国人崇尚自由市场经济理论的关键，抓住了"大社会、小政府"的传统核心价值观，指责克林顿医改计划是扩大政府功能的"大政府"政策。美国的传统价值观决定了改革一旦被套上"大政府"的帽子，离失败也就不远了。

　　在共和党高层领导中，反对派的代表人物是国会众议院少数党督导纽特·金里奇（Newt Gingrich）、参议院少数党领袖鲍勃·多尔（Bob Dole）。由于他们在党内身居要职，他们的言行态度对共和党其他成员、共和党代表的利益集团、国会立法辩论的胜负等都有重要的影响，他们对克林顿医改方案的攻击是非常致命的。当克林顿提出医改方案后不久，纽特·金里奇就表示要对费用和"大政府"的低效率进行攻击。当克林顿积极谋求与共和党合作时，在做完有关医改的国情咨文后，马上诚恳征求纽特·金里奇的赞同意见，希望共和党支持医改。但金里奇表示："'听了你的国情咨文演说后，我告诉众议院共和党人，如果你能够说服国会中的民主党人实现自己的提议，你们党（民主党）将长期保持多数党地位。'金里奇当然不愿意出现那种情况，他和鲍勃·多尔一样，在国会中期选举（1994 年）之前，将尽量阻止这样的事情发生。"④ 金里奇和多尔在许多公开场合多次表示，共和党的政治策略就是反对任何关于医

---

　　① Robert L. Bennefield, "Health Insurance Coverage 1994," Census Bureau, *Current Population Reports*, p190. http://www.census.gov/prod/www/ads/p60.htm.

　　② ［美］沃尔特·拉菲伯等：《美国世纪》，第 580 页。

　　③ ［美］比尔·克林顿：《我的生活》，第 474 页。

　　④ 同上书，第 634 页。

改的方案或改进性修正条款，坚决封杀任何医改议案，阻止国会通过医改法案立法，摧毁民主党以医改主张获得长期执政的政治资本。

共和党的攻击使克林顿医改的信心大大受挫，"我的民意测验结果比我的工作表现差，这在很大程度上是共和党人造成的，他们不断攻击我的医疗保健改革方案和经济计划，做出一些负面评价"①。正如共和党期望的那样，克林顿提出的医改方案，让他的共和党反对者正好得到了他们想在中期选举获胜使用的"弹药"②。在 1994 年的中期选举中，共和党大获全胜，在位总统党失利，共和党新增 52 个众议院席位和 8 个参议院席位，原众议院少数党督导金里奇成为众议院议长。"1994 年选举中，没有一个在职的共和党州长、参议员或众议员落选，而民主党则眼睁睁看着得克萨斯州州长安·理查兹（Ann Richards）和纽约州州长马里奥·库欧莫（Mario Cuomo）那样的显赫人物下台。"③

第二节　医保政策在政治议程中的位置

医保政策在美国国内的政治议程中占据相当重要的位置，它作为公共政策的一部分越来越成为美国国内政策政治议程中的焦点问题。医保政策不是一个简单的主题，它的制定受不同时期社会和经济因素的影响。美国现存医疗管理机构的性质和历史，普遍的社会思潮，处理政治纷争的惯例和程序方法，关键政治角色的态度和行动特征，以及社会普遍的目标和价值观都会影响医保政策的制定。

一　医保政策的定义及构成形式

医保政策属于公共政策，在某种程度上与医疗政策紧密相关，因为它与追求健康相关，与医疗的服务者和被服务者，以及保险、管理等有关，凡触及这些相关方面的政策都可以看成是医保政策的一部分。自从公共医保制度颁布后，美国政府在计划、管理以及医疗服务的财政中扮

---

① ［美］比尔·克林顿：《我的生活》，第 612 页。
② ［美］沃尔特·拉菲伯等：《美国世纪》，第 581 页。
③ 同上书，第 583 页。

演了一个主要的角色。到目前为止，美国公共医保资金的开支几乎接近私营与公共医保费用的一半，同时大部分的内科医生和其他医疗人员都接受联邦政府资金的部分培训，当然联邦资金并非直接给予，而是通过补助他们所在的大学和学院的学习研究。在美国大约有45%与医学有关的研究发展资金是由政府与机构联合提供的，其中联合提供的资金主要由联邦政府提供①。联邦政府在许多医疗服务、医疗专业以及医疗研究方面作用的扩大已经逐渐演变成了一种潮流，是因为私人部门、州政府或者当地政府不能满足人们的医疗需要所致。这种联邦政府的管理角色影响从19世纪30年代开始，集中体现在19世纪60年代以后，到1980年里根主政时期试图减少联邦政府对医疗政策和其他国内社会政策的作用和影响。从此，美国关于是否联邦政策应该扩张或者收缩成为政治议程的重点。

涉及医保政策的决策都是由政府做出的，医保政策包含大量的决策。一些是通过国会立法成为法律，例如《医疗照顾》《医疗补助》、SCHIP。国会通过的多数立法比较原则和简单，所以这些法律执行起来需要详细的细则，这些细则必须是通过相关行政部门的议程，经过讨论制定出实施规则和条例，而这种议程是政府机器运转的内容。从公共医保制度颁布之后，大量的规则和条例的制定和修正，解释了政治议程的膨胀，有时甚至比立法本身更加复杂。

二　政治哲学理念与联邦制

美国的公共医保政策属于社会公共政策范畴，医保政策的制定需要符合美国最基本的思想理念和政治体系产生的历史环境，受美国基本意识形态方向的政治哲学理念和联邦制影响。

（一）政治哲学理念

政治哲学理念表现在两个方面：资本主义经济体系和经典自由主义（个人主义）的意识形态。经典的自由主义或者个人主义侧重于保护个人作为创建政府基准的理由，这种意识形态方向，起源于18世纪的西欧，传播到美洲大陆生根发芽，成为美国建国的宗旨。为了保护公民至上并反对政府专制，政府的权力被限制在一定范围之内，以便个人能够有最

①　Jennie Jacobs Kronenfeld, *The Changing Federal Role in U. S. Health Care Policy*, p. 50.

大化的选择权。个人的幸福健康，既是个人的选择也是个人的责任。20
世纪以后，自由主义开始视政府权力为其他强权的对立面，尤其在社会
领域，对政府角色有了或多或少的态度转变。

与政治自由主义联系最强的是它孪生的经济哲学——资本主义。资
本主义侧重于自由市场经济的运作和竞争。18 世纪资本主义有了最初明
确的表达，亚当·斯密在 1776 年出版的《国富论》中阐明了资本主义的
内容和性质，而就在那一年美国《独立宣言》问世，作为与《国富论》
同时产生的国家，美国明白了资本主义将会适用于这个新生的国家。

资本主义代表了一种与当时盛行的基督教哲学尤其是天主教哲学相
背离的理念。基督教维护的理念——如果社会中的每个人坚持自我否定
和减少对个人逐利的关注，社会整体就会越来越好。相比之下，资本主
义的理论主张几乎是相反的：如果社会中的每个人，无论是他还是她，
都竭尽全力去追求自己的利益与幸福，那么社会整体就会越来越好。"资
本主义与当时正在发展的新教理念一样，赞美个人奋斗和个人逐利"。①

资本主义通过自由市场运作，个人在自由市场中自由选择工作、选
择投资以及选择消费模式。驱动资本主义的就是竞争，没有任何单一的
个体能够既控制生产总量又控制商品或者服务的价格。在资本主义理论
原则下，政府干预被认为是中立的，有时甚至被认为是恶意的。只有在
19 世纪末和 20 世纪早期，政府颁布了反托拉斯法作为调整和规范自由市
场的竞争，才被公众认识到政府干预的作用，政府变成了在强大的私人
企业和巨富实业家之间争夺建立金融帝国时充当的仲裁者。

20 世纪以来，美国对于政府干预的态度进一步发生转变，政府开始
被认为是公共产品的提供者——为社会全体国民的健康福利服务，因为
多种原因这些公共产品不能够被自由市场提供。尽管政府通过社会政策
的制定和行政执行，作为公共产品提供者的合法角色逐渐被人认知，但
美国对资本主义和自由市场的意识形态偏好仍然相当强烈。

欧洲学者曾经一度普遍认同政府是平衡社会强大势力的一种平衡力，
也是凭借政策手段提供公共服务者，但在美国这一观点并没有被完全接

---

① Max Weber, *The Protestant Ethic and the Spirit of Capitalism*, Translated by Talcott Parsons,
New York：Charles Scribner's Sons, 1958, p. 57.

受。在涉及每个人的医保领域，美国的医保服务产品部分已经由传统的
自由市场提供，大部分内科医生在小型独立的行业工作。自从 1965 年开
始，联邦政府在为特殊群体提供医保服务产品方面扮演了越来越主要的
角色。从 1990 年代开始，美国关于如何制定为全民实现最低限度的医保
政策的讨论越来越多，实际上就是关于政府在资本主义经济领域中所扮
演的角色争论反映在社会医疗政策论坛之中。

（二）联邦体系

除了美国的基本政治哲学理念外，对于医保政策的制定和立法的
通道，美国有比世界上其他许多国家更为复杂的政府体系。这种复杂
的政府体系就是联邦政府体系，美国宪法创立了联邦主义。最初的联
邦主义是一个法律概念，定义了在联邦和州之间的宪法权威。联邦主
义强调每层政府都有相对的独立性，同时在一些职能和功能上有合并
的统一性。例如：外交政策就是专属中央政府的，由联邦政府制定与
控制，而其他政策，包括医疗政策是州和地方政府管辖的责任。这种
政府模式不同于单一体制的国家，后者的地方政府合法地隶属于中央
政府，也不同于类似的英联邦，因为英国不能直接干预英联邦邦内国
家的所有政策。

美国这种半地方部分自治的国家体系已经有很长的历史了。美国内
战解决了因联邦主义产生的大部分令人讨厌的问题，诸如州能否撤出联
盟等问题。许多问题如今以及将来仍然对医保政策问题造成麻烦。没有
任何一个医保计划比《医疗补助》计划更好地阐释联邦主义在实践中解
决医保的一些困难，《医疗补助》计划是一项联邦政府与州政府合办的医
保项目，是两级政府共同承担行政职权和管理监督职权的项目。两级政
府之间经常会因具体政策实施发生争吵和歧义，所以联邦政府削减或者
增加预算都会导致州和地方政府不得不调整自己的预算和行政管理。在
过去的几十年间，《医疗补助》计划在特定的时期被适当地扩张，各州政
府不得不在州财政预算当中筹措资金来满足整个《医疗补助》计划资金，
以便获得联邦政府的足额资助。《医疗补助》计划匹配的资金，已经成为
许多州财政支出比例中最高的社会项目。

由于州政府的增税比联邦政府有更多的限制，所以州政府在医疗福
利方面的问题成倍增长，主要是用于《医疗补助》计划的资金筹措。各

州纷纷展开福利改革，联邦政府在某种程度上给予州在实施医疗福利政策方面更多的自治权。多年的福利改革，使州与州之间的《医疗补助》计划执行水平不同，也就是有些州能够把《医疗补助》的资格降低，能够覆盖到贫困线上面更多的低收入家庭，而有的州严格执行联邦政府规定的贫困线，增加覆盖人数有限。

除了联邦体系造就的各级政府制定和实施医疗政策的复杂性，美国政府的许多局限性也造就了在政策制定和实施路径上的复杂性。美国许多专家观察美国建国过程和它的政府体系后认为，美国的宪政超越了一般意义上法律对政府的规定。美国宪政包括了限制政府的概念，体现了宪法缔造者们对一个强有力的中央政府威胁个人权利的恐惧[1]。所以宪法限制了联邦政府的权力，把州政府的权力用宪法确定下来，并规定如果没有明确赋予联邦政府的任何权力，都应该是州政府的权力，都应该为州政府保留。

另一个宪法限制的政府权力就是通过三权分立体制将权力进行分割，特别是立法机构国会中的参众两院机制，使新政策在国会不可能非常顺利地通过。当初缔造宪法者就认为，美国宁可有一个分权机制监督政府，也不愿意有一个强权政府[2]。所以，美国两个不同的立法主体，众议院（其成员来自各州的直接选举，并按照人口比例划分）和参议院（其成员由各州分别派出两名代表）的权力分配，是起草宪法时各大小州达成妥协的结果。尽管小州害怕大州具有压倒性的主导优势，但小州的权力得到宪法保护，再小的州都有两名参议院议员席位。参众两院的立法机构创造了一个分离和弱化的政府，大多数情况下，即使是总统所在的党派赢得了立法议会之一中的大多数，也并不代表其一定能同时控制两个立法机构——两院，因此一个新的政策很难在国会顺利通过。美国这种制度框架作用于医改领域，表明通过渐进改革，才是制度完善的途径。因为政府权力的弱化，给推翻旧制度、制定新政策和实施新政策带来更多的困难。

---

①　Jennie Jacobs Kronenfeld, *The Changing Federal Role in U. S. Health Care Policy*, p. 54.

②　Ibid. , p. 55.

三　政策制定、实施和修订

（一）政策制定的议程和立法

公共医保政策的制定有两个主要部分：议程和立法。当医疗现实中的医保覆盖率低和医疗成本增加问题积累到成为政府和公众忧患的程度，一个专题讨论的议程设置就会在政治议程中凸显。这种议程设置有时并不遵循固定的模式，是随特殊事件、媒体报道、公众意识启动了政策制定的议程。例如：某个贫困者因病致贫，最终家破人亡，激发了公众对贫困者医保的关注；老龄化越来越严重，老年人的医疗成为社会负担，引发公众对老年人医保的关注；新闻媒体报道的艾滋病，引发公众对这种新疾病杀手的担忧，艾滋病得到公众广泛关注，等等。这些公众关注最终启动了相关医保政策的议程。可见，公共医保政策制定的议程启动，必须首先俘获公众的注意，之后在政治家的选举年，两党为了选票都想声明他们关注公众的问题，最终导致相关政策讨论，形成议程。在讨论问题、寻找解决方法时，立法者会制订一个相关可选择的方案，提交国会讨论，最终通过投票立法。

立法与议程设置不同，主要遵循一种固定模式。这种立法程序意在立法机关——国会中的提议开始，一般称为草案。每年有许多草案进入国会，但许多在进入投票前就终止成为废案。任何参议员或众议员都可以提出立法草案，总统作为行政首脑自然可以提案。例如：医改草案一经提出，会被分发到专门的委员会讨论研究，绝大多数在参众两院的委任委员会和主席委员会，主席们在法律程序中运用权力，他们决定提案立法的速度。解决复杂问题，需要召集典型性代表，举行立法提议的听证会。当听证结束之后，草案进入立法议程。每次的医改草案会被争论和修正，然后草案分别提交两院表决。如果两院通过的草案不一致或被不同程度地修正，那么还需要组织一个协商委员会去解决差异成功，通常协商委员会由国会中两院的高级成员组成。如果协商解决差异，国会通过正式法案，交总统签署。一旦总统签署，该法案即成法律。被总统签署的法律立即被印成小册子，成为人所熟知的正式版本的法律，最后合并进入美国法律汇编。

（二）政策的执行和修订

政策的制定阶段，尤其是法律的通过，集中在政府立法分支机构上。而政策的执行带来了更多的政府行政机构的参与。立法分支机构保留了监督的责任，如果对新法律产生一种挑战，司法分支机构会涉及。规则的制定和政策的运行是政策执行程序的两个主要部分，政策的修订作为政策持续运作的过程和政策变革的一部分。

规则的制定是政策执行进程中的最重要的一个部分，因为法律一般来说都是简洁的，不是很详细的。因此，规则制定成为政策的主要解释过程。规则是一种机制，这种机制通过议程为国会通过的法案提供了一个详细的限制、管理和指导方针。通过议程确立的规则，给了成文法生命和决定了法律影响的范围。公共医保制度法案属于复杂的立法，所以规则实际上是政策的延伸。例如：《医疗补助》计划的改革措施，执行时要求各州行政管理机构协调，作为一项新法律的实施，随着规则的详细说明，执行起来会更加清楚。

政策的修正是因为发现了新政策的缺陷，从政治学的角度看已被视作美国公共政策制定过程中的一个重要部分，即渐进主义，通过微小的渐进式步骤，也就是修正案的形式改变现有政策。例如：《医疗照顾》计划和《医疗补助》计划，是新的社会基本保险立法。它们作为《社会保障法》的修正案颁发，都属于《社会保障法》中的医疗保障部分。许多其他的医疗立法或者是对《社会保障法》的修正，或者是对基本公共服务法的修正，1944 年颁布的基本公共服务法，主要规定了联邦政府和州以及地方的医疗机构，在共同阻止流行性疾病传播方面的工作关系。

第三节　公共医保制度中的价值观博弈

美国医改历程百年，为什么公共医保制度建立得比较晚，为什么公共医保制度的扩大如此艰难？虽然对这一问题的分析研究学者们各执己见，主要研究基本根据美国的政治制度、经济体制、文化传统等因素展开。其实美国长期形成的核心价值观存在冲突，人们对公共医保制度的政治意识形态、社会道德责任的认识存在差异。这种差异集中反映在公民自由权利与政府权限之间的矛盾上，这一矛盾造成了公共医保价值观

与传统价值观的冲突，并以市场竞争和社会公平、平等主义和自由主义、
种族歧视和种族平等、公共道德和个人牺牲等具体冲突形式呈现。这种
社会价值观的冲突，导致了美国公共医保制度改革中不同的价值取向，
使改革目标复杂化，加大了改革的难度。

一 社会公平与市场竞争

美国的市场化已经深入社会的各个细胞。在市场化经济体制模式下，
美国的医保体系市场化特别突出，医保所需的医疗资源的最佳配置方式，
在理论上被认为可以通过市场化实现，也可以在市场公平的基础上评价
其效率。

从 20 世纪 30 年代到 1965 年前，美国一直实践着医保全面市场化。
随着第二次世界大战以后美国经济的迅速发展，贫富差距加大和老龄化
问题逐渐突出，美国弱势群体医保严重缺失，万灵的市场化失灵了。因
为市场原则决定保险公司为规避风险采取逆向选择投保人群的策略，它
们偏向选择收入高、健康好、年轻、潜在风险低的客户群体作为运营主
体；避开选择收入低、健康差、年老等弱势群体作为运营客户。如果接
受弱势群体，保险公司必然采取高保费来抵御风险。这种现实使高度市
场化理论遭遇了尴尬，高度市场化在新形势下已经不能实现医疗资源公
平配置，弱势群体得不到医疗保障，严重影响了美国社会的福利水平，
与高福利国家倡导的社会公平理论相悖。

社会公平实际上是西方平等概念的延伸，而社会公平又延伸另一个
概念——社会公正和正义。在公共医保制度中，这些概念表明，弱势群
体应该有一个额外的社会援助。在某种意义上，这些概念就是《医疗照
顾》和《医疗补助》公共医保制度出台背后的理论基础。

美国多届政府关注到因资本主义市场竞争与社会医疗不公矛盾造成
的弱势群体缺乏医保的社会问题，从富兰克林·罗斯福总统以后，美国
政府经过多年的酝酿讨论，终于在 1965 年完成了第一次划时代的医改，
颁布了针对老年人群的《医疗照顾》计划和针对贫困人群的《医疗补助》
计划，创立了公共医保制度，由联邦政府和州政府为弱势群体筹措主要
的医保费用。尽管两项公共医保计划有年龄和收入条件限制，只能有限
缓解弱势群体缺失医保的问题，但公共医保制度的确立，已经撕开了美

国医保全面市场化的口子，公共医保制度弥补了高度市场化医保体系中出现的缺陷。其实同期，欧洲主要国家都已采取各种国家政府统一规制的全民医保覆盖计划，而美国政府则刚刚向这个方向迈进了一步，在奥巴马医改前，美国始终不能实现全民医保覆盖计划①。

随着 1970 年代医疗成本上升，政府承担公共医保计划的费用在政府财政支出比例中逐年增加，"1965 年，平均每个老年人享受政府公共医保计划的费用支出，占人均收入的 28%，1980 年占 63%"②。由此对美国公共医保计划存在的质疑声增多，"美国究竟是需要赋予政府更多力量和权力的强制性全民医保体系，还是需要更开放的竞争市场赋予公民自由参与的医保体系?"③ 当 1970 年代和 1980 年代，美国经济出现滞胀时，希望削弱公共计划，用更多的市场竞争来控制成本的呼声更高。

根据市场竞争理论，医疗成本的提高，主要是由于人们放纵医疗消费、小病大医、浪费医疗资源所致，另外医疗保险也助长了人们的放纵和浪费。坚持市场竞争价值观的人认为，控制公共医保项目的成本，需要控制医疗消费者和医疗提供者的放纵。只有让消费者（患者）分担治疗疾病的成本，让其分担一部分医药费用，才能抑制过度医疗消费；医疗支付方式由按服务收费变按病种预付制，使医疗提供者（医生）有积极性为患者开出实际医疗费用低于预付费用的处方，让其中差价可以装进医生的腰包，医生就不可能再为患者乱开药和使用不必要的医疗仪器检查治疗。

但是这种市场理论带来了更大的社会医疗不公问题。首先，医保费用成本分担加重了贫困人群的负担；其次，医保费用成本分担加重了老年健康状况较差人群的负担；最后，医保费用成本分担降低了早期预防性治疗的比例，不利于弱势人群健康水平的提高。另外，当医生选择为相对健康，不需要昂贵医疗费用的患者提供服务时，医疗资源将根据利益而不是需要进行分配。所以，从这个角度出发，用提高市场化来控制

① Grace-Marie Arnett ed., *Empowering Health Care Consumers Through Tax Reform*, p. 27.

② Laurence J. Kotlikoff, *The Healthcare Fix: Universal Insurance for all Americans*, Cambridge, Mass.: MIT Press, 2007, pp. 2 – 3.

③ Grace-Marie Arnett ed., *Empowering Health Care Consumers Through Tax Reform*, p. 30.

医疗成本，有可能导致社会更大的医疗不公平。医保的社会权利，应该由"政府提供公共医保计划的方式来实现"①，还是通过市场竞争调节来实现，美国的价值观矛盾始终存在。

二　平等主义与自由主义

平等与自由是美国民族的精髓。但是，美国政治文化在平等主义和自由主义（包含个人主义）两种哲学理论的极端之间始终是摇摆不定的。平等主义和自由主义的判断标准就是分配的公平性标准。平等具有均质性和向心力，避免人们远离群体规范并将人们紧密地联系在一起。在平等主义理论的框架下，集体力量就是要吸引处在高位的人来帮助地位低下的人。自由具有区分性和离心力，它鼓励人们创新、冒险，并将自己与芸芸大众区分开来。在自由主义理论的框架下，鼓励和奖赏成功人士，却对失败者嗤之以鼻。其实平等与自由既有矛盾性，也有统一性。两者的统一是指自由主义追求人人具有平等的自由和权利；平等主义追求在自由前提下的权利平等、机会平等、结果平等。两者的矛盾是指自由是人人诉求的，重点是个人主义的满足；平等并非人人诉求，尤其是强者坚决反对结果平等，而且平等的重点是集体和社会保障的完善。在美国的医改中，医保的权利分配一直受平等主义和自由主义理论的两个极端价值取向的牵制，并且深陷于平等与自由的各种不同的极端标准的矛盾之中。也就是说，在医保领域平等主义和自由主义两者的矛盾性大于两者的统一性。

平等主义包含政治平等和经济平等，拥有政治上和经济上的平等，才能实现社会平等。美国的平等主义在政治民主方面的标准是"一人一票"，以这个标准体现美国的政治平等可谓淋漓尽致。美国的平等主义在经济方面的标准就是机会平等、公平竞争，主要保证的是起点平等而不是结果平等，因此他们容忍经济结果的不平等，赞成人们应该被允许尽可能多地积累财富，即使在有人成为百万富翁的同时仍然有其他人在贫困中挣扎。这种标准使美国成为经济最不平等的发达国家，"美国是22

---

① David B. Smith，"Addressing Racial Inequities in Health Care：Civil Rights Monitoring and Report Cards"，*Journal of Healthy Policy and Law*，No. 23，1998，pp. 75 – 105.

个经合组织国家中经济最不平等的国家，富裕的美国人拥有比其他发达国家富人更多的财富，而 10% 的底层家庭比欧洲或者日本的穷人更穷。"① 由于政治上平等但经济上不平等，造成了美国社会不平等的现象很多。美国反对自由主义的人认为，医保的结果就是维护人类的健康权，健康权是建立在亚里士多德的人类繁荣的原则基础之上的，这就为健康权的平等提出了道德伦理上的要求。"为实现健康权的平等而持续地努力要求个人和公众遵守社会的道德准则。"② 社会道德的准则可以用法律法规规范执行，"在国家的目标和宗旨下，健康权理论立足于人类的繁荣，政府管理医保制度未必是'压制个人权利的罪魁祸首'。相反，政府不仅具有医保制度的立法任务，还有根据科学提供必要的健康保障的道德责任。"③ 保障人类健康权平等的标准应该是"因需制宜"，无论贫富、年龄、性别、宗教信仰、种族不同，只要是患者就应该得到医疗救治和医疗保障，不是患者就不需要使用医疗资源。所以，以需求为基础的医疗资源分配就像服装裁剪一样，每个人都是量身定做、因需制宜。

这种理想化的医疗资源分配是需求理论中分配链的一环，兼有平等主义和自由主义的理念。在某种意义上，"因需制宜"是一种彻底的平等主义标准。从另一个角度讲，根据需求进行的分配也是十分自由主义的体现。在追求自由最大化的政治经济体制下，每个人都是自由的人、独立的人，所以以需求为基础的医疗资源分配当然就是彻底的自由主义。虽然美国语境中的自由主义有点接近欧洲语境中的社会民主主义，因美国的医保体系是以雇佣关系和税收制度为基础的，实现"因需制宜"的医保平等，尤其在弱势群体中实现"因需制宜"，自由主义者主张政府在一定程度上干预国民收入和财富的二次分配。事实上，无论是平等主义者还是自由主义者对政府的干预都持反对或矛盾的态度，尤其是自由主义者认为，政府的作用主要是保护个人自由的权利，尤其是个人财产，如果政府干预多了，就会使中产阶级和富裕阶级多缴税，从而更多地侵

---

① James A. Morone and Lawrence R. Jacobs edited, *Healthy*, *Wealthy & Fair*: *Health Care and the Good Society*, p. 30.

② Jennifer Prah Ruger, *Health and Social Justice*, p. 126.

③ Ibid., p. 127.

犯了个人的财产利益。另外，从个人主义的角度出发，个人应该自由选择符合自己需求的医保项目，政府的统筹规划与安排就是对个人主义的亵渎。

可见，美国医改的难点就是"社会政策领域无法解决平等主义和自由主义的价值冲突"[①]。美国的医疗、医保现实，是歧视收入低和贫困人群的，对富有阶层的服务设计远比对贫困阶层的服务设计要好。美国人自己意识到：美国似乎有双重医疗体制，一个是为大多数人的体制；另一个是为穷人的体制；一个是一些从业者和公共医疗、医保为贫民窟或农村地区的穷人设置，另一个是很多从业者和非营利性医院、医保计划为中产阶级和上层阶级的人设置。在美国百年医改的历程中，每次失败的根本原因就是平等主义和自由主义的矛盾冲突，特别是个人主义的价值冲突。当医保危机日益严重时，美国人愿意通过医改解决问题。但是，在改革的辩论中，各阶层很快转向了关注自身利益，"个人无法在为他人健康保险去牺牲自己的财力方面达成共识"[②]。公众在平等主义和自由主义（个人主义）之间的摇摆，对没有医保的人只停留在道德层面的关注，是不足以产生强大的力量去支持政府医改的，多届政府医改失败也就不可避免了。

三 种族歧视和种族平等

在美国，早在欧洲移民带来自由、民主、平等思想的同时，也带来了白人至上的种族主义，种族不平等一直都是美国历史无法绕过的一个问题，美国的种族歧视问题成为立国以来就存在的历史问题。种族歧视理论是在 1700—1900 年随着欧洲在全世界范围内推行殖民化而发展起来的。欧洲帝国主义者把自己吹捧为优等种族，而把其他人种，特别是黑人种族说成是劣等种族。这种以肤色为表面现象来划分群体的观念，就是为殖民扩张、奴役其他民族提供依据的。历史上美国虽然没有欧洲国家那种严格的等级政治，但是奴役和歧视黑人的影响比任何一个欧洲国

---

① Herbert McClosky and John Zaller, *The American Ethos: Public Attitudes Toward Capitalism and Democracy*, Cambridge, Mass.: Harvard University Press, 1984.

② Jennifer Prah Ruger, *Health and Social Justice*, p. 229.

家都严重。美国的工人阶级是以种族划分的，统治者利用白人的优越感来强化社会的种族优劣意识，并压制任何处在萌芽之中的黑人政治运动。黑人的政治平等与社会平等被长期维持在种族间的优劣差距所阻滞，这一问题经常使美国的政治民主处境尴尬。

第二次世界大战结束后，美国掀起了广泛的政治民主运动和社会运动。黑人经过 20 年思想上和组织上的准备，逐渐从消沉走向反抗。黑人领袖马丁·路德·金在此期间实践了种族平等的理论，主张用非暴力的手段，转变白人心灵意识上极端鄙视黑人人格的观念，把黑人看作国家公民的一员，缓和白人与黑人之间情绪和行动上的对立，最后实现和谐社会的种族平等。在实践种族平等的过程中，马丁·路德·金领导黑人展开了争取种族平等权利的斗争，终于在 1964 年美国最高法院通过了"禁止任何基于种族、肤色或土著民族歧视"的《民权法》，美国的有色人种冲破历史传统的樊篱，迎来了种族平等的春天。但在现实环境中，种族歧视的阴影依然笼罩着美国社会的各个角落，根深蒂固的种族歧视观念并非一个《民权法》的颁布就能彻底消除的，美国虽然在法律上取消了种族歧视，但要在人们的心灵深处清除种族歧视的痕迹并非易事，处于美国社会经济平均水平以下的弱势群体，基本上是黑人和其他有色人种，[1] 经济上的不平等依然影响着社会上种族间的不平等。

在医疗领域，黑人和其他有色人种由于历史和现实因素成了弱势群体里的主体，其健康状况处于全社会的最底层。在经济自由主义和市场化的掩盖下，无论是在总体的健康水平方面，还是在医疗资源可及性与可支付性方面，有色人种和白种人之间的差距不断凸显，这成为种族不公在政治、经济、文化领域之外的另一个重要体现。

关于美国黑人的总体健康水平，美国城市联盟发布的《2005 年美国黑人状况》一文中指出：黑人的人均寿命比白人低 6 岁，黑人儿童周岁前死亡率是白人儿童的两倍[2]。据《华盛顿邮报》报道，美国每 20 万黑

---

① Gerard W. Boychuk, *National Health Insurance in the United States and Canada: Race, Territory, and the Roots of Difference*, p. 89.

② Martin Frazier, *The State of Black America 2005*, New York: National Urban League, 2005.

人中感染艾滋病的达 76. 3 人，是白人的 8 倍多①。由于缺乏医保，美国每年有 8 万多黑人死亡。中年黑人男性的死亡率是中年白人男性的两倍②。

在医疗可及性与可支付性方面，美国人口普查局发布的报告显示：有色人种没有医保的比例高于白人，非裔美国人没有医保的比例高达 19. 7%，远高于白人的同类比例③。在市场模式下，按照供需关系理论，决定医疗服务分配的重要因素是是否具有支付能力，也就是是否有一定的经济收入。从收入水平看，据美国人口普查局统计显示，新世纪初美国白人家庭年平均收入为 50622 美元，相比之下，黑人家庭只有 30940 美元，白人家庭比黑人家庭收入高出 2/3④，《2005 年美国黑人状况》调查报告显示：目前黑人享受的福利只占白人的 3/4⑤。2004 年，美国黑人的贫困人口比例高达 24. 7%，而白人的比例是 8. 6%⑥。2005 年，一项由《今日美国》（USA Today）、凯撒家庭基金会和哈佛大学公共卫生学院共同发起的民意调查显示：家庭年收入在 75000 美元以上的美国人，认为"过去一年里，在支付医疗账单方面有困难"的比例只占所有被调查者的 8%，而家庭收入在 30000 美元以下的，表示有困难的美国人的比例则高达 32%。详见表 8—1。

表 8—1　　　　　　"美国人的医保费用和各种担忧"的调查

	过去的一年里，在支付医疗账单方面有困难（%）ª	过去的五年里，直接支付医疗费用或因医保增长而减少支付（%）ª
总体情况	23	67
按家庭收入情况（年均家庭收入）		

①　国务院新闻办公室：《2005 年美国的人权纪录》，载《人权》2006 年第 2 期，第 13 页。

②　Carla Rivera, "Years Have Done Little to Help Local Blacks," *Los Angeles Times*, July 14, 2005.

③　U. S Census Bureau, *Income Stable*, *Poverty Rate Increase*, *Percentage of American Without Health Insurance Unchanged*, August 30, 2005. http://www. census. gov.

④　国务院新闻办公室：《2006 年美国的人权纪录》，载《人权》2007 年第 2 期，第 15 页。

⑤　Carla Rivera, "Years Have Done Little to Help Local Blacks".

⑥　U. S Census Bureau, *Income Stable*, *Poverty Rate Increase*, *Percentage of American without Health Insurance Unchanged*.

续表

	过去的一年里，在支付医疗账单方面有困难（%）^a	过去的五年里，直接支付医疗费用或因医保增长而减少支付（%）^a
75000 美元以上	8	70
50000—74900 美元	21	73
30000—49900 美元	29	69
30000 美元以下	32	60
对于在需要时无法承担医保费用表示非常担心（%）^b		
总体情况	32	
按家庭收入情况（年均家庭收入）		
50000 美元以上	20	
20000—49900 美元	34	
20000 美元以下	52	

资料来源：a：*USA Today/Kaiser/HSPH 2005*；b：*Kaiser Family Foundation Poll 2006*。

美国医改中的医疗公平是衡量社会领域种族平等的标尺之一。虽然在《民权法》的推动下，美国政府为弱势群体的医保做了很大的努力，尤其是《医疗补助》计划，使生活在贫困线的弱势种族群体有了基本医保，为社会各种族享受同等医疗资源迈出了一大步。但是在进一步的医改过程中，《民权法》的作用并不明显，种族主义残余影响和维护种族平等努力之间的矛盾碰撞一直不断。

首先，《民权法》对医生和医院的种族倾向没有约束力。美国社会中种族歧视和种族隔离最严重的领域之一是医疗领域，因为医疗服务必须有肌肤和身体的直接接触，这是种族歧视中最禁忌的。在种族隔离横行的年代，社会通过提交给所谓劣等民族低劣的医疗服务、医疗条件、医疗设备而不断强化医疗不公的社会现象。种族隔离在法律上废除以后，医疗服务和医疗资源分配中，监督是否遵守《民权法》是非常困难的。在 1960 年代以前，美国许多医院有白人医院、黑人医院、综合医院之分，尤其在南方的阿肯色、佐治亚、南卡罗来纳、得克萨斯 4 个州，只有黑人医院。黑人医院的条件、设备、医务人员的水平都比白人医院的差，即使在综合医院里，为白人和黑人治疗的设备也是分开的，医疗资源的分配不公使许多黑人患病得不到及时治疗。《民权法》颁布以后，情况没有明显好转，因为《民权法》并没有把医疗服务实践写入条款，所以白人医生常常带着种族主义的倾向选择患者，许多黑人患者从其他医院转到条件先进的白人医院时，白人医生可以以各种理由把黑人推至门外。美国社会研究者发现在医护转诊病人中种族主义的痕迹依然非常严重①。1966 年，美国政府试图强制医院服从《民权法》，尤其对南方种族主义严重的地区，要求执行医疗服务中的种族平等。但是，传统上按种族隔离对患者进行登记的南方医院，常常以"选择的自由"作为替种族主义辩护的口号，声称黑人和白人都自愿倾向于保持种族隔离②，向白人和黑人提供不同的设施是病人自由选择的自然结果，医院管理者有权对"自由选择"进行资源分配③。

其次，根深蒂固的种族观念有变相的合法外衣和护身符。在自由市场经济体制下，医疗领域维护民权举步维艰。自由竞争、追求商业利益是医生和医院残存种族歧视的合法外衣，能得到法律的认可。资本主义市场竞争的核心原则规定，卖方有权决定将货物卖给谁，或不卖给谁，人人有权决定是否与他人建立契约关系。医生拥有独立的经营自由权，有法律强调医生要有专业技能和职业责任，对医生选择的病人，医生应该提供恰当的治疗。但是没有任何法律要求医生必须无条件地接受任何病人，他们有权选择病人。医生和医院可以披着企业家和企业利益的保护伞，正大光明地自由选择能支付昂贵医药费和医疗服务费的患者，可以不接受享有"医疗补助"只能支付基本医药费和医疗服务费的黑人贫困患者，他们的理由是自己的经济利益而不是种族因素。另外，医院可以在追求自己经济利益的前提下，关闭一些为黑人种族服务的医院。如：纽约就关闭了位于黑人聚居区的西登哈姆医院（Sydenham Hospital），黑人为此掀起了大规模的集体诉讼。当医院方称此举是为了降低医疗救助的总开支、提高整体的社会效益时，法院支持了医院方。法院只管医院的总体效率，却不管当地多少黑人无法得到医疗救治的事实。在一系列类似的医院关闭与居民集体诉讼的案件中，医院总能在节省财政支出、

① David Barton Smith, *Health Care Devided*, Ann Arbor: University of Michigan Press, 1999, p. 226 – 233.

② Ibid. , p. 148.

③ Ibid. , p. 150.

有利于市场竞争、提高医院的服务水平等幌子下，获得法院的支持。法院总是为维护医院的商业利益，裁决医院的商业目标完全合法，而不管医院到底为谁服务①。

最后，"过度关注"引发新的种族问题。政府针对弱势群体颁布并努力扩大的《医疗补助》计划被指责为对黑人种族的"过度关注"。在美国的民意调查中，超过40%的人认为没有医疗保险的是穷人和失业者，而大多数穷人和失业者是黑人和少数民族②。无论是1965年颁布的《医疗补助》计划，还是随后尼克松、福特、卡特、克林顿、奥巴马任内的医改，要想扩大医保覆盖率，就会牵扯到底层无保险的黑人和少数民族的利益。一部分美国人认为政府"过度关注"黑人的利益，使黑人过多地享受了公共医疗保险的覆盖。1989年，有56%的人在民意测验中表示："由于黑人通过医疗补助得到了免费的医疗服务，他们所得的医疗待遇与白人的待遇一样"，"而白人必须为黑人得到这样的待遇支付更多的税款，这是新形势下的种族不平等问题"③。为此，当克林顿推出医改方案时，"公众对《医疗补助》计划的支持程度也越来越低，主要原因是该方案的主要受益群体是黑人，其中隐含敏感的种族问题"④。根据《洛杉矶时报》展开的民意调查表明，1980年代和1990年代，持有国家在医疗领域过多关注黑人和其他少数种族利益观点的人数趋上升态势，1994年克林顿医改期间达到了顶峰。1994年，认为政府对黑人和其他少数种族过度关注的人数，大大超过了认为政府是适度关注黑人的人数，在受访调查的人数中，持过度关注观点的由原来的1/5增加到了1/3以上⑤。公众中种族主义情绪的反弹，也成为克林顿医改最终失败的原因之一。

---

① Sara Rosenbaum, Anne Markus, and Julie Darnell, "U. S. Civil Rights Policy and Access to Health Care by Minority Americans: Implications for a Changing Health Care System," *Medical Care Research and Review*, No. 57 - 1, 2000, p. 247.

② Gerard W. Boychuk, *National Health Insurance in the United States and Canada: Race, Territory, and the Roots of Difference*, p. 87.

③ Ibid. , p. 89.

④ Robert J. Blendon and K. Donelan, "Special Report: The Public and the Emerging Debate over National Health Insurance," *New England Journal of Medicine*, July 1990, p. 211.

⑤ *Los Angeles Times*, 7 Jan. 1982, 15 Oct. 1984, 9 July 1986, 10 July 1988, 25 Sept. 1991, 31 May 1994: Accessed from Roper Center for Public Opinion Research online via LexisNexis.

第 九 章

公共医保制度与福利制度

1930 年代的经济大危机是西方国家观念彻底更新的催化剂，在凯恩斯主义的影响下，贝弗里奇在《自由社会中的充分就业》中说道："保护国民免于大规模失业……这必须是国家的职能，就像国家现在保护国民免于来自国外和国内的威胁一样。"① 由于认识到市场的不完善，从欧洲大陆到英伦三岛，再到北美，绝大多数发达资本主义国家都开始利用国家的权力，保护国民免于社会风险，也成为政府合法性和政府权威的依据之一。

1935 年的《社会保障法》改变了美国联邦政府在经济生活中的地位和作用，建立了美国福利制度的基本模式。可惜的是，《社会保障法》并没有包括建立普遍的医疗福利。此后，美国全国性的公共医保制度一直被搁浅，美国作为世界"首富"，却始终无法建立全国性公共医保。

经济增长、科学技术进步，最终要为绝大多数人而不是少数人谋得福利。几百年来，资本主义创造出了前所未有的巨大财富，贫富差距却越来越大；全球化浪潮带来巨大的商机，却也加深了国家之间贫富差距的鸿沟，财富越来越向富裕国家集中。

现在，福利的概念已经变得如此重要，与民主、自由和公平一起成为资本主义国家政党竞选的口号和民主的支撑。巴里（Norman Barry）在《福利》一书的序言中就指出："关于福利政治争论中运用的一些思想至

---

① William H. Beveridge, *Full Employment in a Free Society*, Wales：Allen & Unwin, 1944, p. 25.

少两百年以前就开始形成，真正的差别是现在将它们置于中心位置。"①
剖析美国公共医保制度和社会福利之间的关系，殷鉴不远。不仅是美国，
中国同样如此，需要明白发展经济是为了什么，如何平衡市场和政府的
关系，如何在创造财富的同时，开辟出一条享有财富的现实与合理的途
径，国家走向富裕的同时，是否能走向财富分配公正。社会福利制度的
建立，是致力于体现社会公平，建立一个使人获得尊严的好社会，就如
约翰·加尔布雷斯（John Kenneth Galbraith）曾经这样描述好社会，"在
好社会里，所有的公民必须享有个人自由、基本的生活标准、种族和民
族平等以及过有价值的生活的机会"②。平等和效率虽是一对矛盾体，但
是可以在平等中注入合理性，在效率中注入人道，建构整个社会的福利
公平，更有助于社会整体进步和发展。

第一节　福利制度的相关概念

一　理解福利和福利制度

福利是一个被广泛运用的词语，是"能给人带来幸福的因素，其中
既包括物质的因素，又包含精神和心理的因素"③。在英语中，能表达福
利的词语有两个：well-being 和 welfare，well-being 代表一种价值，更倾向
于状态描述，用来描述一种好的状态，"当社会问题得到控制、人类需要
得到满足以及社会机会最大化时，人类正常存在的一种情况和状态"④。
贫穷、疾病和犯罪等社会病态是 well-being 的反义词。福利状态实际涉及
人类社会生活相当广泛，包括社会问题的调控、社会需要的满足和人类
发展的需要。状态的意义类似于广义的社会福利，社会福利状态不仅要
求满足人的基本需要，还要实现人类幸福。welfare 的概念更注重制度保
障，被解释为从政府和制度方面，致力于提升贫穷者基本福利的行为和
政策。

---

① ［英］诺曼·巴里：《福利》，储建国译，吉林人民出版社 2005 年版，序言第 1 页。
② ［美］约翰·肯尼迪·加尔布雷斯：《好社会：人道的记事本》，胡利平译，译林出版社
2000 年版，第 3 页。
③ 李琼主编：《西欧社会保障制度》，中国社会科学出版社 1989 年版，第 145 页。
④ James Midgley, *Social Welfare in Global Context*, California: Sage Publications, 1997, p. 5.

福利的概念边界通常模糊难以界定，是一个宽泛的概念，它经常被定义"在对被认识到的社会问题做出反应，或者旨在改善弱势群体状况的活动、国家干预、政策或项目……社会福利可能最好被理解为一种关于一个工作社会的理念，为人类的价值提供机会，为成员提供合理程度的安全，促使公正和基于个人价值的评价系统，这一社会在经济上是富于生产性的和稳定的"①。

社会福利（social welfare），是通过组织化的集体活动，来帮助与保障社会中的个人获得适当的生活需要的满足，增进个人或家庭应付疾病、死亡、失业以及年老等社会事故的能力。

在工业化以前，社会生产力水平低下，主要通过家庭、邻里之间、宗教和慈善的自助和互助满足福利的需要。西方工业革命以后，随着社会分工的细化，社会财富的积累，在市场这个无形之手的作用下，社会生活风险增加。在这样的社会转型中，欧洲国家开始为满足社会成员需要建立正规福利体系。随着国家权力在社会福利领域的不断扩张，社会福利制度于是建立，它一般指国家或政府的立法或政策体系，国家和社会为改善和提高全体社会成员的物质与精神生活而采取一系列政策或措施。例如，美国定义为：社会福利制度是"为了保证个人以及集体成员拥有平均的生活水准和身体健康，而提供的各项社会服务和有关制度的组织体系"。英国的定义为"为了保障全体国民的物质的、精神的、社会的最低生活水准，而由政府和民间提供的各项社会服务的总和"②。

1930年代的罗斯福新政将资本主义国家从经济危机和战争危机中暂时解救出来。战后，为了经济的迅速恢复和发展，欧美国家在战争废墟上建立新的社会福利制度。现代的福利制度起源于英国的《贝弗里奇报告》，《贝弗里奇报告》对第二次世界大战后资本主义国家的福利社会的建设产生了巨大的影响。英国于1948年率先建成福利国家，国家与福利完成了最后的结合，之后西欧各国纷纷效仿，再之后西欧国家的福利制

---

① Richard L. Edwards, *Encyclopedia of Social Work*, 19th ed. Washington D. C. : NASW Press, 1999, p. 2206.

② 闵凡祥：《英国福利研究中的几个概念性问题》，《英国研究》2011年，第203—204页。

度又受到欧洲其他资本主义国家的推崇①。大多数欧洲国家和社会纷纷制定或发展了失业保险、医疗保险、养老保险、工伤保险、生育保险、社会救助、教育和住房等方面的社会政策，政府是社会福利的主要提供者与主要责任者，是"一种由国家通过立法来承担维护和增进全体国民的基本福利的政府形式"②，极大促进了社会福利制度安排的发展。其中，最典型的是北欧国家，甚至成了西方福利国家的"橱窗"。

福利国家的出现使资本主义的社会性质、社会结构和制度安排发生了结构性变化，由"单纯"的资本主义社会转为"民主—福利—资本主义"，"民主政治、福利国家与资本主义三足鼎立，合为资本主义的制度前提"③。福利国家看成福利制度史上特殊发展阶段，它以国家的力量把福利权利抬到历史的最高点，但这并不是一种没有问题的模式。到20世纪70年代末，福利国家在经历了短暂的辉煌后，从"解决问题的答案"变成"问题本身"，"旨在治愈资本主义疾病的方法反过来比疾病本身更加有害"④。作为福利国家策源地的英国，自20世纪70年代遇到财政困难后，开始改革并逐渐削弱福利规模，同时引入市场因素。即使如此，福利国家的出现，是历史上第一次使国民获得了法定的安全保障，在国家的名义下，国家通过各级层次的政府部门为居民提供范围之广的福利服务。

二　美国福利制度的历史视角

美国的社会福利政策在建立之初深受宗主国福利政策的影响。英国殖民者在占据北美的同时，带来许多英国的福利传统。在殖民地，家庭、小团体、教堂对一些贫困者提供帮助。随后，私人慈善机构出现，地方和州政府也常常介入这个领域，但主要利用宗教方式和生意经营制度来从事济贫工作，也是以英国伊丽莎白《济贫法》（*Pool Law Act*）为蓝本。

---

① 《欧盟高福利拖累竞争力》，《人民日报》2015年8月21日第22版。

② ［英］戴维·米勒、韦农·波格丹诺主编：《布莱克维尔政治学百科全书》，邓正来译，中国政法大学出版社2002年版，第854页。

③ T. H. Marshall, *The Right to Welfare and Other Essays*, London: Heinemann Educational, 1981, p. 104，转引自刘继同《个人主义与集体主义之争》，《欧洲研究》2004年第1期。

④ Claus Offe, *Contradictions of the Welfare State*, London: Hutchinson, 1984, p. 126.

20 世纪以后，美国社会问题急速增长，特别是 1930 年代的经济大萧条，在认识到贫困可以打击到这么多人，美国不得不考虑大范围的社会改革。罗斯福总统相信，政府对待那些正在遭受苦难的人应当更加人性化和更富同情心，联邦政府应该投入更多的注意力到公共福利上。罗斯福新政包含了许多社会福利规定，最重要的是 1935 年的《社会保障法》，它成为美国社会福利立法的基础。《社会保障法》主要建立了社会养老保险和失业保险，但是保障范围有限，且养老金来源是对雇员和雇主的工资征税，实际上是一种强迫性保险计划，而非由政府提供，医疗保险也未能包含在内。所以，保障法实施后，政府虽然加大了对福利的干预，美国的福利制度也进一步走上了制度化和法律化的道路，但是保障的范围和程度都不及战后的欧洲国家，保障领域的私有化程度较高，比如养老金和雇员医疗保险的供给主体是市场而非国家或政府。

从第二次世界大战后到 1970 年代末，是美国社会福利快速发展阶段，1955 年残疾人被纳入社会保障体制中，1965 年建立了《医疗照顾》和《医疗补助》两个公共医保项目等。第二次世界大战后，美国的社会福利体系主要分为三类：第一，公共救助，其特点是接受者必须是穷人，依据有关政策提供的救助津贴由一般税收金支付，包括对未成年子女的救助、医疗救助、食品券等。第二，社会保险，通过雇佣关系向社会保险项目供款，社会保险计划包括联邦医疗保险项目——《医疗照顾》、失业补偿金和工人补偿金。第三，其他一些社会福利项目被归类为社会服务，依据这些计划为老人、儿童、残疾人或者其他有特殊需要的人提供照顾和服务。

1970 年代末以后，西方国家普遍的社会福利制度遇到了大的挑战。随着全球化带来全球性的资本流动和劳动力流动，国家财力外泄，经济移民的涌入，造成了国家在住房、医疗、就业等方面的额外负担。此时，欧洲国家经济在经历了战后的快速恢复后，遭遇新的经济危机，经济发展速度明显放缓。同时，国家的征税能力因为经济全球化所带来的资本增值外移而受到挑战。众所周知，福利国家赖以依靠的是高税收和较高水平的社会转移支付率，税收和国家财政收入增长的下降意味着高福利支柱受到了冲击，福利国家如果要继续维持高福利状态就将面临严重的财政危机。

在高水平的社会福利制度遭遇困境的时候，最先放弃的是盎格鲁 – 撒克逊国家的英国和美国，只是美国在这条道路上走得更远。这当然与美国传统的立国观念有关，最初来到北美的移民来到新大陆是为了"寻找新世界的机遇"，强调的是自我奋斗和创造，欧洲式的社会权利摆在从属地位。立国后，美国的自由资本主义经济得到充分发展，一直到 20 世纪初的经济危机，市场这只"看不见的手"开始受到质疑，但新政依旧未能撼动美国对自由市场经济珍视的传统。从战后一直到 1970 年代末这段时间，受到 1960—1970 年代的民权运动的推动，美国建立了基本的社会安全福利网。在医疗福利方面，美国第一次建立了公共医保项目，为两个群体提供公共医保计划，一个是穷人，一个是老人，作为约翰逊政府"伟大社会"的重要一部分。但是，美国仍然充分考虑了市场的地位和政府干预的程度，美国的社会福利无论是广度和深度都和欧洲有着明显差距。

1980 年代里根总统上任后，早在其任期之初，里根就推动了《经济复苏税收法案》（ERTA），把全美最富裕阶层的税率从 70% 降到了 50%，并继续在随后的税改中下调最富裕阶层的税率，与此同时，美国低收入阶层的税率却小幅度增加。里根任期内推行的向下滴流经济学（Trickle-down economics）方针造成美国社会贫富差距增大，社会不平等加剧。在社会福利方面，里根政府在一些社会福利领域中推行"以工作代替福利""公民责任""市场化"这些新观念，并压缩政府财政支出，政府部门人员被精简，国家公共职能退却和萎缩。美国最低工资下降到仅占平均收入的 38%，社会救助金（Aid to Families with Dependent Children，AFDC）在 1989 年下降到 24%。同样，领取失业保险金的失业者比例持续下降，从 1970 年代的大约 70% 下降到 1989 年的 33%①。新保守主义的观念引领了之后美国福利发展的方向，使美国的福利体系从兼具社会保险和公共援助两项功能普遍性的福利模式，退化为服务主流社会的社会保险模式，美国社会保障网遭受进一步的削弱。

到了 1990 年代，克林顿上任后实施的社会政策仍可以说是在共和党

---

① Robert Moffitt, "The distribution of earnings and the welfare state," in G. Burtless (ed.), *A Future of Lousy Jobs*? Washington DC: Brookings Institution, 1990, p. 210.

平台上的一些微小的修正。随着克林顿医改的失败,民主党在两院竞选中全面失势,克林顿在社会福利上也难以有大作为,他继续接受了保守主义"以工作替代福利"的基本主张,只在任期内将公共医保项目的覆盖范围扩大到儿童,这已经是克林顿任期内不容易的成就。

在 20 世纪末美国社会福利制度发展没有太大进展的大背景下,美国的医疗福利制度的发展也踯躅不前。直到 2008 年奥巴马上台,才给美国公共医疗福利制度带来新的发展契机。

现在,奥巴马带给美国一个接近全民覆盖的医改法案,我们也通常认为福利国家的一个最基本的特征就是社会保险的诸多项目基本实现全民覆盖,那美国就是福利国家了吗?事实上,奥巴马政府依然无法建立类似其他欧洲国家的全国统一的公共医保制度,仍然是在原有私人医疗保险关系的基础上加强了政府、保险人和雇主的责任,力图扩大美国的医疗福利的受惠范围,奥巴马医改改变的只是覆盖面。相比欧洲的社会福利模式,美式福利的医疗产品供给主体是市场,参保人必须要"购买",而欧洲福利国家或社会福利项目的提供者是国家。尤其在北欧,从医院到医生,几乎所有福利项目的提供者均为国家。因此,和大多数欧洲国家相比,美国还是福利社会,而非严格意义上的福利国家。

从历史视野来看,美国福利系统的根源可以追溯到伊丽莎白时代,但是 20 世纪后,美国发展了自身独有的社会福利体系,其医保体系更是成为西方发达国家中的"异类",和英国也在 20 世纪初期分道扬镳,美国为何走上一条和欧洲不同的福利发展模式,探讨美欧不同的医保福利理念正是探索这个问题的起点。

第二节 美欧不同的医保福利理念

从历史上看,无论老幼,美国人对支持国家福利计划的呼声都很强烈。从公众舆论调查来看,美国人也常常希望福利计划能够帮助有困难的人。[①] 但是,对增加公共救助支出,增强政府在福利事务中的地位和作

---

① R. Kent Weaver, Robert Y. Shapiro, Lawrence R. Jacobs, " Welfare (The Polls-trends)," *Public Opinion Quarterly*, Vol. 59, No. 4, 1995, p. 606.

用，美国社会却很少能达成一致意见。现在美国的福利制度仍然可以清晰地看到英国伊丽莎白时期的影子，在福利领域，除了政府对社会福利的支出以外，美国的私人慈善机构和志愿主义者是极为重要的补充，是援助的重要来源，虽然政府行为欠缺，美国的私人慈善救助事业却是非常发达。相比欧洲国家，美国社会一方面对需要社会和政府救助的群体缺乏同情心；另一方面，美国社会又都普遍赞赏那些愿意付出时间或金钱去帮助他人的行为。美欧形成不同的医保福利理念既有先天因素，也有后天不同发展道路的使然。

一　医保是"权利"还是"特权"

权利是一种资格（entitlement），这种资格是具有特定力量要求的基础。它能帮助在权利的拥有者和责任的承担者之间建立特定的联系，从而能够向国家、社会、集体或其他任何的责任承担者提出权利的要求。"拥有权利就被赋予力量来坚持权利要求，这种要求通常比功利、社会政策以及人的活动的其他道德或者政治基础更加重要"[1]。

权利是社会一定经济关系在制度上、政治上和法律上的表现，"是历史的产物，是随着人们的权利要求和权利积累不断增长而产生和发展的"[2]。法国法学家卡雷尔·瓦萨克（Karel Vasak）的三代权利论[3]是权利演变的代表观点：第一代权利是以追求个人自由、对抗公权力干涉为主题的公民权与政治权，具体包括：人身自由、财产自由、思想自由等。第二代权利是以平等权为核心的经济权利、社会权利和文化权利，要求国家在尊重个人自由的基础上采取积极的行动；第三代人权是在第二次世界大战后出现的，主要包括和平权、环境权和发展权。第三代人权把视线聚集在和平与发展对于保障人的权利的意义等内容上，是一种包括个人但却远远超出个人要求的权利。

---

① ［美］杰克·唐纳利：《普遍人权的理论与实践》，王浦劬译，中国社会科学出版社 2001 年版，第 3 页。

② 夏勇：《人权概念起源——权力的历史哲学》，中国社会科学出版社 2007 年版，第 86 页。

③ 参见［法］卡雷尔·瓦萨克《人权的不同类型》，张丽萍、程春明译，转引自谢琼《福利制度与人权实现》，人民出版社 2013 年版，第 44 页。

权利理论突破了 19 世纪资产阶级以狭隘的财产权为中心的自然权利观，以及把人的权利仅仅理解为法律形式上的平等权利的片面性，使政治权利和社会经济权利结合起来，改变了传统权利要求国家或他人不加干涉的特征，转变为要求国家积极地给付以及国家资源的再分配。但是，这就意味着这种权利需要涉及利用他人的资源，同时可能意味着复杂的资源分配，以及这种权利到底包含哪些具体内容等难以解决的难题。

同起源于西方文化，美欧在权利的认识阶段上却是不同步的，这种对权利认识的差异导致美国在社会福利的理解上、公共医保的态度上和欧洲有着较大差距。

权利思想的孕育最早可以追溯到古希腊、古罗马文化中的"以人为本"的思想和自然法观念。14 世纪开始，发起于意大利的文艺复兴运动强调了人的自然本性、尊严和价值，使古希腊以来关于平等、自由、独立的道德主张得以明确和普及。对人的权利主体地位的明确认证是在 18—19 世纪欧洲启蒙运动时期。这一时期，西方的权利学说已经成为系统的学说，启发人们争取平等、自助、自由等，"天赋人权、人人生而平等"等思想和学说体现在洛克、卢梭等人的著作中。洛克和卢梭等人的思想也极大地影响着当时北美殖民地的精英，他们将这些思想体现在美国的立国原则中。

美国和欧洲的权利学说都来源于西方"以人为本"的思想，但在欧美的发展却又不同。早期移民大多因为避免欧洲的宗教压迫和封建压迫来到北美，他们面对一片荒芜的新大陆，没有等级和身份的约束，理想是建立一个摆脱封建压迫和宗教压迫的自由社会。其中一支清教徒在前往北美途中签订了著名的《五月花号公约》，以契约形式组成自治团体。北美殖民地从建立初始，就建立在英国式自治和法治的传统之上，选举自己的领导人。因此，自由、自治、法治是北美的传统，也是美国立国的基石。

建国后的美国由于不同于欧洲大陆的等级社会，吸引了大批欧洲移民来此淘金、追求政治自由，向广大西部地区的边疆开拓，强化美国个人奋斗的传统。立国之后的美国经历了较长时间的资本主义自由竞争时期，特别在 19 世纪后半叶，美国社会对自由竞争的追求达到顶点，信奉社会达尔文主义，认为优胜劣汰是自然法则，也是社会法则，穷人不值得同情，理应为自己的懒惰和无能埋单。在这样的意识支配下，一代一代的美国人逐渐形成了个人自我保障的观念。美国社会在相当长时间内，认为"平等"是政治民主方面的标准，而不是社会经济方面的，美国社会赞扬个人奋斗，认为出现经济的不平等是社会的自然原则。美国社会形成对平等追求的共识，一直到 1960—1970 年代的民权运动，才是美国大规模对社会平等权利的普遍诉求。

在追求社会平等上，欧洲的理念并不同于美国。欧洲资本主义革命面对的是有着封建压迫和宗教压迫的等级社会，因此革命的主要诉求就是追求自由和身份的平等。追求平等的观念在欧洲一次次的资产阶级革命中被强化，特别是法国大革命，让"自由、平等、博爱"的口号与信念深入人心。19 世纪以后，工业化带来的贫穷以及社会分化，过分的贫富差距在代与代之间继续蔓延，造成了人们必将面临起点的不平等。正是鉴于这种情况，一些平等主义者认识到仅有"政治平等"，即"法律面前人人平等"远远不够，这只是一种形式上的平等。要达到实质上的平等，必须实现经济平等，这就要求国家对经济进行干预，实行再分配。欧洲国家，特别以斯堪的纳维亚这种社会民主模式强调普遍的平等为特征——没有人享有特权，也没有人应当被排斥在外——确保所有人获得充足的资源。欧洲福利国家追求不同概念的平等，正是这种现实压力促进欧洲资本主义国家对正义社会的追求，也形成了不同形式的福利支持。

平等观念正是权利理论的重要渊源，为权利学说提供了基本的理由和保障。欧洲国家更关注社会平等和权利，美国更倾向于自由和个人，这使得欧洲社会更容易接受对社会平等的诉求。1980—1990 年代，几乎所有西方国家都见证了社会财富不平等开始扩大，美国也不例外。1980 年代，美国各州为了减轻自身的财政负担，加速了福利探底竞赛（race to the bottom），减少各州政府对福利干预和资金项目的投入，社会不平等进一步扩大。1990 年代以来，美国家庭收入的不平等要远高于其他发达工业国家[①]。

美国也强调平等，但理解的平等概念和权利的理解紧紧挂钩，对经

---

① James A. Morone, Lawrence R. Jacobs, *Healthy, Wealthy & Fair: Health Care and the Good Society*, p. 357.

济不平等的容忍度显然要高于政治的不平等，更多关注的是在市场定位上的那种个人主义的收入回报的平等，以及对贫困者给予限定的非缴费待遇那种意义上的平等。因此，在美国普遍盛行那种针对真正需要者严格分配公共资源的做法。

　　第二次世界大战后，随着西方社会进入后工业化时代，以经济福利为主的第二代权利兴起，个人要求国家或者政府提供更加公正的社会条件，平等不仅是法律身份的平等，也是经济权利的平等，政府应该关心个人发展并提供保护，为人类积极的尊严提供保障就是福利国家的核心，政府和国家有责任提供更加平等的社会条件。美国学者卡斯·桑斯坦（Cass R. Sunstein）较为系统地概括了传统两分法的区分，即消极权利禁止政府行为，并将它拒之门外；积极权利需要并盛情邀请政府。前者需要公职人员蹒跚而行，而后者需要公职人员雷厉风行。消极权利的特点是保护自由，积极权利的特点是促进平等。

　　20世纪中期，一些国际宣言开始确认福利是一项权利，但把经济、社会和文化权利看作公民权利和政治权利的从属，直到1966年，第21届联合国大会通过《经济、社会和文化权利国际公约》，以法律形式确定了福利权。此后在一些欧洲国家的法律解释中，福利不断得到一些国家宪法、法律的确认。如匈牙利宪法法院解释社会保障的宪法保障，授权国家有义务提供最低的生活保障所需的社会福利来实现人类的尊严①。

　　在医疗福利方面，"欧洲发达国家将医疗权利和公民身份挂钩，只要是这个国家的公民，国家就有责任提供住房、医疗及工作方面的持续支持。大多数欧洲国家已经接受这样的观点，即不论是根据国家宪法还是成文法，医保是一种权利"②。欧盟和联合国已经明确宣布医保应该作为一项基本权利，《欧洲联盟人权宪章》（*EU Charter of Fundamental Rights*）条例第35款："人人均享有依国内法律及措施确立的条件下接受预防性健康照护与接受医药治疗的权利。欧洲联盟所有政策与行为之解释与实

---

　　①　参见卡斯·R. 桑斯坦《为什么美国宪法缺乏社会和经济权利保障？》，傅蔚冈译，全文参见 http：//www. calaw. cn/article/default. asp？id＝3619 2016－7－3。

　　②　T. R Reid, *The Healing of America：A Global Quest for Better, Cheaper, and Fairer Health Care*, London：The Penguin Press, 1ˢᵗ edition, 2009, p. 214.

践，均应确保高水平健康保障"①。德国、加拿大等西方国家，包括日本，公民通过公民身份来获得福利权利，不论贫富贵贱都享有医疗服务的同等权利，公民身份成为欧洲国家福利权利的要件之一。

20 世纪以后，大多数西方国家已经用法律或者宪法确立福利作为一项公民的权利，1966 年通过联合国《经济、社会和文化权利国际公约》，向全世界宣布，在很长历史时间内，曾经被视为恩赐和怜悯的福利已经被视作国家提供的义务，公民应该主张的权利，发展公民权利，也要求国家提供规范性、强制性的制度保障。而在美国，通过公民身份对福利的权利认定并不明晰，由于不认可是完全的国家或者社会的责任，美国的福利制度主体由社会救助和社会保险制度构成（包括老人、贫困人群、儿童的公共医保），是典型的补救式制度；同时，美国学者对福利权的界定也只限于特殊需求和特殊群体等有限目的和群体，对美国来说一些福利制度更接近"特权"，是赋予一些特殊人群的权利或者救助。美国社会对医保福利干预的方式和方法上产生和欧洲较大的差异。

二 美国医保的"权利"和"自由"

美国宪法为美国 300 多年的发展保驾护航，宪法用权力的分割和制衡机制约束了政府的权力，保障了美国公民的权利，公民最基本的自由得到了尊重。在之后一百多年的发展中，美国发展了资本主义最为发达的市场经济体系，确立了私有财产神圣不可侵犯，也深化了自由是美国重要的核心价值观之一。虽然到 20 世纪经济危机时，美国联邦政府权力加强，美国社会开始接受相当程度的政府介入和调控，但是美国所珍视的自由传统并没有被颠覆。

美国宪法维护的自由和权利是第一代权利，也就是消极权利和自由。譬如，美国宪法第 4 条修正案的核心原则是警察不能有明显侵犯公民个人隐私的行为，尊重公民个人住所和个人随身携带物品的隐私。同样，美国最高法院在解释第 1 条修正案的时候，认为言论自由就是免于政府限制的自由。内战后的宪法第 14 条修正案对各州施加了限制，各州"不得削减美国公民的权利、豁免权"，或者"剥夺任何人的生命、自由和财

---

① Charter of Fundamental Rights of the European Union. Article 35, 2009.

产"，对任何人都不得拒绝给予"平等的法律保护"，第 14 条修正案授权法律保护个人权利免受州权的侵犯。

1960—1970 年代，美国国内民权运动风起云涌，福利改革者主张把福利确立为公民的一项基本权利，并且各州实施的合格标准应该受到限制①。在一篇《新财产权》的文章中，耶鲁法学教授查尔斯·赖克（Charles Ryker）主张，诸如失业补助、公共资助、老年保险这样的救助不应该被认为是政府的慷慨，而应该被认为是权利，能够视同像传统的财产权一样受到法律的保护。"只有让这样的救助成为权利，福利国家才能实现它的目标，即在一个每个人不可能是他自己命运完全主人的社会中，为个人的幸福与尊严提供最低程度的安全基础。把福利当权利来对待不仅可以保证一定水平的经济安全，而且可以限制国家'强加道德行为标准给受益人'的权力，从而维护自由"②。

美国最高法院一度朝着福利是一种宪法权利的方向上前进。在金诉史密斯案（King v. Smith，1968）中，沃伦法院推翻了亚拉巴马州的一项规定，有小孩的未婚女子如果与男人同居就要中断福利补助。沃伦大法官的解释是："对于取消 AFDC 的资格，州的这些旨趣当前不是合法的理由。只要这个或者其他管制是以政府宣称在组织非法性行为方面为基础的，就明确与联邦法律和政策发生冲突。"③

在随后的两个判决，最高法院似乎也暗自承认了福利是一种宪法权利。在夏皮罗诉汤普森案（Shapiro v. Thompson，1969）中，最高法院推翻了州对领取福利资格居住时间的限制，认为侵犯了公民迁徙的权利。在哥德堡诉凯利案（Goldberg v. Kelly，1970）中，最高法院主张，没有先举行听证会，州不能终止一个人的福利资助。布伦南大法官认为："福利权（Welfare entitlement）更像财产权"，公共补助"不仅仅是慈善。"④

---

① Melnick R. Shep, *Between the Lines: Interpreting Welfare Rights*, Washington D. C.: Brookings Institution, 1994, p. 65.

② CharIes A. Reich," The New Property," *Yale Law Journal*, 73, (1964) pp. 785 – 786.

③ King v. Smith, 1968, 392 U. S. 309, p. 320. 1968. (CHIEF JUSTICE WARREN's Opining) http://caselaw. findlaw. com/us-supreme-court/392/309. html 2016 – 07 – 03.

④ Goldberg v. Kelly, 397 U. S. 254, PP264, 262, 265. 1970. (JUSTICE BRENNART's Opinging) https://supreme. justia. com/cases/federal/us/397/254/case. html 2016 – 07 – 03.

随后，在丹德里奇诉威廉斯案（Dandridge v. Williams，1970）中，最高法院又扭转了福利作为权利的动向。最高法院支持马里兰州的一项规定，对处于官方规定生活水平之下的某些家庭，设定 AFDC 津贴的上限，最高法院否定了基本权利的想法："这里我们处理的是州在社会经济领域的规定，而不是试图影响受《权利法案》保障的自由。"①

1960—1970 年代，关于福利是否是一项权利有了全国范围的公开争论，但是即使在民权运动风起云涌的那个时代也没有定论。1977 年，民主党总统卡特签署了《经济、社会和文化权利的国际公约》，但 30 多年过去了，美国联邦参议院仍然没有批准该条约，这就意味着公约在美国没有正式生效，美国政府仍不认可健康权是一种基本人权。总体而言，因为美国社会对消极权利和自由的传统理解，认为医保在内的社会权利是一项基本权利在美国并没有太多支持者。相反，即使倡导福利的人也担心公共资助项目的扩大会伴随着政府权力的扩大从而会侵犯人民的自由。

福利在美国难以被认为是公民的权利，医保福利是否是基本权利在美国也从未被明确。哈佛大学经济学和医疗政策专家威廉·肖（William Hsiao）诠释了医保的基本道德问题："任何一个国家建立医保制度之前，都应该了解这个国家基本的伦理价值观。首要问题就是：这个国家的人有权利获得医保吗？假如认为医保是一项基本权利，设计的系统就意味着任何病人都可以看医生；假如将医保视为一项商品，就应建立一个在可支付的基础之上进行医疗服务分配的医疗保障体系。那么，大量的穷人就自然被遗弃。"②

对这个问题的回答涉及医保的目标、方式和路径。如果认为接受医保福利是公民的一项基本权利，就应该由政府提供，或者由政府提供途径确保个人获得医疗；如果不是公民的基本权利，那么是否应该由政府来提供全民医保福利覆盖，在美国就不能名正言顺。

---

① Dandridge v. Williams，397 U. S. 471，p. 484. 1970. https：//www. law. cornell. edu/supreme-court/text/397/471#writing-USSC_ CR_ 0397_ 0471_ ZC 2016 - 07 - 04.

② Thomas Roy Reid，*The Healing of America：A Global Quest for Better，Cheaper，and Fairer Health Care*，London：The Penguin Press，1st edition，2009，p. 212.

2009 年 4 月《丹佛邮报》的一篇文章就代表了一种理解："医保在我们的社会并不是一项基本的权利，权利法案中不能被剥夺的权利是指生命、自由和追求（非分配）幸福。宪法所提及是'促进（promote）'总体福利，而不是'提供（provide）'。'权利法案'为我们列举了一系列人们自然拥有、政府不能侵犯的权利，医保并不在此列。"① 权利并不是给予免费的东西，而是保护这项权利不受侵犯。如宪法第 2 条修正案保护公民持枪的权利，不是可以免费拥有武器，而是持有和携带武器的权利不受侵犯，这是完全不同的理解。这类似医保的权利，公民不是可以免费获得服务，而是合法获得医疗的权利不受侵犯，在自由社会不能强制他人为你获得的医保而付费。

因为对"生命权"的普遍共识，"急诊医疗"视为一项权利已成为统一认识。里根政府时期，EMTLA 明确作为一项美国联邦正式的法律。这是一项无预算强制（unfunded mandate）计划，医院有责任接纳有紧急情况的病人。为了推行这项强制，美国的法律规定如果有医院拒绝治疗急症病人，政府将取消对该医院的联邦《医疗照顾》项目的支付。

但除维系到生命的紧急情况外，美国人在医保的基本"道德"问题上存有根本分歧，医保是否是一项权利在美国没有达成共识。和其他福利国家相比，美国的医保依赖于个人的收入、工作状态、年龄或者其他资格条件。如果不能通过雇主或者自己无法承担在私人保险市场购买保险的费用，又达不到政府公共医保项目的入籍标准，就可能没有其他选择而面临失去保险覆盖的风险。

很清楚的是，没有政府的保护权利无法存在，没有法律的支撑自由也无法实现。英国新自由主义先驱格林（1836—1882）在《自由立法和契约自由》中，给自由下了定义："当我们说到自由时，我们应该认真考虑我们的意思是什么。我们不仅仅是指免于限制或强迫的自由。我们不是仅仅为己所好，却不管所好是什么的自由。我们不是意指他人自由为代价，而由一人或一些人享受的自由。"②

奥巴马医改法的一项焦点条款是第 1501 章的"个人强制"条款，不

---

① Mike Rosen，" No Right to Health Care，" *Denver Post*，Aug. 13，2009.

② R. Nettleshp ed.，*Green's Works*，London：Longman，1988，Vol. 3，p. 371.

纳入公共医保的每个公民，从2014年开始强制购买最低限度计划的医疗保险，否则将被罚款。这是奥巴马医改的核心，只有将更多人，特别是年轻人投入保险池，才能分摊医疗风险，为高风险人群保底。同时，提高医疗保险覆盖率，有效控制医疗费用，加强对私营保险公司的管理，都要依靠更多人投保来完成。但是这个条款却遭到保守派的强烈攻击，认为奥巴马医改挑战了美国社会对自由的追求和认识。

健康本身是一个个人自由的问题，一旦身体产生疾病或者变得孱弱就意味着个人自由的减少，因贫困致病也意味着个人自由的减少。每个人都无法避免疾病，但是通过社会的再次分配可以增加医疗服务的范围，防止疾病破坏个人的独立性，实际上就是增加了个人自由。而美国宪法所保护的自由，以及美国法院对宪法的解释，强化了美国社会所认识的自由是消极的自由，是免于政府干涉的自由，甚至是脱离政府的自由，大多数美国人都赞同里根的观念："一旦政府扩大，自由就得缩小（As government expands，liberty contracts）"，"单一支付、政府主导控制不是美国的方式，是欧洲的行事之道，是社会主义者的行事之道"①。西方国家中只有在美国，才会将医疗费用的分担责任等同于个人自由的丧失，对这种"自由"的执着实际已经发展成为社会平等努力的道德障碍，公共财政项目建立非常困难。

现在就认为美国确立福利权利责任的机制为时尚早，奥巴马在医改法中也没有明确医保福利是一项一般权利（general right），医保福利观念性变革仍没有完成。但奥巴马医改法的一些条款仍为公民个人设计了一些和医保权利相关的权利，譬如防范保险公司专断和不合理弃保的权利。政府对无法购买保险，或者购买保险有困难的人提供资助也是帮助他们实现权利。奥巴马医改法案力求确保受保者的自由的实现，体现了对公平性的追求。

三 医保福利的"公共化"和"去商品化"

多数发达国家现在都认同马歇尔（T. H. Marshall）关于福利国家的核

① Paul Steinhauser "Giuliani attacks Democratic health plans as 'socialist'"，http：//edition. cnn. com/2007/POLITICS/07/31/giuliani. democrats/2016 – 05 – 27.

心理念是社会公民权的主张，医保福利是不是公民权利是医保认识的根本"道德"问题，其实对这个问题的看法也决定了如何看待医疗服务，医疗服务到底是公民从医疗保险市场上购买的商品，还是国家或者政府提供的一项服务，是公民社会权的授予。如果社会权在法律上和事实上被赋予了和财产所有权相同的性质并神圣不可侵犯，而赋予社会权的基础是基于公民权利而非其工作状态，那么社会权就将带给个人"去商品化"的地位并借以抵抗市场力量。

丹麦学者哥斯塔·埃斯平·安德森运用"去商品化"这个工具将福利资本主义分为三个模式，也就是著名的三分法，认为可以被分为"自由主义"福利制度模式、"保守主义"福利制度模式、"社会民主主义"福利制度模式三种类型①。盎格鲁－撒克逊国家是自由市场类型的代表，最典型的如美国，普通公民的福利主要通过工作契约获得，收入调查式（means-tested）的社会救济在社会福利中占据主导，对需要的审查与微薄的救济，抑制了美国福利"去商品化"的效果。美国的医保福利更加明显，美国没有单一支付体系的全国性公共医保制度，大多数美国人通过工作契约在保险市场上购买医保，《医疗补助》受助对象资格以美国收入贫困线作为参照，老年人也需要在65岁退休前缴费才能够享有《医疗照顾》的权利。

从殖民地时期到建国后很长的一段时间，美国都受到英国《济贫法》的影响，现在英美两国不同形式的医保体系被视为两个极端。英国国民医疗服务体系（NHS）创建于1946—1947年，正式运行于1948年。其覆盖范围为全体公民，资金主要来源于普通税收。NHS是一条典型的福利公共化道路，医保福利被视作一项权利，相对独立于其收入，不受其购买力的太大影响，"去商品化"程度较高。19世纪，英美两国均奉行自由民主主义和自由市场经济，即使程度不同，但明显的是英国社会福利结构对北美殖民地的影响，在20世纪之前两国的相似性大于差异性，英美在医保福利的公共化和"去商品化"的路径选择的偏差出现在20世纪以后。

---

① 参见［丹麦］哥斯塔·埃斯平·安德森《福利资本主义的三个世界》，苗正民、腾玉英译，商务印书馆2010年版，第32—33页。

英美两国的这种差异在 1960 年代时期就引起了学者的注意。社会学家奥丁·安德森（Odin Anderson）将英国的医疗体系归纳为一种分层的、以国家税收职称的政府制度；美国是高收入国家中最接近完全私有化的模式①。英国历史学家布莱恩·埃尔博－史密斯（Brian Abel-Smith）则更直接区分出西欧体系和美国体系，他认为西欧体系的社会是最高职责，美国体系下，权利—责任机制并未获得过社会的认可和接受。

众所周知，制度性医保起源于 1883 年的德国，之后被欧洲多个国家仿效，建立了社会医保项目。在英国，劳合·乔治（Lloyd George）和赫伯特·阿斯奎特（Herbert Asquith）引入了国民健康保险计划（National Health Insurance，NHI）。1911 年《国民保险法》（The National Insurance Act）获得通过，主要内容是强制性国民健康保险和失业保险。在 20 世纪头 10 年，英国就已经迈出医疗服务公共化的第一大步。而此时的美国，医保才在市场中刚刚萌芽，民众大多采用相互救助式的保障方式，由于医学水平较低，病人通常也是在家里接受治疗，医保在 1920 年代之前还鲜为人们接受。直到蓝十字和蓝盾计划在 20 年代末出现，美国才出现了现代意义上的医保计划。

英国医疗服务公共化的关键一步是 1948 年的 NHS 正式生效。第二次世界大战结束后，英国工党接受《贝弗里奇报告》所提出的社会福利原则，在医疗公共服务方面，使所有人都得到最好的免费服务。战后英国建立的 NHS 体系"是由中央政府直接经办的医疗服务体系，医疗服务的各个环节高度公共化和中央集权化"②。按统一的标准缴纳保险费，按统一的标准享受有关福利，而不问收入多少，福利系统由政府统一管理实行。"国家成为国民医疗服务于健康服务体系的绝对主管和调控者，获得全方位的免费医疗与健康服务被视作一种人人都应该近乎无条件享有的、按需获取的权利"③。NHS 在法律和制度上确立了不论贫富贵贱的所有公民都平等享有获得医疗与健康照顾的权利，社会中下层成为最大的受

① Odin Anderson," Medical Care：Its Social and Organization Aspect：Health Serivice System in the United States and Other Countries," *New England Journal of Medicine*, Vol. 269, No. 16, 1963, pp. 839 – 840.

② 闵凡祥：《英国国民健康服务体系 60 年》，《英国研究》2013 年第 5 辑，第 86 页。

③ 同上。

益者。

第二次世界大战期间，美国在国内通过《平衡法案》（*The Stabilization Act*），从侧面激发了基于市场供需要求的私人医保业的发展。第二次世界大战结束后，美国也曾经试图推动国民健康服务的改革，但提案都未能在国会通过。即使之后有杜鲁门总统支持，但法案也没有抵达国会讨论。只在 1945 年通过《希尔—伯顿法》（Hill Burton Act），根据该法，在健康服务供应不足的地区，私立医院将获得公共财政的支持。在英国踏上 NHS 道路，也就是英国的医保福利整体走上公共化道路的同时，美国还基本无法实现医疗服务的公共化，依然仰仗于私营医疗保险志愿部门。第二次世界大战后，包括英国在内的众多欧洲国家纷纷实现医疗服务的公共化和"去商品化"的同时，美国的公共医疗服务已经远远落后，医疗服务在美国类似于从医保市场上购买的一件商品，公民所接受的医疗服务质量和公民购买的医保商品直接相关，间接取决于公民的经济购买力。

1940 年代是包括英国在内许多欧洲国家在医保发展道路上的"变化"时期，这些国家选择了医疗服务的公共化方向，1940 年代的美国则保持了"不变"的状态，这个不变的状态一直延续到 1960 年代才有了改观。1965 年联邦政府的《医疗照顾》和《医疗救助》计划的实施，赋予了美国政府在社会医疗方面相当程度的责任，至少承担起对老人和收入较低家庭的社会服务职责。但是，美国医保福利的"去商品化"程度仍然较低。

首先，美国的公共医保制度规定了《医疗照顾》的资金来源一部分由雇主和雇员缴纳的工资税解决，一部分由政府资金解决。所以，美国的公共医保仍要依赖于个人缴费，而非完全的政府财政拨款，特别是主要的公共医保项目——《医疗照顾》。

其次，美国医疗服务的供应方大部分为私营医疗机构，有营利的也有非营利性质的，这样就形成了美国公共医保项目医疗私营公付的局面，这是一种奇特的医疗财政制度。这和英国的 NHS 完全不同，在 NHS 制度下，英国强调医疗服务的国家供给，由国家出资兴办医院、购置医疗设备、雇用医务人员，或者采用政府购买的方式，向私营开业医生购买医疗与健康服务，向制药厂公司购买药品。美国的医院大多私有化，2015

年，美国共注册有5686家医院，联邦政府所有的医院213家，州和地方政府拥有的医院1010家，私立非营利性医院2904家，私立营利性医院1010家①。由于历史原因，美国医生传统上都是自由职业者，只是利用医院床位、仪器、设备和辅助人员对病人进行诊断和医疗，独立向病人或保险公司或政府收取诊疗费。美国的医生独立性很强，有很大的选择自主权，同时美国医生的收入自然也较高，也因此，美国医生利益集团都是历次改革的主要阻力。在这样的一个私营公付的局面下，政府的权限有限，医院和医生仍掌握很大的行事主动权，少了政府直接行政干预，加上医患双方的信息不对称，就会导致医疗服务的滥用，这也是美国医疗费用居高不下的重要原因。在美国医疗体系中政府—医院—病人的关系中，市场因素仍然占有相当程度的影响。在这种模式下，美国公共医保项目的"去商品化"程度相比NHS等自然较低。

1965年美国公共医保制度首创，虽然使美国的医疗服务在公共化的道路上迈出了第一大步，但是市场因素对美国的医疗服务仍起着基础性作用，即使是公共医疗领域，"去商品化"程度也依旧较低。现在奥巴马医改因为阻力太大，仍未建立统一的公共医保体系，还是走渐进式改革的老路，但加强了政府对整个医保系统的监管，公共化进一步加强。

美国公共医保发展较晚，从建立伊始就走上一条"去商品化"程度较低的道路，这样的历史传统和发展路径促使美国社会始终无法达成医保福利是一项公民基本权利的认识。

第三节　政治意识形态和福利思想

一　美国的"自由派"和"保守派"

现在基本都认可将自由主义、个人主义、新教精神作为构成美国文化的三大支柱，这些根植于早期殖民时期，在美国向西开拓边疆时期得到发扬光大的自立精神意志延续至今，是美国精神的重要组成部分。美国的自由主义有着深刻的两重性：一种传统视个人为价值本源，推崇自

---

① "Fast facts on US hospital"，http：//www. aha. org/research/rc/stat-studies/fast-facts 2015. shtml 2016 – 5.

由放任的经济思想，将个人主义的最大化作为社会发展的原动力，主张将政府对社会和个人的干预减少到最低限度，"管得越少的政府越是好的政府"的思想自然深入人心。第二种自由主义传统，是较晚出现的进步（渐进）自由主义（Progressive liberalism），主张联邦政府干预经济生活和社会生活，用政府开支和信贷刺激经济，为弱势社会群体开创机会，保障社会公平，这个传统最早的代表人物是汉密尔顿（Alexander Hamilton），他提倡精英政治，主张加强联邦政府权力、强化关税制度、扶持国家工业。19 世纪中期开始后，这种自由开始逐步深入人心，突出的实例是罗斯福新政，强调政府在社会经济生活中的作用。

这两种自由主义传统的分歧主要在于对待政府的不同态度，第一种传统是消极的眼光，担心政府干预过多，阻碍经济发展，削弱个人自由；第二种是积极的眼光，期待政府干预经济，维持社会公平，促进公共事业。两种自由主义在思想理论领域和党派之间竞争激烈，却殊途同归，以自由、平等、权利、法治、民主、私有制为旗号，都拥护竞争性的自由企业制度。美国自由主义深刻的两重性造就了美国的保守主义更保守，因为保守的是它的自由主义精神，而自由主义又是渐进的、保守的而非激进的，这是美国政治思想的独特之处，也是美国政治思想比欧洲传统政治思想更保守的重要原因。所以，美国传统自由主义虽然起源于欧洲，但比欧洲更偏向个人自由，更倾向于保护私有财产和更少等级束缚。

美国如今的两种自由主义传统分别由共和党和民主党所代表，对自由主义理解的区别决定了两党政治思想的主要分歧，使两党分别成为保守派和自由派的代表，从而使他们成为支配当代美国政治的主要思想流派。

从美国历史来看，自由和保守分别成为民主党、共和党公开的政治哲学始于 1930 年代大萧条时期。罗斯福明确指出："明白无误、无可争辩的事实是，近年来，至少从 1932 年开始民主党是自由主义的党，共和党是保守主义的党。"[①] 罗斯福将他所提出的新政称为"自由主义"，成为之后民主党的主要政策走向。政府在经济中的角色和责任方面，民主党比共和党更支持加强公共部门的职能。

---

① 楚树龙、荣予：《美国政府和政治》（上册），清华大学出版社 2012 年版，第 74 页。

这一倾向延续到战后杜鲁门时期，到1960年代肯尼迪和约翰逊任内达到顶峰。随着国情的变化和选民关注重点的变化，两大党支持的政策也发生变化：在1960年代约翰逊总统"向贫穷开战"的年代，两党意识形态分化。具有决定意义的改变是1964年的总统大选，当时自由主义还如日中天，共和党候选人巴里·戈德华特（Barry Goldwater）竞选总统，戈德华特是美国历史上第一个公开打出保守主义旗帜的总统候选人，他明确表示反对1964年的《民权法案》以及坚定地反对共产主义，谴责"政府的福利主义"是20世纪最大的邪恶之一。虽然约翰逊最终赢得这场选举，但是这场竞选巩固了两党认识的差异，共和党正式成为保守党派。利用1960年代的文化和社会议题，共和党也成功分裂了曾经支持新政的选民。1970年代中期，主要资本主义国家先后发生经济滞涨，保守派价值观开始在美国走上风，传统自由观被放在优先的地位。尼克松上台后虽然没明言保守主义，但这说明有"沉默多数"之称的美国保守势力已经在行动。1980年代初里根总统上任后，美国现代保守主义终于登堂入室，不仅在经济上，而且在文化上掀起了保守主义的思潮，对共和党的影响越来越大，日益成为共和党的主流。1984年，共和党在国会选举中大获全胜，更加强化了美国两大政党之间差别较大的政治哲学，两党形成迥异的政治标签：民主党——自由派，共和党——保守派，美国社会的政治意识形态的差异也随之分化。

自由派和保守派在意识形态上的差异，导致他们在解决具体的政治和经济问题方式上出现分歧。这种差异有时泾渭分明，有时又模糊不清。总体说来，美国的保守派比较一致，基本都反对政府在所有领域的过多干涉，尊重法律的正当程序。美国的自由派是多种多样的，有些自由派重视民权和女权，主张提高公共教育质量；有些自由派强调政府需要采取进一步的累进税制度，更多地帮助无家可归者、残疾人和社会上的穷人；还有些自由派专注于环境和消费者问题。

二　医保福利政策的分歧

无论是保守派还是自由派，他们追求的根本目标是一致的：自由、民主、追求财富的机会，分歧在于如何去实现这一目标。

简单来说，自由派认为平等比自由更重要，政府应该插手，监管富人，帮扶穷人，绝对自由的市场必然导致寡头统治。反映在政治上，大多数民主党员赞成革新、容忍与社会平等，主张观念、制度和法律应随社会环境之改变而变迁，主张较大政府和较强政府干预，通过征收累进税、增加政府开支和制订有限的政府计划等措施来医治资本主义和市场经济的弊病，以补偿贫者和弱者在其自由方面蒙受的损失。

保守派认为自由比平等更重要，相信自由市场，政府少插手，因为政府权力越大越专制腐败。共和党把自由的价值观作为首要的目标，更多体现个人主义倾向。坚持个人自由高于平等，私人部门高于公共部门，维护私有财产权和信仰自由企业制度是当代保守派的基本特征，支持激励企业发展的税收政策——减少对高收入者所得税和大公司利润税的征收；承认政府必须存在，除了主张维持一个强大的国防外，维持一个小的、有限的政府，减少政府调控和对官僚机构的依赖，节省财政开支。

医保福利问题是美国自由派和保守派分歧的焦点之一。医改政策制定，除了会因触及广泛的利益而充满挑战外，还会激起两党在意识形态领域的严重分歧，主要体现在以下几个方面：首先，在美国这样一个复杂、公私混合融资为特点的医保体系中，政府应该如何发挥作用，如何处理市场与政府的关系是关键。其次，美国从联邦到各州的财政状况连维持现有的公共医保制度都困难，是否可能再增加受保人群范围。再次，美国的医保制度是否需要重大改革，共和党认为美国的医保制度仅存在瑕疵，任何重大改革只会使事情变得更糟糕。最后，对商业保险公司加强监督管理，到底是由联邦政府还是各州政府承担主要责任，管理的权限如何分配。对这些问题的回答，不仅关系到整个医保政策的顶层设计，而且触及当代美国政府最基本的路线之争和意识形态分野，是自由派积极的政府干预抑或是保守派所崇尚的政府不作为的自由放任主义。

自由派一般支持免费或者廉价的公共医保。在奥巴马医改前，美国有上千万的人无法承担医药费，无法就医，就是被剥夺了这项基本人权，对每个公民来说，无论他们是否具有偿付能力，都应该享有医保，政府理应担负起这个责任。自由派希望政府具有更积极的角色，他们认为政府主张的公共医保是非营利机构，能降低管理费用，会迫使商业保险公司公平、公正竞争，从而达到降低医疗卫生费用的目的。

　　保守派认为过多依赖或依附政府会腐蚀精神，特别当人民从政府那里获得太多的好处时，意味着个人自由和权利的减少，就会忘掉那些值得珍视的个人自由和财产权，直至最终丧失个人的自由和权利。一般保守派支持自由竞争的医疗系统。所有美国人应该享有医保，但是到底是谁的责任，谁来埋单还有待商讨。免费或廉价的公共医保会导致更高昂的国家财政负担，最后每个人只能获得低质量的医保。

　　在是否建立政府负责的全国性的公共医保问题上，保守派认为政府本身就是问题，而不是解决问题的部门，政府不可能既要当好"运动员"，又当好"裁判员"，商业医保公司处于不平等地位，而且政府医保将降低医疗卫生服务的质量。建立全国统一性公共医保的桎梏不仅体现在对权利和责任机制的认识分歧，也体现在美国政治意识形态的分裂，并随之产生两种不同福利哲学观念。

　　1990年代克林顿试图医改时，两党关于医保问题上的分化已经非常明显，保守派和相关利益集团联合抵制克林顿医改，终使医改功亏一篑。共和党和保守派利用民众根深蒂固的"小政府、大社会"的概念，以此作为意识形态的矛头，攻击克林顿的改革计划本质上是"大政府、高税收"，彻底违背了中产阶级价值观。

　　之后，两党分歧并未减弱。2009年前，每个共和党议员在议会还有投票支持民主党保守议员的记录①，而现在共和党温和派几近消失，美国政治生态环境近年来的新趋势使美国政治极化发生在更广泛的范围，也使得医保问题再次升级为具有强烈意识形态之争的焦点议题。政党政治的分化反之又强化了美国社会对医保福利问题的分歧，使两党搁置分歧、达成政治妥协的可能性更小，立法也变得愈加困难。

　　美国两党意识形态的差异在立法和行政部门的分化更加明显。为了使一项改革结果能够被普遍接受，政策制定的过程实际是讨价还价和相互妥协的过程，甚至有些立法的初衷和原意并没有体现到最后的法案中。克林顿意旨在筹划一个依赖于私人保险计划上的全民覆盖，试图同时寻求价格控制和市场改革，但是医保行业的利益集团拒绝这样的双重目标，

---

　　① Paul Starr, *Remedy and Reaction: the Peculiar American Struggle over Health Care Reform*, p. 12.

两者联姻未能达成；奥巴马政府原先设计的政府公共医保计划被束之高阁。虽然奥巴马的法案扩大了医保的范围，但与其他发达国家相比，整个美国医保体系还是分裂和不均衡的，过于复杂，其重复和累赘之处也依然存在。即使如此，奥巴马医改法案的核心——强制医保条款仍遭到各方炮轰。美国政治权力相互制约和制衡，以及自由派和保守派在立法、行政甚至司法部门的各自为政，注定经过重重讨论和谈判后通过的医改法案必定是一个更加温和的条款。

第二次世界大战后，欧洲资本主义国家陆续进入了福利国家，为公民提供国家医保成为普遍的模式，美国仍坚持"医保是私人和个体的事务，政府不应该干涉"①。意识形态领域的分歧和斗争仍然没有结束。事实上，这样的意识形态的冲突并不仅限于自由主义传统的盎格鲁-撒克逊国家，即使有着国家福利主义坚实传统的欧洲国家同样如此，尽管对政府或者社会提供医疗服务有着较多共识，但随着经济、社会各方面的变化和压力，传统的国家福利主义的观念都受到多方面挑战。

高福利源于高税收，欧洲福利国家的税收水平非常高，而美国福利社会的则较低：最高的意大利为64%，德国和法国均为59%，加拿大52%。相比之下，美国的税率仅为40%，在发达国家中属于低水平行列。② 高税收是支撑福利制度的基石，也自然抑制企业创新发展的动机。与此同时，高福利也带来高品质的生活，不愿工作的人也越来越多。即使一些欧洲国家现在开始削减福利，不过短期内也难换来增长动力。德国总理默克尔曾断言，如果欧洲福利国家继续自行其是，欧洲经济体在全球市场的竞争力将大大削弱。受选举与任期限制，欧洲多数国家政府不会轻易削减福利，以免引火烧身。一个经典的案例就是德国施罗德政府曾力推改革削减福利、促进就业，最终致其败选。现在的难题是，不要说在欧盟层面上拿高福利开刀，就算从国家层面削减社会福利来推动结构性改革，恐怕也是难上加难。福利哲学与国家发展的悖论仍没有找到一个较好的解决途径。

---

① Robert Rich, "Health Policy, Health Insurance and The Social Contract," p. 411.
② 参见郑秉文《从奥巴马医改看美国与欧洲福利制度的差异性》，《红旗文稿》2010年第8期。

第四节　美国式国家福利制度

一　有限的医保福利政策

美国在所有西方福利国家中，实施有限的医保福利政策，这已经是毋庸置疑的。美国的医保福利从纵向与自己的历史相比是逐步增加的，但是从横向与其他发达国家相比，就显得十分有限。之所以有限，是"因为政府在为公民提供全方位社会福利方面的作用相对有限"①，美国人不像欧洲公民那样把免费的高等教育、政府假期、家庭津贴、医保等视为基本的公民权利，并力争公共福利。虽然美国为老年人制定了独特的医保制度，《医疗照顾》的一部分资金由政府筹资提供，但其他年轻人就不享有这项福利，除非特别贫穷的、残疾的、贫困家庭儿童或某些有严重健康问题的人，才能享有政府公共医保福利补贴和救助，否则基本医保必须在自由市场上购买，由私人出资购买或雇主资助购买。

美国医保福利政策的"有限"，主要体现在以下几个方面。

第一，虽然美国真正的社会福利总支出并不比欧洲福利国家少，但医保福利比例低，福利受益者是中产阶级和上层阶级，而不是像欧洲福利国家那样，下层阶级受益更多。在美国，有时单独关注社会福利的公共支出，尤其是针对穷人的项目，很可能会影响和低估政府对社会福利投入的总额。事实上，从 1980 年以来，美国真正的社会福利总支出与欧洲福利国家的支出大致相同，所不同的只是出现在国家社会福利分类的不同账户中的占比②，也就是说医保福利占比大大低于欧洲福利国家。美国社会福利支出的重要组成部分是税收激励下的养老金、失业金、信贷补贴以及其他间接转账，还有医保，其中社会福利总支出中有很大一部分是对中产阶级间接的福利补贴。福利国家有两种本质："一个国家的社会福利框架特点是哪种：如果在税收支出相同的情况下，一种是较低的

---

① Ronald J. Angel, Laura Lein, Jane Henrici, *Poor Families in America's Health Care Crisis*, Cambridge：Cambridge University Press, 2006, p. 37.

② Marie Gottschalk, *The Shadow Welfare State：Labor, Business, and the Politics of Health-Care in the United States*, New York：ILR Press, 2000.

公共支出、低税收和较高的个人支出；另一种是较高的公共支出、高税收和较低的个人支出"①。前者是美国特征，受益者是中产阶级和上层阶级。后者是典型的欧洲福利国家，福利的分布更均匀，下层阶级受益更大。欧洲国家这种更平等的社会福利特点使欧洲的收入不平等和贫困率远远低于美国②。欧美不同的社会福利体系和政策，在提供公共产品理念上的不同导致在公共医保政策观念上的重大差距。

第二，美国劳动者的医保福利很大程度上取决于企业的经济效益。美国医保的基石是"雇主提供式"，老年人享受的《医疗照顾》福利是其在就业时就积累的。就业劳动者的医保福利一部分由雇主提供，雇主是否提供或提供多少，与企业的发展有关。如果一个雇主为其雇员提供退休计划，法律有特别的章程规定雇员的退休金。如果雇主为雇员提供医保计划，法律也规定了医保计划必须涵盖的基本内容，雇主根据自己或从第三方购买保险的情况确定雇员医保的水平。但是，在奥巴马新医改法案出台前，雇主并不被强制提供雇员的医保福利，所以往往在企业经济不景气的时候，雇主为了减轻企业的负担会削减或取消雇员的医保福利，当然如果没有这样的福利会影响劳动力的吸引力。另外，美国没有严格限制雇主解雇员工的权利，工会比较薄弱，又缺乏强有力的工党，所以劳资关系和员工福利很大程度上取决于经济效益和雇主的劳动力需求。在医保市场化下，由雇主赞助雇员福利，这种福利持续时间的长短同样主要取决于劳动力市场的供求关系。

第三，欧洲福利国家的黄金时代已告段落，美国的医保福利政策也难以扩大。在全球经济形势恶化的局势下，欧洲福利国家的黄金时代面临终结，经济全球化在一定程度上削弱了国家在国际竞争中保持经济独立的能力，各国被迫实行福利紧缩政策，欧洲福利强国尚且如此，美国有限的福利政策不可能逆势扩大。

无论美国经济发展水平如何领先于其他国家，经济不景气也经常发

① Jacob S. Hacher, *The Divided Welfare State: the Battle over Public and Private Social Benefits in the United States*, p. 23.

② Timothy M. Smeeding, Lee Rainwater, and Gary Burtless, "U. S. Poverty in a Cross-National Context," in *Understanding Poverty*, edited by Sheldon H. Danziger and Robert H. Haveman, Harvard University Press, 2001, pp. 162 – 89.

生。自 1970 年代以来，所有发达国家都经历了不同程度的经济不景气，美国也不例外。每当出现经济不景气，美国联邦政府就减税或削减财政支出，首当其冲就是减少或放缓福利增长。在全球经济危机的冲击下，美国的经济结构变化和人口压力，主要体现在就业从制造业转向服务业和人口快速老龄化，为现代福利国家增加了经济压力。同时这些变化降低了经济增长率，却增加了养老金和医保费用支出。进入新世纪，这些挑战都将继续增加。面对新的挑战，实行全社会各阶层的医疗公平变得更加难以保证。例如，美国 SCHIP 颁布以来的前 6 年，儿童受保率迅速增长，但在 2003 年由于新的财政紧缩，儿童受保率增长变缓。美国快速发展的艾滋病是挑战医保费用的一部分，肥胖症和老年慢性病的治疗费用将继续推高医疗费用的增长。随着人口老龄化，长期护理消耗公共医保预算中最大份额的可能性会越来越大①。作为美国生活的重要角色——公共医保的配给、公平和效率问题会继续增加，持续的财政紧缩限制了福利政策的扩大。

二　公共医保的再分配特征

自从 1965 年美国公共医保制度颁布以后，美国的医保系统就不是完全以市场为基础的，有公共的成分。无论美国公共医保的成分占全国医保份额多少，只要是公共医保，其费用资金就会有再分配的特征，国民财富二次分配具有财富向贫困人转移的特征。

任何一个国家都存在不同人群收入高低悬殊的现实，在财富不平等的情况下，当物质财富资源能够决定获得医保水平的时候，没有国民财富二次分配，所有人群的最佳健康和幸福是根本无法实现的。从历史上看，财富的不平等表现为发病率和死亡率的不平等②，也就是富裕人的发病率和死亡率要明显比贫困人的低。如果要克服贫穷和由贫困造成的生理、社会和情感健康的后果，某种程度的有效收入再分配是非常必要的，

---

① Kaiser Commission, *Update*: *Information Provided by the Health Care Marketplace Project Publication*, No. 7031, Washington, DC: The Henry J. Kaiser Family Foundation, 2004.

② Bruce Link and Jo Phelan, "Social Conditions as Fundamental Causes of Disease," *Journal of Health and Social Behavior*, 35 (Extra Issure), 1995, pp. 80 – 94.

也是作为一个福利国家所必须实施的政策。

美国的贫困，特别是少数贫困儿童比例，远高于其他发达国家。更令美国人不安的不仅是贫困对健康有潜在的影响，而且是在最高和最低收入分配中出现的相对贫困程度。美国那些占总人口 1/10 的最贫困人群的收入分配，只有中等收入者平均收入的 34%—38%[①]。美国的低工资工作比例比其他发达国家的更高，在其他发达国家，社会福利支出，特别是对有儿童的家庭和低工资家庭的福利补助降低了贫困率，而美国低水平的社会福利支出造成了贫穷人和富裕人之间在收入、生活必需品、医保等方面的巨大鸿沟。

由于美国有种族隔离的历史问题，非裔和拉美裔等少数民族的美国人都存在不成比例的贫穷，他们忍受着疾病引发的最大经济负担，又拥有最不健全的医保。这些负担的冲击主要由贫困家庭的孩子承担，他们面临着在贫困中度过童年的可能性，所以贫困儿童不仅缺乏医保，而且具有健康风险的不安全感，在他们生活的社区或者地区，往往缺乏医疗服务。

美国历史上不仅有人承认社会不平等、不公平，而且有人为这种不平等、不公平辩护。耶鲁大学社会学家和政治理论家威廉·萨姆纳（William Graham Sumner）宣扬社会达尔文主义的福音，宣传不平等是一个自然经济秩序的结果，任何试图消除贫困的尝试都会导致灾难，认为贫困不仅是不可避免的，而且是有功能性的[②]。甚至在今天，美国依然有一些人认为不平等会鼓励个人努力改善生活，最终有助于整体国家的经济效率，甚至提升底层阶层的经济处境[③]。

美国支持分配不平等的辩护者认为，不平等的结果并不都是坏的，客观上任何发达国家的穷人远比发展中国家的穷人生活要好，比他们自己历史上的境况要好。美国大部分穷人都有自己的住房，有严重的疾病可以接受慈善机构的医疗照顾，通常他们还拥有汽车。虽然在绝对意义

[①]　Anthony B. Arkinson and Francois Bourguignon, *Handbook of Income Distribution*, New York: Elsevier-North-Holland, 2000, p. 261.

[②]　William Graham Sumner, *What Social Classes Owe Each Other*, New York: Harper and Brothers, 1883.

[③]　Finis Welch, "In Defense of Inequality," *The American Economic Review*, 1999, pp. 1 – 17.

上说，美国今天穷人的生活比历史上任何时期都有好转，比许多发展中国家的穷人的经济生活都好，但从道德上，许多美国人认为必须质疑这种不平等的正义性。

尽管不平等在某种程度上有助于经济效率的提升，但不平等绝对不是一个可以自身消除的过程。美国的不平等和贫困问题历来比较严重，世界强国的经济地位使高水平阶层在经济增长中获益而变得更加富有，但位于底层的民众，获益没有那么明显。所以有一点非常明确，经济增长和经济繁荣本身并不能消除贫困，经济繁荣之后不可避免的经济衰退，会更严重地侵蚀着本来就收入低的贫困者。所以，凡有贫富差距的社会、有贫困人群的社会，政府需要通过国民财富二次分配，建立公共医保制度，促进社会的医疗公平，保障全社会国民健康。

政府实施国民财富二次分配，主要通过税收政策来实现。税收是美国人最关心的一项公共政策，对大多数美国人而言，税收是一件令人厌烦的事，但是对于政府而言，它却是至关重要的，因为它涉及政府如何获得维持自身运转和提供公共服务所需要的资金，是承担社会责任和分配社会福利的工具。从表9—1可以看出政府的税收支出在医保中对弱势群体的再分配特征。

表9—1　　　　美国以收入水平为依据的税收支出分配（%）

税收分类	<1万美元	1万—3万美元	3万—5万美元	5万—10万美元	>10万美元
医保	0.02	10.6	21.7	40.8	26.7
抵押利息	0.1	0.7	5.2	33.1	59.9
房地产税	0.01	0.8	4.9	29.6	64.6
劳动收入课税扣除	18.4	68.2	6.1	7.3	0.0
慈善事业捐献	0.01	1.3	5.2	24.4	68.9
儿童保育	1.1	15.6	18.2	34.5	30.4
社会保障扣除	0.1	19.1	39.7	37.4	2.7

资料来源：美国税收联合委员会，2002—2006年财政年度联邦税收支出的评估，华盛顿政府印刷所，2002年。转引自［美］盖伊·彼得斯《美国的公共政策：承诺与执行》，顾丽梅、姚建华等译，复旦大学出版社2008年版，第282—283页。

　　纳税是美国公众重要的公共政策行为，美国人按照法律不得不将他们收入中的很大一部分用来缴税，所以他们关心税收体系是否公正，他们是否从交纳给政府的税中得到了"物有所值"的公共福利。美国人认为税收公平就是任何得到公共福利的人都应当纳税，他们愿意接受累进税的基本原则，即只要穷人纳税，富人就应当纳更多的税，弱势群体可以免税。

　　美国政府利用税收调整社会中的收入分配。这种国民收入二次分配通常被认为是牺牲富人来补贴穷人。实际上，从社会保障税和医保税制来说，富人的贡献并不是特别大，因为社会保障税和医保税的扣除覆盖了低工资工人的收入，而富人能够挣高于起征税以上的大量的收入，但起征税以上的收入无须缴纳额外的社会保障税和医保税。

　　每一届美国政府都把税收政策变动作为国内政策改革的重要内容之一，如果实施减税政策，那么国民收入再分配性就少，就如里根和老布什时期，所得税的最高税率从 70% 下降到 33%。克林顿政府在一定程度上改变了联邦政府较少再分配性的税收体制，在执政初期提出了一项使富人重新承担较多税负的经济改革计划和预算法案，增加了联邦所得税的财政收入，为更多的财富再分配创造了条件①。虽然税收政策没有人喜欢它，每个人只要有可能都千方百计地逃避它，但是税收支持了公共医保制度的实施，使公共医保的再分配促进了社会医疗的公平。

三　公共医保与公共福利

　　在美国，公共医保与公共福利的关系是包含与被包含的关系，一般情况下，公共福利水平不断提高，公共医保的程度也会提高，公共福利的资金来源依赖税收，公共医保的大部分资金也来源于税收。但是，公共医保又不同于其他公共福利，它受公共医保政策和制度的制约，有时公共福利水平提高并不一定代表公共医保水平提高，美国公共医保制度滞后其他公共福利制度就是这种解释，原因与医疗领域的复杂性有关。

　　在福利国家中，需要出于利他主义和社会公平正义去制定公共医保

---

　　① 参见［美］盖伊·彼得斯《美国的公共政策：承诺与执行》，顾丽梅、姚建华等译，复旦大学出版社 2008 年版，第 292 页。

制度。长期以来,美国以就业为基础的"雇主提供式"私营医保制度对贫困家庭没有保障效果,特别是对那些依赖于低工资工作的贫困家庭,私营医保制度无法满足他们的医保需求。姗姗来迟的公共医保制度,基本保障了每个符合条件获得医保福利的人,为提高他们的健康和生产能力提供了条件。随着社会迅速老龄化,已退休的老人必须由那些仍在劳动中的人贡献税收予以支持,学校、教育和其他公共机构,完全依赖目前被雇用创造财富的人。美国的社会保障运作机制,明显表明了社会面临的问题和社会对劳动力的依赖。在《社会保障法》颁布10年后的1945年,大约40名工人的贡献可以支持一个退休工人的社会保障。到2003年,这个数字已经下降到低于4名工人,预测2030年只需要2名工人的贡献就可以支撑一个婴儿潮出生的老人①。尽管社保对现有劳动力的依赖在逐步降低,但现有社会保障的筹资方式对当下受雇劳动者的收入有很大影响,因为随着社保水平的提高,退休人福利来自仍在工作的劳动者的工资,这样所有被雇用者不得不为社保纳税贡献出自己很大的一部分收入。医保的情况类似社保,随着医疗技术的发展和医学科技的进步,当今最低的健康水平已远远高于过去几个世纪,与21世纪初期相比也高出不少。今天,公共医保福利的提高,同样需要所有被雇用者贡献出很大一部分收入来支持。

但是劳动力的增长不一定与税收福利贡献成正比。美国多民族人口的特点影响着人口增长的平衡性。富裕家庭、白色人种少生或不生孩子,贫困家庭、有色人种多生孩子,造成相对年轻的非洲裔和西班牙裔人口增长率偏高,形成贫困人群越来越多,出现了未来的劳动力与他们能贡献的税收福利不能成正比的潜在问题②。如果这些劳动力的生产力受到教育程度低或健康状况差的影响,他们的经济生产潜力将受到影响。因为这些未来的劳动力在贫困家庭度过自己的童年和青春期,不利于高水平的身体、情绪或社会健康的发展。美国市场中不完善的社会福利安全网无法保证他们父母的健康和福利。有教育困难的孩子,在成年时大多只

---

① Ronald J. Angel, Laura Lein, Jane Henrici, *Poor Families in America's Health Care Crisis*, p. 48.

② Ibid. .

能找低工资的职业，他们不愿意也没有能力承担扶养老年人的负担，从而加重了公共医保的负担。

　　美国的公共医保制度推行以来，尽管不完善，但老年人、贫困人群、儿童、残疾人和孕妇都普遍受益，政府为他们提供了一个获得基本医疗服务的机会和安全网。健康是个人幸福的基础，同样健康也有助于社会的普遍繁荣。高福利国家的公共福利制度会保障人的健康水平，同样，完善的公共医保制度也会保障人的健康水平。所以，在现代文明社会，公共医保和公共福利是相辅相成的。

第 十 章

评价美国公共医保制度演进

　　美国公共医保制度自1965年创立至今已有整整半个世纪，其间经历了风风雨雨的改革、调整、补充、扩大。作为西方福利国家，美国公共医保制度的确立起步晚，在多届政府的医改进程中变化发展，其演进的模式是渐进式、增量型的。在美国实现全民医保覆盖的进程中，公共医保制度已经从最初弥补私营医保制度漏洞、补充市场化医疗保险体制的辅助角色，发展到如今不可或缺、几乎与私营医保制度平分秋色的安全网角色。美国公共医保制度演进的历史，充分说明即使是最典型的自由市场经济体制国家、最崇尚个人主义观念的国家，公共医保制度仍然是保障全民健康幸福的重要福利制度。现代文明世界，无论国家的性质与意识形态有什么不同，公共医保制度存在普遍意义。

第一节　美国公共医保制度演进的意义

　　美国公共医保制度演进的最大意义是弥补私营医保市场化漏洞，为弱势群体提供基本医保，促进了最终实现全民医保梦想的进程，诠释了公共医保在世界范围的普遍意义，为世界各国的医改提供了公共机制与市场机制互补的范例。

一　促进了全民医保梦想的实现

　　美国全民医保的梦想从提出到实现，经历了整整一个世纪。在这一个世纪的后半叶，正是公共医保制度的确立、演进时期，让越来越多的弱势群体获得医保，才最终促进了全民医保梦想的实现。公共医保制度演进在实现全民医保中的作用可以从《医疗照顾》和《医疗补助》项目受益人数的增加、受益人占总人口的比例，以及政府公共医保费用支出占全国医保费用比例等角度考察。

表10—1反映了《医疗照顾》项目颁布后近50年中受益人数增加的情况，表10—2反映了《医疗补助》在1996—2004年受益人数增加的情况。

表10—1　　1966—2010年《医疗照顾》项目注册人数（单位：万人）

年份	65岁及以上人数	65岁以下残疾人人数	总注册人数
1966	1910		1910
1970	2050		2050
1975	2280	220	2500
1980	2550	300	2850
1985	2820	290	3110
1990	3100	330	3430
1995	3320	440	3760
2000	3430	540	3970
2005	3580	670	4250
2006	3630	700	4330
2007	3700	730	4430
2008	3790	750	4540
2009	3850	760	4610
2010	3900	800	4700

资料来源：Juliette Cubanski, etc., *Medicare Chartbook*, The Henry Kaiser Family Foundation, Fourth Editon, 2010, p. 10。

表10—2　1996—2004年《医疗补助》项目注册人数（单位：万人）

年份	1996	1997	1998	1999	2000	2001	2002	2003	2004
贫困人群	1330	1530	1660	1780	1880	2080	2360	2630	2740
儿童			100	200	330	460	540	590	610

资料来源：*An Overview of the U. S. Health Care Sytem Chart Book* by Centers for Medicare and Medicaid Services and Office of the Assistant Secretaryfor Planning and Evaluation, Jan. 31, 2007, p. 98。

　　美国的总人口从 1966 年的 2 亿左右上升到 2010 年的 3 亿略多，在这段时间，老年人的《医疗照顾》覆盖人数是稳步上升的，贫困人群的《医疗补助》覆盖人数也是稳步上升。特别是随着老龄化的进一步加深，美国社会保障部门预测，到 2030 年，《医疗照顾》在全民医保中的作用更大。详见表 10—3。

表 10—3　　　　1970—2030 年《医疗照顾》受益人占总人口比例

年份	1970	1980	1990	2000	2010	2020	2030
比例（%）	9.5	12.1	13.1	13.9	15.0	18.5	22.0

资料来源：*An Overview of the U. S. Health Care Sytem Chart Book* by Centers for Medicare and Medicaid Services and Office of the Assistant Secretaryfor Planning and Evaluation, Jan. 31, 2007, p. 72。

　　美国的医保模式被公认为世界上市场化最典型的国家，从 1965 年公共医保制度建立后，它的医保模式从私营市场化"单轨制"转变成"私营为主、公共为辅"的"双轨制"。虽然直到今天，这种"双轨制"的主辅关系没有颠倒过来发生质的变化，但是主辅的量变已发生明显的变化，也就是公共医保在全民医保中的比重和作用越来越大。

　　公共医保比重的增量可以通过政府在国家全部医保费用支出中所占比例的增加说明。"说美国人拥有纯粹的私人卫生保健系统，这是美国政治生活和公共政策中最大的神话"①，这种神话在美国政府对公共医保资金投入不断增加面前成笑话。事实上，从 1965 年《医疗照顾》和《医疗补助》计划颁布以来，联邦、州和地方三级政府对公共医保资金的投入逐年扩大，公共医保费用支出在国家全部医疗保险支出中的比例也越来越大，最高几乎接近 50%，也就是与私营医保费用支出将近持平。具体见表 10—4。

———————

① ［美］盖伊·彼得斯：《美国的公共政策：承诺与执行》，第 309 页。

表 10—4　　　　1965—2010 年美国医疗保险费用支出（单位：十亿美元）

年份	1965	1970	1975	1980	1985	1990	1995
总支出	41.6	74.3	132.9	251.1	420.1	696.6	993.3
联邦	4.8	17.8	36.4	72.0	123.6	195.8	326.1
州、地方	5.5	9.9	18.7	33.3	51.5	90.7	129.8
政府比例	24.75%	37.28%	41.46%	41.94%	41.68%	41.11%	45.90%
年份	2000	2001	2002	2003	2004	2005	2010 *
总支出	1309.4	1420.7	1553.0	1673.6	1793.6	1920.8	2900
联邦	416.0	460.3	504.7	535.2	569.1	605.0	
州、地方	178.6	192.0	208.7	223.8	240.5	259.3	
政府比例	45.41%	45.91%	45.93%	45.35%	45.13%	45.00%	46.30%

资料来源：Katharine R. Levit, "National Health Expenditures," *National Center for Health Statistics 2005. An Overview of the U. S. Health Care System Chart Book* by Centers for Medicare and Medicaid Services and Office of the Assistant Secretary for Planning and Evaluation, Jan. 31, 2007. *2010 年数据为当时预测。

从表 10—4 可以看出，从 1975 年开始，在全国医疗费用支出中，政府公共医保项目的投入已经超过 40%，从 1995 年开始已经超过 45%。另外，美国大多数私人医疗机构的医师的许多收入，都来源于政府各种公共医保计划，如《医疗照顾》《医疗补助》和 SCHIP。以 2000 年为例，详见表 10—5。

表 10—5　　　　　　2000 年医疗费用支出来源百分比（%）

	医院	医生	其他
联邦政府	39.9	27.4	20.1
州政府	15.3	6.7	11.1
直接支付	5.0	19.1	47.6
个人保险	35.1	46.7	17.7
其他的私人支付	4.7	0.1	3.5
总百分比	100	100	100

资料来源：［美］盖伊·彼得斯：《美国的公共政策：承诺与执行》，第310页。

从表10—5中可以看出，医院在政府公共医保计划中的收入达到了55.2%，超过了从私人医保和其他个人支付总数的比例，这在一定程度上也说明公共医保计划在全民医保份额中的比重和作用。在横向美国与其他西方发达国家相比，政府负责的公共医保投入确实较少，但纵向今日美国与昔日美国相比，政府的投入已经非常明显。

难以想象，如果美国政府没有制定公共医保制度，半个多世纪公共医保制度不发展，美国的医疗卫生保健现状可能与今天完全不同，肯定变得非常糟糕。可想而知，没有政府公共医保制度提供的医疗保障，美国的老年人、低收入群体、贫困家庭儿童依然会被排挤在市场化私营医保计划之外，美国的医疗不公问题将更加严重地威胁到弱势群体的健康权和生命权。所以，对于美国弱势群体来说，公共医保制度的作用不可估量。

二 诠释了公共医保的普遍意义

现代世界的每一个国家都有自己的医保体系，各国的医保体系从建立到不断发展、完善，形成了与其国家经济水平、政治结构、文化因素和特殊历史背景相吻合的模式。任何一种模式都体现了政府的干预，蕴含着公共医保的公共性。尽管美国的医保模式与其他西方福利国家不同，尽管美国的公共医保制度是有限的，但这种有限制度，同样充分说明：即使是经济自由主义和市场化最典型的国家，也需要政府介入医保市场。世界各国，无论是经济发达国家，还是发展中国家，无论是崇尚经济自由的国家，还是推行政府干预经济的国家，政府必须介入医保市场，建立国家的、公共的医保制度。

历史上，美国曾经十分排斥和抵制政府干预医保市场。在杜鲁门和艾森豪威尔政府时期，共和党保守派和医疗利益集团都竭力反对政府建立国家强制医保制度，对建立公共医保制度也十分抵触，认为只要是政府干预医保市场，就是"社会主义"或者"共产主义"，由政府干预建立的国家制度或者公共制度就是社会主义的"公费医疗"。在冷战思维十分严重的年代，医改一旦被贴上"社会主义""共产主义"的标签，就不可能有成功的希望，杜鲁门呼吁医改的失败就是典型一例。随着资本主义内部社会问题急剧膨胀，老龄化和贫富差距导致了严重的医疗不公问题，美国决策者的多数开始转变观念，认为政府必须积极干预，通过建立公共医保制度，矫正资本主义私营商业性医保形成的社会不公偏差。美国公共医保制度的建立，粉碎了有关社会主义"公费医疗"的指责，证明建立公共医保制度的必要性和重要性。

半个世纪美国公共医保制度的演进，充分说明资本主义自由市场经济原则并非万能的，被贴上社会主义标签的原则也有适合世界各国的普遍意义。因为医保的特性既属于经济领域，又属于社会领域，它提供的产品是一种特殊商品，除了具有一般商品的个人供需属性外，还具有公共属性。它的公共属性具体体现在其保障性和广泛性上。保障性是指医保的基本功能是补偿医疗费用损失，保障患者能够及时得到补偿而不至于因病致贫。如果保险机构为规避风险，采取逆向选择原则，排除大批需要医保的人群，或者经营不善、资金链断，会直接影响患者及家庭的正常生活。广泛性是指医保是每一个人共同需求的，关系到每个人的切身利益，对每个人、每个家庭的健康安全、经济安全有直接影响，也就是对整个社会有直接的渗透和影响。

美国公共医保制度发展的历史已经证明，任何国家为了克服商业医疗保险的逆向选择以及市场化所带来的一系列问题，政府必须介入医保，通过立法建立强制性社会医疗保险或公共医疗保险，强制法定范围内所有人拥有医保，避免逆向选择的弊端。医保领域这种公共性和社会性，决定了医保不适宜"完全竞争"的市场机制，不适宜用市场优胜劣汰的原则，它更适合政府干预、调控，需要政府制定与福利政策相呼应的医保政策，让风险小的人比"应付的"要多，而承担风险的人比"所得的"要付的少，通过西方福利国家遵循的国民财富二次分配、相互扶助的原则，让公共医保制度对保障国民的医疗安全和经济安全具有不可替代的作用。也就是说，通过政府介入，医保的公共性可以维护众多需要医保的患者和家庭的利益，保障社会稳定，提高国家福利水平，提升人民幸福指数。

三　展示了市场与公共互补的范例

20世纪前后，世界各国纷纷建立了各不相同的医保制度，世界上最典型的医保制度有三大类：美国的"高度市场化"、英国的"政府计划型"、德国的"政府引导市场型"。随着世界医疗科技的发展，医疗卫生环境的重大变化，各国人民的生活水平、健康意识、医保要求都发生了变化，因此各国的医保制度并非一成不变，纷纷进行改革。各国在自己的医疗实践中，或多或少都发现了自己制度的弱点，发现了别国制度的优点，相互取长补短成为世界医改的趋势。

在世界各国中，美国医保的市场化程度最高，政府干预最少，导致医保的覆盖率过低；英国政府的控制过于集中，计划性和分配性太强，国内医保市场缺乏竞争性，导致候诊周期过长；德国的法定医保社会负担过重，医保基金的收支平衡越来越成问题。因此，从 1960 年代到 1970 年代开始，世界各国纷纷掀起医改大潮。

美国政府经过半个世纪的医改，加强了政府调控和监管的作用，逐步建立、健全了公共医保制度，在医保领域推行了市场机制与公共制度互补的模式，实现了全民医保的世纪梦想。美国医保的市场机制和公共制度互补模式，使美国既达到了世界最高医疗水平，又体现了医疗效率最大化，成为各国医改的范例。

如：英国撒切尔夫人用铁娘子的"铁腕"，大胆进行了扩大国内医保市场竞争力的改革，决定移植美国模式。但因为英国人固有的保守性，使政客们不愿冒可能被选民抛弃的风险，不支持"大动干戈"的改革，选民们固有地依赖政府制定的国家统一医保制度，结果全面引入美国市场化的改革是不可能成功的。从梅杰、布莱尔到布朗，英国医改开始借鉴美国模式，趋向"政府型"与"市场型"互补，医改趋于温和，"新国民医疗保健服务"的"竞争"元素开始被"协调与合作"替代，政府的集中控制力逐步转移下放到地方，国内医保市场逐步引入美国式的竞争元素，模糊了原有"计划型"的界限，使英国医保向"行政管理的医疗市场"靠近。

又如：德国借鉴美国《医疗照顾》D 部分处方药的改革，于 1989 年颁布《医疗改革法案》，一方面加强政府的监管作用，致力于降低医疗费用的努力，特别对药品价格设置了参考价，把半数以上的药品覆盖在政府参考价格体系之内，如果患者选择高价药品，将自己支付高出的部分，这与美国 MMA 中规定的处方药原则基本相同，实行公共制度与市场机制互补。虽然德国的医改没有多大成效，医疗费用继续上涨，德国人对医保的社会负担增加到了占工资收入的 13%，政府担心持续增长会使德国工业失去竞争力，所以在 2006 年德国又推出了新医改方案，增加市场竞争机制，希望解决"负担大、缺口大、效率低"等实质性问题。

尽管美国模式不是十全十美，但至少美国的市场机制与公共制度互补模式，对世界各国医改都有参考价值。在美国没有建立公共医保制度之前，高度市场化的私营医保不能保障弱势群体，而欧洲国家由国家政府包干的公共型、社会型医保制度，在费用和效率上又大大逊色。所以，在当今世界，只有市场机制和公共制度互补，才是降低费用上涨速度、提高医疗效率的最佳医保制度。至于各国究竟制定以"市场为主、公共为辅"，还是以"公共为主、市场为辅"的医保制度，需要依据各国内在的条件决定。

第二节　美国公共医保制度演进的特点

美国公共医保制度演进的特点是由美国选择一条什么样的医保之路决定的。美国选择了一条与欧洲其他国家不同的通往全民医保之路，先建立了私营医保制度，以雇主提供式私人医保制度作为全民医保的基石、支柱，后建立公共医保制度，为老年人、贫困人群、儿童提供公共医保，以此作为全民医保的补充。世界上没有哪个发达国家如美国一样，政府单独为老年人、贫困人群、儿童建立各自的公共医保制度，这些群体既享有政府提供的其他公共福利，又单独享受公共医保福利。在这种模式下，美国公共医保制度的演进具有一定的特色。

一　起步晚、发展慢

与欧洲国家相比，美国的公共医保制度起步晚发展慢。当欧洲国家都利用特殊历史事件，抓住契机，基本上是一次性完成了全民医保体制框架构建，为进一步完善国家全民体制奠定坚实基础的时候，美国却没有抓住契机，为后来公共医保制度的建立增加了难度。

以英国和德国为例。英国虽与美国一样，是典型的自由市场经济体制的国家，但英国政府利用了第二次世界大战爆发的特殊历史事件，急剧扩大了政府的职能。为了尽快打赢战争，英国政府必须动员更多的民

众参加反法西斯战争，但战争的残酷和血腥，严重威胁参战百姓的生命
健康。英国政府以此为契机，考虑建立全民医保体制，以期将"战争国
家"变成"福利国家"，为浴血奋战的民众提供社会保障。为此，英国政
府委托英国著名的经济学家贝弗里奇，调查英国国民的医疗状况与其他
社会福利现状，设计战后国民社会保障的蓝图。1942 年贝弗里奇提交了
著名的《贝弗里奇报告》。战后的 1948 年，英国政府以此报告中医疗服
务的"普及、全面、免费、税收支持"① 等原则为蓝本，颁布了 NHS，建
立了一个全民"从摇篮到坟墓"的政府计划型国家医疗服务体制，这种
世界上政府管理最集中、政府包揽国民一生的医保体制赢得了英国国民
的赞赏与信赖。

德国利用的历史契机是 19 世纪后期工业革命浪潮的冲击。德国在工
业革命浪潮中，工业化、城市化，再加新兴产业工人的政治觉悟大幅提
高，产生了许多社会问题，尤其是劳资关系恶化，给俾斯麦政府维护帝
国统治带来了麻烦。为确保产业工人的社会稳定，保证产业工人成为国
家的忠实拥护者，俾斯麦政府把国家创立工人社会福利体系作为政治统
治工具，于 1883 年颁布了《工人疾病保险法》，构建了世界上最早的社
会保障体系。经过长期的发展和完善，德国形成了"政府引导市场型"
的社会医疗体制，通过法定医疗保险和私人医疗保险覆盖全民。

美国虽然在大萧条时期私营医保项目萌芽，但是罗斯福政府并没有
抓住贫病交加的民众对政府提供保障的渴求，错失了创建全民医疗保障
体制的契机。甚至在各种利益集团的反对下，放弃了政府干预医疗市场
的机会，在颁发的《社会保障法》中，回避了医疗保障的条款，导致以
后医疗行业的商业性市场化更加强化，老人和穷人等弱势群体在商业性
医保市场的选择中被抛弃，导致公共医保制度的建立晚了 30 年。

1965 年公共医保制度建立后，它的发展又非常缓慢。《医疗照顾》计
划内容从最初包含 A、B 两部分，发展到 C、D 四部分，差不多用了 40
年。《医疗补助》经过 30 年扩展到 SCHIP，到奥巴马颁布新医改法案才
把低收入群体受保面扩大到贫困线 133%，扩大受保面用了 40 多年。

---

① Odin W. Anderson, *The Health Services Continuum in Democratic States: An Inquiry into Solvable Problems*, p. 28.

二　渐进性、增量型

美国公共医保制度从初创向逐步完善走了一条渐进、增量之路。1965 年确立的公共医保制度只是国家公共医保制度的缩小版，只有老年人、残疾群体和低收入群体及贫困家庭的儿童享有公共医保，制度以后的发展并没有在受保群体上有所突破，仅仅是对这些群体的受保项目、受保条件逐渐增多和放宽，对制度的效率和功能逐渐提高和增加。所以，美国公共医保制度的发展是相对稳定的，政府的介入由小变大，制度的演进是渐进性、增量型的。

形成这一特点的主要原因，除了因为美国以雇佣关系为主的私营医保制度在全民医保中始终占主导地位，公共医保只是全民医保制度的补充，医保领域市场化力量特别强大外，还因为美国的政治制度决定了公共医保制度演进必然是稳定的，追求在温和冲突中渐进变化。

美国政治制度的分权制使主要政策动议变成法律比较困难，立法必须由参议院和众议院通过，在成为法律前还要由总统签署。在此过程中，每一步都存在大量障碍。例如，只要有少数参议员就可以通过阻挠而否决某项议案。这种政治制度与欧洲的议会制度形成了鲜明的对照。在欧洲，立法机构一个议院的简单多数就足以颁布法律。欧洲的制度意在授权多数，而美国的制度意在阻挠多数，美国的这种政治制度更多地控制了政府的权力。

美国按照这种政治制度运作，其结果就是在公共医保政策需要变化时，制定政策的决策者行动缓慢，公共医保制度的每一步发展变化往往需要几年、几十年的反复讨论、争辩，或者经过几任总统和几届政府的努力才能最终完成。

这种渐进、增量模式用政治学中的路径依赖理论可以解释。路径依赖理论认为，过去的决策和制度的安排制约了公共医保政策的选择，一旦制度制定以后，变化发展不可避免地接受过去政策的遗产。路径依赖理论关注经济学的"收益递增"，强调公共医保政策的稳定和惯性，政策的改变应该遵循一个特定的路径，改变得越多，增加的成本越大。所以，《医疗照顾》政策在受益人方面一直稳定不变，只是在受保种类、支付方式、效率监管方面有所改革。

路径依赖理论也能解释《医疗照顾》计划之所以没有扩展到全民公共医保的原因。1965 年公共医保制度颁布时,很多人期望以此为基点,逐步发展推广成欧洲式全民医保制度。但从路径依赖角度看,公共医保制度一直按照原来设计者设计的路径发展,没有突破原有的政治理由和政治框架,说到底还是受政治制度的制约,如果公共医保制度发生质的突破,必然损害私营医保制度,加大政府的财政压力。所以,为什么这种公共医保福利没能扩大至全民享有,这种公共医保制度没有发展演变成国家全民医保制度?答案就是美国的政治环境与别国不同,"在私人体制缺失或薄弱的领域建立政府公共项目作为补充是一回事,而要在医保领域彻底改变比较完备的私人体制且大多数人都享受和保护的制度则是另一回事"①。

公共医保制度的渐进、增量发展,还可以用美国著名政治学家约翰·金登(John Kingdon)关于公共政策变化需要三股潮流的观点解释。约翰·金登在他的名著《议程、选择和公共政策》(*Agendas*, *Alternatives*, *and Public Policy*)一书中,分析了美国公共政策变化发展渐进的原因。重大公共政策变化需要三股潮流,一是政策潮流,二是问题潮流,三是政治潮流②。公共医保制度渐进的政策潮流是自罗斯福颁布《社会保障法》以来形成的一批社会保障形势和政策的分析家,他们是新政策观念的主要来源。问题潮流就是弱势群体因老龄化和贫富差距形成的医保覆盖率低的问题及医疗费用不断上涨的问题。政治潮流是包括政治家、政党、利益集团和公众对如何建立与发展公共医保制度的意见。约翰·金登论证道:只有当这三股潮流汇聚时,重大的政策行动才有可能发生,单有政策提议不够,承认政策问题也不够,只有当政策潮流形成,将三股潮流汇聚时,政策行动才能成功③。1965 年颁布公共医保制度就是一个例证。当时的政策潮流已经在罗斯福颁布《社会保障法》后逐渐形成了建立有限公共医保制度的方案,美国经济发达与医保覆盖率低形成的反

---

① Paul Starr, *Remedy and Reaction*: *the Peculiar American Struggle over Health Care Reform*, p. 73.

② John W. Kingdon, *Agendas*, *Alternatives*, *and Public Policy*, 2 ed., Boston: Langman, 2010, p. 95.

③ Ibid., p. 123.

差问题得到了广泛承认，1960 年代民主党议员大批涌进国会，总统党控制国会两院形成了有利的政治潮流。三股潮流经过几十年第一次聚焦公共医保问题，政策发生了重大变化，公共医保制度出台。此后，公共医保制度三次比较大的演进，都离不开类似三股潮流的共同作用，否则就容易失败。奥巴马医改成功和克林顿医改失败就是正反的例证。显而易见，三股潮流的形成过程必然是渐进的，累积是增量的。

公共医保制度演进之所以渐进和增量，也是美国立法程序复杂造成的。与欧洲相比，美国掌握时机对立法行动的重要性要大得多。在欧洲政治中，政策改变的机会窗口不必很大或者长期开放，因为议会民主中的政治权力更容易行使，所以欧洲民主国家对政策问题采取迅速的、决定性的行动。而美国政治中，政策行动一般会试探性。试探性有可能问题不断升级，使问题的解决变得更加困难、成本更加昂贵，如：罗斯福推迟建立国家全民医保制度就是典型案例。另外，试探性也可能降低犯明显政策错误的可能性，所以公共政策的变化一般是小而零碎的，避免产生始料未及的有害后果。所以，美国公共医保制度的变化都是小而零碎的，是渐进的、增量的。

三 市场化外延性

美国公共医保制度由《医疗照顾》《医疗补助》、SCHIP 构成，虽然这三项公共计划都是第三方付费的公共医保计划，而且都由联邦政府内的公共医保服务中心管理，但由于它们包含的公共福利程度不同，资金来源不同，所以并非所有计划都是单一的、纯公共集体主义福利模式。另外，美国的医疗服务机构大多数都是私营性质的，即使是政府公共计划，实行环节中很多也是由私营医疗机构和私有保险公司去执行的。因此，公共医保制度在一定程度上有市场化的外延。

首先，与《医疗照顾》相比，《医疗补助》和 SCHIP 的公共单一性和纯集体主义福利性要强一些。《医疗补助》与 SCHIP 只适用于因满足具体贫困标准才有资格享受收益的人。美国的贫困问题是个巨大而持久的问题，"大约九分之一的美国人生活在政府界定的贫困线以下，不成比例地包括大量的儿童、女性为顶梁柱的家庭、少数民族群体成员、农村和内城区居民。穷人的数量随着经济衰退而增加，随着政府援助计划的实施而减少"①。随着战后美国福利国家的建成，大多数美国人认为，政府应该帮助真正的贫困者，但政府在制定帮助贫困者的具体标准时，应该鼓励自力更生，而不能奖赏或助长懒惰，因为大多数贫困者如果努力奋斗，根本不需要政府的援助，如果政府帮助了本来可以自力更生的人，那么就会导致社会福利成本太大，危害其他群体的利益。这是美国社会福利观念个人主义观念的集中反映。从这个角度出发，《医疗补助》和SCHIP 自确立以来，福利原则上不具有争议性，而且这两个公共医保计划的资金来源于一般税收，符合条件接收政府公共医保是一种"权利"，他们没有缴纳任何费用的义务，所以属于纯公共医保计划，在制度改革和变化中，争论少、变化小。这两项公共制度的市场化外延主要是参与这两项政府计划的医疗服务机构大部分是私营的，它们需要获得政府批准参与公共项目的资格，为贫困人群和儿童提供医疗服务，从而获取政府拨付的医疗费用。

其次，《医疗照顾》的市场化外延特点明显。《医疗照顾》计划与《医疗补助》和 SCHIP 不同，它与社会保障捆绑在一起，符合年龄条件的老人还必须在退休之前一直缴纳社会保险税，在权利和义务关系上，它与其他公共医保计划不同。另外，《医疗照顾》计划的内容分层比较复杂，除了公共性质以外，还有具体的市场化因素，也就是既包括公共控制因素，又包括市场控制因素，是公共和市场的结合体。

公共性因素具体体现在《医疗照顾》计划的 A 部分，老年人享受的福利与其在职时的收入高低不挂钩，收入不等的老年人可以公平获得政府资助的公共医保，该福利具有国民收入二次分配的元素。

市场化外延具体体现在制度 B、C、D 三部分的补充性和选择性上。《医疗照顾》计划除了也是通过私营医疗服务机构实施之外，在制度内容分层上，包含了浓重的自由主义和个人主义色彩，制度内容既有政府统一的公共性规定，又允许个人按需在医保市场中选择补充性保险。所需医疗费用资金来源，采用"三个一"原则，公共福利政府拨款一部分、社会保障个人工资税一部分、自费一部分。医保涵盖的医疗服务项目和医药品种按基本和自选区分，既满足了不愿自费过多的一般患者的基本

① ［美］托马斯·帕特森：《美国政治文化》，顾肃等译，第586页。

医保需求，又提供了个人选择的自由。这种补充性和选择性完全按照市场化供需原则决定。美国老年人是个特殊的群体，不仅经济条件贫富差距很大，而且健康状况也千差万别。但无论怎样，高龄是共同点，他们在医疗保险的需求方面并不按一般理论出发，有的即使目前身体良好的老年人，也愿意积极购买医疗保险，但个人的需求不同。《医疗照顾》计划的演进，正是根据老年人不同需求增量变化的，为老年人提供了市场化的补充与选择。

四　代际平衡与公平

人口老龄化是当代重要的社会问题，它与环境、自然资源一样都涉及未来和当前两代人的代际平衡与公平问题。代际平衡与公平是指当代人和后代人在利用自然资源、满足自身利益、谋求生存与发展上的权利均等。这一理论最早由美国国际法学者爱迪·维丝（Edith Brown Weiss）提出。代际平衡与公平中有一个重要的"托管"概念，认为人类每一代人都是后代的受托人，在后代的委托下，当代人有责任为下代人谋利。

美国为老年人建立的《医疗照顾》计划，是世界独特的老年医保制度。世界各国都有为贫困者、儿童制定倾斜性的医保政策或制度，但没有单独为老年人制定医保政策和制度的国家，美国的《医疗照顾》是独一无二的。不管《医疗照顾》计划因何种原因出台，计划的颁布和变化，成功体现了代际平衡与公平的特点。在社会保障系统中，医保福利是两代人互补的。美国政府为当代老年人制定的医保制度，在保障老年人医疗利益的同时，减轻了年轻人作为子女的经济负担。如果老年人的医保受到年青一代的关心和支持，他们的身体健康和延年益寿也为年轻人减轻了经济压力和生活压力。当现在年青一代年老时，他们的下一代同样如此关心和支持他们的医保，为老一辈公共福利纳税。从这个层面上，两代间的医保福利存在很强的互补性，政府制定的老年人公共医保制度能够在代际中带来益处。这种代际平衡与公平原则特别在资源保护领域被广泛接受，作为可持续发展的重要原则之一，美国在老年医保问题上，单独制定公共制度，在《医疗照顾》计划中，引入代际平衡与公平原则，这在世界各国中是独一无二的。

当然，《医疗照顾》的代际平衡与公平特点，在美国也被一部分人抨击。1960 年代，老年人是美国无可争辩受到同情的社会群体，他们被公众看作更加贫穷的、没有保障的，比美国年轻人更容易生病的群体。他们博得公众的同情，是《医疗照顾》计划设计者开始为老年人制定公共医保制度的原因。到了 1990 年代，老年公共医保制度的支持率依然很高，但在支持声中出现了一种关于代际平等问题的担忧，质疑联邦政府是否为老人做得太多，如果做得太多会牺牲社会其他群体的利益，会延误其他要优先考虑的事情。批评家们认为许多老人的生活比过去 30 年好了很多，他们不需要政府帮助，政府在老年人方面的政策虽然成功但付出了代价，如："1995 年，超过三分之一的联邦支出花在了老人身上"[①]。一部分人对联邦政府"过度关注老人"不满，老人的形象从值得同情变为"贪婪的怪老头"，指责他们消耗了年轻纳税人的钱，拿走了那些应该用于儿童和急需者的公共支出。

进入 21 世纪，婴儿潮时期出生的人进入退休潮，公众对老年人占有过多社会资源更加担心。批评家们对政府的老年医保政策有批评，如前商务部部长彼得·彼得森（Peter Peterson）认为，《社会保障》和《医疗照顾》给联邦预算带来难以承受的负担，导致未来的人们不得不面临巨大的公共赤字和经济灾难[②]。医学伦理专家丹尼尔·卡拉汉（Daniel Callahan）要求公平的标准，提出老人医保实行社会配给制，对昂贵的治疗设立资格限制[③]。政治评论家提出警告：老年人口成为代表老人强大的游说集团，如美国退休人员协会。似乎 21 世纪的美国经济和政治中心，从年轻人转移到了老年人，美国建成了一个老年人和其他群体公共福利不平衡的政治制度。

面对老人贫困率的下降，批评家们质疑：为什么工薪家庭要辛苦纳税去资助生活优裕老人的医保福利，政府对老人医保的重视超过了对儿童医保的重视。人口学家塞缪尔·普勒斯顿（Samuel Preston）总结代际平等的零和逻辑（Zero-sum logic of generational equity）：在公共领域，一

---

①　Robert B. Hudson, *The Future of age Based Public Policy*, p. 62.

②　Peter G. Peterson, *Will America Grow up before It Grows Old*? New York：Random House, 1996.

③　Daniel Callahan, *Setting Limits：Medical Goals in An Aging Society*, New York：Simon and Schuster, 1987.

个群体的获得以另一个群体为代价，意思就是公共利益从在职劳动人群转移到了老年人群，从儿童人群转移到了老年人群①。总而言之，老年人的形象到 1990 年代变成了生活良好的、政治上强有力的、不能负担的、导致代际和财政不平等的群体。

事实上，在人口、医保花费、津贴方面，美国老年人并没有如那些分析家预测的那样令人担心。政府在老年人群医保上的开支与儿童并非是零和竞争，1997 年 SCHIP 发表声明，表明政府对儿童医保同样重视。如果美国政府不将这笔公共资源花在老人身上，可能会减税或者建立导弹防御系统，而不是更多花在儿童身上。关于老人在临终时采用高科技手段介入治疗的说法是夸张的，《医疗照顾》包含的临终关怀恰恰是放弃无效治疗，对老人实施减轻痛苦的人性关怀安慰，以减少医疗资源浪费。

另外，与发达国家比，美国政府用于 65 岁以上老人的医保费用支出占国家总医保支出并没有超过其他发达国家，美国花在老年医保上的钱相对少一些，1996 年美国的占比是 37%，日本是 43%，英国是 42%②。所以，从医保福利看，《医疗照顾》计划不能算是政府的慷慨项目，老年人需要自己补充各自需要的自费医保项目，只能说政府在给医疗服务提供者的支付方面要比其他国家慷慨。

美国公众对于《医疗照顾》计划是持续支持的，联邦政府的《医疗照顾》计划在医保方面发挥的重要作用是明显的，公共医保制度保护了老人免于受到医疗费用飙升的经济打击，成功降低了老人的贫困率、老人因病致贫率。"美国老人的贫困率从 1950 年代晚期的 40% 下降到了 1990 年代早期的 12%，贫困率降低是因为社会保障包括医疗保障水平提高的作用"③。因此，《医疗照顾》计划是提高老年人生活质量与条件的

---

① Samuel H. Preston, "Children and the Elderly: Divergent Paths for America's Dependents," *Demography* 21, 1984, pp. 450 – 52.

② Uwe E. Reinhardt, "Can America Afford Its Elderly Citizens?" in *Policy Options for Reforming the Medicare Program*, ed. by Stuart H. Altman, Princeton, N. J. : Robert Wood Johnson Foundation, 1997, pp. 171 – 99.

③ Robert B. Hudson, *The Future of age Based public Policy*, Baltimore: Johns Hopkins University Press, 1997, p. 19.

有效社会项目。

根据伦理学家诺曼·丹尼尔斯（Norman Daniels）观察，从整个生命历程来看，即使现在社会中老年人比年轻人得到更多的社会资源，随着时间的推移，年青的一代也会长大变老而得到更多的资源。从这个层面上，可以削弱目前关于代际平等的争辩①。毫无疑问，《医疗照顾》计划创建了代际公平，体现了代际平衡。

五 滞后于经济和其他社会福利发展

第二次世界大战以来，美国成为世界最发达的资本主义国家，社会文明与经济现代化程度都在世界首屈一指。几十年来，美国经济发展始终走在世界前列，国民生产总值和人均生产总值始终占据世界首位。美国的社会福利也因国家财富积累的增加而不断完善，自罗斯福颁布《社会保障法》以来，除医保以外的其他社会福利水平并不比其他发达国家低。可唯独全民医保美国处于相对落后地位，其他发达国家早在半个多世纪前已经纷纷实现全民医保，美国却迟至 2018 年等全面落实奥巴马医改法案后，才有望基本实现全民医保覆盖。显然，美国政府主导的公共医保制度演进，远远滞后其经济发展和其他社会福利的发展。

（一）公共医保演进滞后于经济发展

第二次世界大战结束以后，美国一跃成为世界强国，美国人跃居全球首富。1945 年，美国的国民生产总值比前 5 年提高了一倍，从 1000 亿美元增加到 2000 亿美元。占全球人口仅 6% 的美国，生产了全世界产品的 50%。1946 年，一个平均水平的美国人每年收入 1262 美元，而英国则为 653 美元，印度为 45 美元，全世界人口的一半都只达到印度的水平②。从 1970 年代开始，美国的国内生产总值始终是世界第一位的，人均国内生产总值大多数年份都达到世界第一，以 1996 年西方七国的数据为例，具体见图 10—1。

---

① Norman Daniels, *Am I My Parent's Keeper*? New York：Oxford University Press，1988.

② 参见［美］沃尔特·拉菲伯等《美国世纪》，第 320 页。

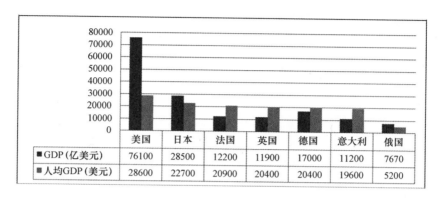

图 10—1　1996 年主要发达国家 GDP 和人均 GDP 数据

资料来源：笔者根据 Borgna Brunner ed.，*The Time Almanac 1999*，Boston，Information Please LLC，1998，pp. 164 – 332 摘编。

　　从图 10—1 可以看出美国在 GDP 和人均 GDP 方面都遥遥领先于其他西方主要发达国家。GDP 能够反映一个国家的综合实力，根据联合国 2000 年发表的数据显示，1998 年美国的国内生产总值为 82303 亿美元，占世界的 28.73%，而 1980 年美国的国内生产总值只有 27090 亿美元，占世界的 24.7%，也就是 18 年中美国占世界的份额上升了 4 个百分点。其他发达国家与美国相比，1998 年日本的国内生产总值是 37829 亿美元，相当于美国的 45.96%，德国 21342 亿美元，相当于美国的 25.93%，法国 14269 亿美元，是美国的 17.33%，英国 13571 亿美元，是美国的 16.4%，意大利 11718 亿美元，是美国的 14.23%[1]。

　　很显然，美国作为超级大国，在经济领域中具有优势地位，它的医学科技和医疗技术，以及使用高科技的医疗程序在发达国家中也排在首位，所以与其他发达国家相比，美国每年的医疗费用占 GDP 比例基本也在首位。详见图 10—2。

　　不仅如此，美国的人均医疗费用也是西方主要发达国家中花费最高的。详见图 10—3。

---

① 参见陈宝森《当代美国经济》，社会科学文献出版社 2001 年版，第 48 页。

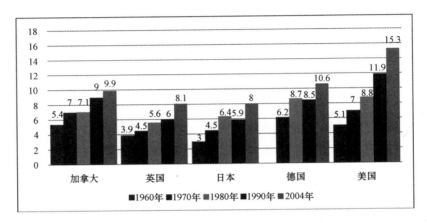

图 10—2 1960—2004 年西方主要发达国家医疗费用占 GDP 的比例（%）

资料来源：*An Overview of the U. S. Health Care Sytem Chart Book* by Centers for Medicare and Medicaid Services and Office of the Assistant Secretaryfor Planning and Evaluation，Jan. 31，2007，p. 30。

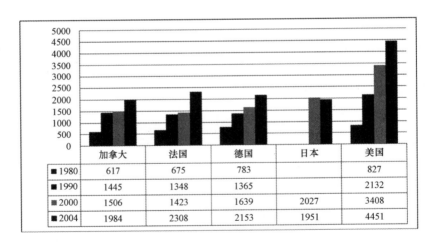

	加拿大	法国	德国	日本	美国
■ 1980	617	675	783		827
■ 1990	1445	1348	1365		2132
■ 2000	1506	1423	1639	2027	3408
■ 2004	1984	2308	2153	1951	4451

图 10—3 1980—2004 年西方主要发达国家人均医疗费用（美元）

资料来源：*An Overview of the U. S. Health Care Sytem Chart Book* by Centers for Medicare and Medicaid Services and Office of the Assistant Secretaryfor Planning and Evaluation，Jan. 31，2007，p. 31。

　　既然美国的经济居世界首位，美国花在医疗方面的费用也最高，医疗技术和服务水平也走在世界最前端，但为什么美国的医保却落后于其他发达国家，关键是制度的缺陷。美国高度市场化的医疗体制，影响了公共医保制度的发展，影响了全民医保覆盖。

2. 公共医保滞后于其他社会福利发展

1935 年《社会保障法》是美国第一部社会保障立法，确立了美国的养老保险和失业保险制度，建立了基本的社会安全保障网，但美国的医保没有纳入《社会保障法》，使公共医保从一开始就滞后于其他社会福利项目的建立。

自从《社会保障法》颁布以后，美国逐步迈进福利国家的行列，建立起社会保障体系。随着美国垄断资本主义的发展，贫富两极分化日益严重，社会分裂，政治不稳，弱势群体生活境况受到社会舆论关注，美国富裕社会中的贫困受到谴责。为了缓解社会矛盾，联邦政府利用财政作为国民收入再分配的杠杆，大力为反贫困发展各项社会福利项目。

大萧条以来，美国社会福利项目主要是以反贫困为目标的，各级政府向穷人提供社会福利援助以减轻因贫困而造成的苦难。在反贫困的福利项目中，主要是向穷人家庭提供现金、食品券、教育和职业培训、住房补贴、医疗照顾等。这些社会福利项目有用现金支付的，也有用实物支付的。"支付现金的包括：对有子女的单亲家庭的援助，对无生活来源的 65 岁以上老年人的补充收入保障，以及对贫困者收入的课税减免。支付实物的项目有医疗补助和其他医药照顾、食物券和其他营养品、住房、教育、就业和就业培训等"。随着美国财富积累增多，大多数社会福利制度都不断发展完善。

虽然对于社会福利制度的建立和发展，在美国政治舞台和社会各界，都有反对政府干预和政府干预两种不同的经济理念，争论频发，但是其他任何社会福利制度都没有公共医保制度建立和改革发展时那么艰难曲折，阻力障碍重重。

第三节　美国公共医保制度演进对中国的启示

迄今为止，没有公认完美的医保制度，无论哪国的医保制度都有其优点与弱点，中美两国的医保制度也不例外。正因为各有所长、各有所短，相互之间必然有启示与借鉴之处。虽然中美两国的政治制度和社会制度不同，文化传统背景不同，但两国的医保制度中都有公共的成分。从两国的公共医保制度的变化和发展中，可以发现一些相同的基本规律和基本原则。例如：医保的非市场性规律和原则，医保的责任分担原则，医保制度的科学管理原则等。虽然美国公共医保制度的确立和改革与中国公共医保制度的改革基础不同，公共与市场化转变的方向不同，但中美两国改革的目的是相同的，都是为了实现全民医保和控制医疗费用快速增长，提高医疗服务质量和效率。

一 中美公共医保制度的异同与启示

中国传统的公共医保制度是实行计划型公费医疗和劳保医疗，随着改革开放，特别是社会主义市场经济的纵深发展，这种传统的医保制度已经落伍、弊端尽显。所以改革开放以来，特别是十四届三中全会以来，党中央和国务院陆续做出了一系列医改的重大决策。例如：1994 年在江苏、江西开展"两江"职工医保改革试点；1998 年 12 月，出台《关于建立城镇职工基本医疗保险制度的决定》，把公费福利型医保制度转轨成社会保险型医保制度；2003 年，在新形势下开始建立新型农村合作医疗制度试点，2008 年在全国范围推开；2003 年和 2005 年分别建立农村和城市医疗救助制度，对低保等困难群众进行救助；2007 年，又把学生、儿童、老人等城镇非从业人员纳入基本医保范围；2009 年，城镇居民医保制度在全国全面推开；2012 年 8 月，国家六部委发布《关于开展城乡居民大病保险工作的指导意见》，规定了城镇居民医保、新农合参保的大病医保报销比例不得低于 50%。

经过多年的改革和探索，中国已经形成"三纵三横"的医保体系。"三纵"，即城镇职工基本医保、城镇居民基本医保和新型农村合作医保，分别覆盖城镇就业人员、城镇未就业居民和农村居民，是基本医保体系的主体部分。"三横"即主体层、保底层和补充层。"三纵"构成了主体层；城乡医疗救助和社会慈善捐助对特困人群参保和个人负担给予帮助，构成保底层；对于有更高、更多医疗需求的人群，通过补充医疗保险和商业健康保险构成补充层。

在"三纵三横"中，城镇职工基本医保，覆盖城镇所有用人单位的职工，包括企事业、机关、社会团体、民办非企业单位及其职工，随着原劳动保障部明确了灵活就业人员、农民工、非公有制经济组织参保政策，城镇职工基本医保实际上覆盖了城镇全体从业人员。他们的医保费用由用人单位和职工个人共同缴纳。单位缴费率在职工工资总额的6%左右，职工缴费率为本人工资的2%，退休者不缴费。这种与就业挂钩的医保形式实际上与美国的"雇主提供式"私营医保形式基本相同，不同点是因为经济体制不同，中国的用人单位不一定是私人雇主，所以有用人单位和私人雇主之别，但这种"工作锁"效应是相同的。

中国没有如同美国一样单独为老年人、贫困人群和儿童制定公共医保制度，但并不等于政府没有财政投入，政府同样对弱势群体的医保有补助和救助。中国的公共医保制度，主要在城镇居民基本医保、新型农村合作医保以及城乡医疗救助中体现。

第一，医疗补助。政府对退休人员计划有限补助，各地标准按地方财政水平确定。城镇中不属于就业范围的学生（包括大学生）、少年儿童和其他非从业城镇居民，都有城镇居民医保覆盖，经费由各地政府按照低水平起步的原则，根据本地经济发展水平、居民家庭经济水平和财政负担能力合理确定。政府实行补助的政策，最低补助标准为每人每年80元。政府对所有参加新型农村合作医保的农民，给予适当补助，其中中央财政对中西部农民政策倾斜，每年每人补助40元，地方财政配套资助不低于每年每人40元。对东部省份的农民，中央财政也有一定比例的补助。

第二，医疗救助。我国的城乡医疗救助制度是多层次的兜底医保，包括城市医疗救助制度和农村医疗救助制度。医疗救助由政府财政提供资金，主要是为无力进入基本医保体系的人群、进入后个人无力承担自付费用的城乡贫困人群、低保特困人群、大病住院病人提供救助，使他们能够与其他社会成员同样享有基本医保。虽然政府财政拨款有限，但政府通过不同筹资渠道，吸纳社会捐助资金等来扩大公共医保的作用。

中美公共医保制度的演进充分说明：任何一个政治经济体制不同的国家，单一制度难以覆盖全体人群，采用混合模式，注重发挥社会各方面的积极作用，才能实现医保全覆盖。因为医保领域具有市场性和非市场性，解决属于社会领域范畴的弱势群体医保问题，不能简单套用市场化原则，即使是私营市场化医保制度效率最高的美国，也无法依靠市场解决医疗公平问题，政府需要干预市场，制定社会公平的公共医保政策。美国的医改方向是从高度市场化到市场化与公共医保结合、互补，公共医保制度从无到有，从最初弥补私营医保制度漏洞、补充市场化医保体制的辅助角色，发展到如今不可或缺、几乎与私营医保制度平分秋色的程度。美国的公共医保制度已经建立起保障弱势群体医保的安全网，已经成为美国实现百年梦想——全民医保的重要组成部分。中国的医改方向虽然与美国的相反，是从政府高度计划的"公费医疗"到逐步市场化、社会化的转变，但我们从美国公共医保制度的演进中得到重要启示，就是我国医改在引入市场机制的同时，不能全盘放弃政府干预，不能抛弃医保制度的公共属性，否则弱势群体的医保比率难以提高，全民医保的宏伟目标难以实现。

中国的医改进行了多年，多年的医改在借鉴美国经验、引入市场机制方面收到了可观的成效。在多年颁布的医改重大决策中，中国的医保制度已经大踏步地引入了市场机制。我们不可能再实行完全由政府出资的"全民免费医疗"模式，而应由政府、社会、家庭和个人共同承担医保的责任。我们同样不能盲目追求高度市场化，不能从政府"大包大揽"的一个极端，走到放弃公共性、高度市场化的另一个极端。美国公共医保制度演进的经验足以告诉我们，高度市场化的漏洞需要公共医保制度弥补；我国的医保实践证明纯"公费医疗"制度行不通，需要引入市场机制。因此，在中国的医改中，我们应该贯彻渐进、适量引入市场机制，充分发挥政府干预控制和市场调节的相互作用，让公共性、社会性与市场化机制互为促进、互为补充，建立多种体制、多种形式、多种规模兼容的医保制度，整合政府、企事业、社会、个人的经费资源，采用医保责任分担原则。现行的医保制度，正在逐步对应我国的基本国情和综合实力，正在逐步对应国家财政、企事业和个人的基本承受能力，"实现由福利型到保险型、由包揽型到分担型、由自保型到互济型的三个转变"①。

二 美国公共医保引入管理式的借鉴

美国管理式医疗的典型是 HMO，它的模式最初只在大型私营企业中

① 王保真主编：《医疗保障》，第 65 页。

应用，1973 年尼克松总统正式签署 HMOA，为 HMO 的发展提供了有利条件。随着 HMO 模式的扩大应用，越来越明显的优点被美国政府重视，1984 年里根政府提倡《医疗照顾》和《医疗补助》计划的受益人参加 HMO，为政府公共项目开始大范围选择这种保险模式运作起到了推动作用。到克林顿时期，HMO 已经成为公共和商业医保普遍采纳的形式。

　　HMO 模式，在平衡三方——医疗服务提供者、保险人、被保险人的利益中，效果明显。长期以来，"有钱看病"这么一个看似简单的问题，被公认为"世界难题"，因为它不仅涉及面广，包括个人、企业、组织、政府、社会，相互之间关系错综复杂，而且它的供求关系难以测定。因为医学发展与人类对健康的期望永无止境，但医保需求资金筹集永远不足，文明社会越发达，生活水平越提高，供求平衡要求越高。美国的实践证明，HMO 的管理模式在一定程度上提供了破解"世界难题"的良策，因为其保费定价低，又能提供范围更广泛的医疗服务，增加院外治疗的补助和便利，直接有助于减小庞大的住院治疗开支，所以深得医保三方人的欢迎。尽管这种管理式医疗对三方利益平衡的效果还有欠缺，但它的运作程式至少在控制医疗费用和提高医疗服务质量方面，摸索到了有效的方法，也是以医保推动医疗、医药改革的途径。"今天，HMO 和其他管理项目在美国发挥着广泛的作用"①。

　　1990 年代是美国 HMO 大发展的年代，政府鼓励公共医保项目的受益人参与管理式模式，公共医保制度的受益人注册管理式的人数越来越多。详见表 10—6。

表 10—6　　1990—2005 年公共医保受益人注册管理式的人数（单位：万人）

年份	1990	1993	1996	1999	2002	2005
《医疗照顾》	182	250	440	690	550	580
《医疗补助》	502	522	532	996.8	1345.2	1698.8

资料来源：*An Overview of the U. S. Health Care Sytem Chart Book* by Centers for Medicare and Medicaid Services and Office of the Assistant Secretaryfor Planning and Evaluation, Jan. 31, 2007, pp. 84, 98。

---

　　①　［美］盖伊·彼得斯：《美国的公共政策：承诺与执行》，第 332 页。

从表 10—6 中可以看出，与《医疗照顾》计划相比，《医疗补助》计划中注册管理式医疗的人数更多，因为《医疗补助》的资金来源全部是联邦政府和州政府，面对医疗费用上涨的压力，采用管理式组织是有效控制费用上涨的出路。2000—2013 年《医疗补助》受益人参与管理式的比例数据，充分显示了美国政府引入管理式医保模式的趋势。详见图 10—4。

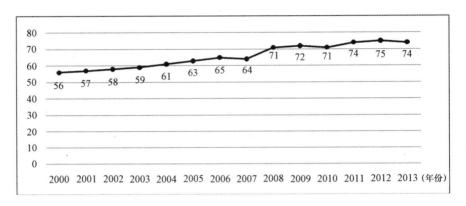

图 10—4　2000—2013 年《医疗补助》受益人参与管理式的比例（%）

资料来源：Center for Medcare & Medicaid Severces, *Medicaid Managed care Trends and Snapshots*, Mathematic Policy Reserch, 2000－2013, p. 5。

美国的管理式医疗模式虽然也不是十全十美的，但至少目前来说为世界其他国家解决医疗费用上涨这个"世界难题"提供了借鉴，也为我国提供了借鉴。

我国经过几十年的医改，在制度上已经基本解决覆盖率的问题，剩下最突出的问题就是控制医疗费用快速增长和提高医保资金的效用。我国现行医保水平总体不高，存在的问题大多与资金多少有关，资金不足造成人群待遇差距较大。一是医保虽然从制度上实现了全覆盖，但仍有将近 10% 的人没有纳入医保体系，得不到基本医保。二是筹资和医保水平总体不高，部分重病患者仍有因病致贫的隐患。现行医保范围以住院为主，地方补充常见病、多发病的门诊医疗费用统筹。三是城乡之间、区域之间医保水平不均衡，城镇居民和新农合医保明显低于城镇职工医保，中西部地区落后于东部沿海地区。四是多层次医保制度不健全，只有部分人群有补充保险，商保产品与基本医保衔接不够，医疗救助能力各地有差距，也很有限，家庭因病致贫的现象时有发生。

要解决费用控制问题可以借鉴美国 HMO 运作的经验，在管理健康维护、管理医疗需求、管理疾病类型、管理医疗服务者、管理医疗过程、管理医疗服务质量、管理医疗付费制度等方面进行改革，在实现医疗服务提供者、保险人、被保险人三方利益最大化基础上控制费用。美国 HMO 运作的经验，为我们提供了医保、医疗、医药三方互相促进、互相牵制、联动改革的经验。

第一，医保部门、医疗服务机构、被保险人利益分享、风险共担。医保要在控制费用基础上实现三方利益分享、风险共担，其中最重要的是如何合理确定低保费的定价。美国 HMO 的低保费定价为我们提供了成功的经验。由于 HMO 形式是保险人与医疗服务提供者反复协商、谈判后协议定价，费用一般比传统的商业医保公司低，被保险人每年付费，作为回报获得医疗服务，被保险人需要为一些辅助性治疗掏钱，如特殊处方药等，但大部分医疗费用由 HMO 支付。医生如果参与 HMO 就是其雇员，与其分享利益，不再按次取酬，这样就会减少不必要的治疗，因为任何手术和治疗只会增加成本而减少收益。这就可以杜绝"过度医疗""以药养医"的弊端，降低医疗成本。

我国现在的医保部门，在管理和监督医保费用支出时的作用，类似于 HMO，它在医疗服务机构和投保人之间建立合理关系，提供医疗保险市场信息，制订更有竞争力的医保计划定价，促使医疗服务质量提高，使医保的社会价值得到体现。通过制定相关标准和办法，确定基本医保可以支付的医疗服务项目范围，包括医保药品目录、诊疗项目、医疗服务设施标准。但是，医保部门毕竟不是具体的保险公司，缺少利益分享机制。所以，目前我国的医保管理部门可以借鉴管理式医疗的实践，以合约方式与公立医院组成联盟，把医保与医师改革、医院改革结合起来，鼓励管理式医疗，鼓励组织类似的 HMO，把保险和医院、医生合并，或者建立大型医疗集团提供医保服务，减少中间环节，杜绝浪费，合理确定低保费定价，真正形成有效的社会医保体系。

医保部门应该直接为建立管理式医疗组织创造条件，改变身份，由主办人转变为监管人，通过管理式医疗组织促进医疗市场的竞争机制，使医疗市场更加透明化和规范化。逐步推广管理式医疗，特别在大型企业、人群密集单位直接建立类似美国的 HMO，将此类建设作为企业单位有效的竞争工具，在降低保险费率、减少医疗服务环节、提高医疗服务质量、提高员工医疗福利方面下功夫，真正实现医保三方利益最大化。

医保三方利益的保障，重点与对医生、医院的选择和管理，对医疗过程的监督有关。中国经过多年的医改实践，正在形成一套适合自己国情的医保制度。我国对医生、医院管理的改革如同经济体制改革一样，经历了从计划到市场的转变。最初的快速市场化被证明是不成功的，因为医生和医院的利益在市场化模式下过度膨胀，导致医生、医院为追逐利润而忽视患者利益的乱象丛生。目前，医保部门在医保促进医疗和医药改革中，应该强化自身能力建设，提升医保管理服务水平，创建医保医师制度，建立医保医师库，推行医保医师约谈工作机制，加强医保对医师医疗服务行为事前、事中监管，控制医师与医药的利益链，逐步将医保对医疗机构服务的监管延伸到对医师服务行为的监管。让医师库的医生与医保经办机构分享利益，医师不再按次获酬，医保费用包干，实现医药分开付费制，从机制上消除公立医院以药养医的痼疾，有效实现费用控制。

第二，通过初级医生"守门员"制控制费用。管理式医疗组织注重疾病预防与健康维护教育，通过指定初级医师为参保者提供初级医疗服务及日常保健预防，参保者通过初级医师推荐，才能看专科医师或住院治疗，通过初级医师筛选与审查医疗需求，防止患者过度医疗，产生浪费。虽然我国没有美国那种私人医生和家庭医生制，但医改的深入已经开始吸收美国初级医生"守门员"的经验。2016 年 6 月国务院医改办印发的《关于印发推进家庭医生签约服务指导意见的通知》（国医改办发〔2016〕1 号），就是针对我国面临人口老龄化、城镇化、慢性病高发等诸多挑战，面对"看病难""看病贵"等难题做出的决定。我国的家庭医生签约服务工作处于尝试阶段，管理式医疗处于起步阶段，需要借鉴美国经验，完善签约服务筹资机制，鼓励家庭医生开展签约服务，合理制定在基层服务的家庭医生的薪酬和职业发展空间政策，吸引优质人才在基层推进家庭医生签约服务，让家庭医生作为美国式的初级医生，转变医疗卫生服务模式，让家庭医生成为社区广大群众健康的守门人，实现基层首诊、分级诊疗，让大医院发挥大作用、小医院小诊所发挥小作用，彻底改善医疗环境，控制医疗费用，减轻医保费用的负担。

目前我们的基层首诊、分级诊疗制也可以认同是不同的"守门员"制，城镇基本医保已实行定点医疗机构和定点药店管理，医保经办机构同定点机构也签订协议，明确各自的责任、权利和义务。参保者在定点医疗机构就医的费用，医保可以支付，选择在社区、基层医疗机构等定点就医、购药，同样可以医保支付。目前，社区等基层医疗机构纷纷建立，虽然与美国式的"守门员"制还有差距，但在减轻大医院就诊压力、减少浪费医疗资源方面有了很大改善。

第三，改革医保支付方式，控制费用增长。医保费用支付方式的改革，对控制医保费用有积极作用。医保费用支付方式是指医保费用拨付的方式和流向，不同的支付方式与标准产生不同的激励机制。美国管理式医疗的总额预付制、DRGs、按人头付费的支付方式，为我们提供了激励医生提高服务质量和控制医疗费用上涨的经验。目前，我国有些地区正在开始进行支付制度的改革，有些地区已经由传统的按服务项目付费、按服务单元付费，逐步转变为按人头的总额预付制、DRGs 相结合的多种结算方式，这是支付制度改革的第一步。从美国的经验看，从医保费用结算的发展趋势看，从我国的实际情况看，单一结算方式向复合式结算方式转变是切实可行的，如现行的门诊和住院已经采取不同的结算方式。改革的第二步，把按服务项目付费为代表的后付制转变为预付制，这是越来越多的国家和地区借鉴美国管理式医疗经验所选择的 DRGs 和按人头付费制，它有助于调动医疗机构和医生主动控制医疗费用的积极性。

我国医改的进一步深化，必须把支付方式改革放在突出的位置，要进一步发挥支付方式在规范医疗服务行为、控制医疗费用不合理增长方面的积极作用，要把支付方式改革与公立医院改革、价格改革联动，通过支付方式变化推进医疗、医药领域的供给侧改革。根据医保基金预算管理，在全国迅速推进付费总额控制，全面推进按病种、按病种分组、按人头的付费方式，促进医疗机构之间的良性竞争，激励医疗机构管理的自我改革，发挥医保支付制度对医疗机构和医务人员的激励与约束作用，真正使控制费用成为医疗多方的自觉行为。

第四，适应信息化发展，加快医保智能化。医保运行的管理式，必须依赖和适应信息化的发展，除了制度上良好的设计，还需要技术上的支持。主要是 IT 在管理上的运用，其中包括缴纳和赔付医保费、医疗费用清算、支付方式、信息网络链接、基层信息联通、管理和服务社会化与属地化、医保基金筹集、统一使用管理、医药分开核算、明确各方实体的经济责任和社会责任等，都需要依赖 IT 软件的应用。只有这样，才能解决我国目前医疗行业、医保部门、参保人三方利益不平衡的问题。列举简单一例：我国参保人员流动造成的医保转接困难就是管理还没有达到科学化。由于我国不同地区的医疗水平和医保水平存在差异，医保管理的信息化不够，当参保人员流动时，医保关系转移接续有难度。参保人员无论是城乡之间流动、省际流动，还是流动时身份发生变化，如果实现科学化管理，就可以直接转移接续医保关系，方便参保人异地就医，特别有利于异地安置退休人员的医保等。

另外，由于医疗服务过程存在严重的信息不对称，患者无法直接监督医疗服务过程与质量，如果全面推广医保智能监控，建立医保大数据，医保部门就能加大监督与管理的能力。目前各地已经纷纷采用技术手段加强科学化管理，如：开发相关软件，处方电子化，限制医生乱开处方，对医药处方的合理性和规范性开始有比较严格的审核制度，使医生不能随意开药、患者不能随意报销，避免增加国家和企事业的负担。又如：医疗机构和药店药房信息化，有些省市开始实行定点医疗机构和定点药店管理，杜绝医保费用消费日用品现象，避免医保费用浪费等。

三　公共医保制度延伸覆盖的追求

美国公共医保制度经过不断发展演进，覆盖项目有很大的延伸，如：患者的长期护理、家庭护理、养老院护理、临终关怀等，都在不同程度上被制度所覆盖。我国的老龄化正在逐步加深，我国为老年人提供社会福利的立法比较滞后，虽然有《老年人权益保障法》，但具体约束效率不足，造成政府、企业、个人、家庭等方面的负担越来越重，所以为老年人提供社会化的长期护理，越来越成为社会紧迫的议题。目前，我国的医保覆盖项目，主要是住院治疗和门诊治疗两部分，缺乏其他项目的延伸。如果我们能够把医保项目拓宽、延伸，在基本医疗保险基金和统筹基金中划拨一部分用于老年长期护理，必定可以减轻医疗机构有限、医疗资源有限的压力，把医保建立在更人性化、更特需化的基础上，可以进一步满足人们的要求，提高人民的生活质量。

要在全社会延伸医保覆盖项目，最重要的还是发挥政府作用，多筹资金，多发展非营利医疗机构。我国目前基本形成了自我保障和社会共济的医保模式，在医疗市场化改革中，政府的作用没有放弃，特别是在弱势群体的医保方面，财政补贴不少。目前医保资金主要来源于政府、集体、个人三方。各地政府根据当地财政、劳动和社会保障水平确定保费水平，规定集体、个人的缴费比例。城镇在职职工的医保，通过用人单位和职工按照工资总额的一定比例缴纳基本医保金，形成社会统筹基金和个人医疗账户基金，其中用人单位缴纳的基本医保费用一部分划入个人医疗账户，一部分用于建立社会统筹基金。政府的财政拨款主要填补医保空缺，如：退休人员医疗补助、社会医疗救助、大病住院补助、城乡居民医疗补助、低保、特困人群医疗救助、儿童学生医疗补助等。在此基础上，进一步延伸医保覆盖项目，制定合理的政策，增加资金的投入，是今后医改追求的目标。

结　语

　　美国公共医保制度的演进属于医疗社会史范畴，从美国公共医保制度发展演变的角度，可以了解美国政治、社会、文化的内涵。反过来，从美国政治、社会、文化变迁的角度，可以理解美国公共医保制度演进的实质。从 1965 年美国公共医保制度诞生至今已有半个世纪，研究这段历史，带给我们很多思考。

　　（1）美国是世界经济强国，与其他发达国家相比，医保覆盖率低，公共医保制度建立晚、发展慢的原因，是因为美国的资本主义自由市场经济体制更多承袭了西方古典自由放任和自由竞争的历史传统，它的经济自由主义、个人主义和种族主义特征反映在医保体制中特别明显。美国始终坚持以市场化为主、公共制度为辅的医保制度体系。

　　（2）美国公共医保制度的福利没能扩大至全民享有，没有以公共医保制度为起点，逐步发展演变成国家全民医保制度的原因，是因为美国的政治环境与别国不同，它明显排斥欧洲国家实施的国家型、社会型公共医保政策。美国在私人体制缺失或薄弱的领域建立政府公共项目作为补充是政府愿意承担的责任，但要推翻医保领域比较完备的私人体制，且大多数人都享受和保护的制度是任何一届政府都不愿意冒的风险。

　　（3）美国的公共医保制度在世界上是独一无二的，尤其是老年医保制度，没有任何其他西方国家把社会保障制度和医保制度明显分开，独立为弱势群体建立公共医保制度。美国之所以先建立社会保障制度，再建立公共医保制度，是因为美国与欧洲国家的社会契约理念有实质性的差异，欧洲国家把医保看作公民的合法权利，由政府筹资和由雇主、雇员强制性的"互助"来保障；美国则把医保看作一种特权，通常属于就业福利，并不强调政府的责任。当市场调节出现漏洞，引发严重社会问题，暴露了医疗体制的弊端后，证明弱势群体医保问题属于社会领域范畴，不能简单套用市场化的原则，政府需要干预制定医疗公平、社会公平的公共政策。

（4）美国在现当代建立和发展公共医保制度的原因，是因为世界上所有国家，都有贫富差距，美国也不例外。凡有贫富差距的社会都有社会的弱势群体，都需要政府通过国民收入二次分配，建立公共医保制度，促进社会医疗公平。只有这样，才能缩小贫富差距，保持社会稳定，提高国民健康水平和人类幸福指数。

（5）美国公共医保制度的演进，证明公共医保制度具有世界普遍意义。因为美国曾经是一个十分排斥和抵制政府干预医保市场的国家，长期顽固地把政府干预制度看作"社会主义的公费医疗"。但是严重的社会问题促使美国审视了这种偏激的意识形态，不得不尊重医保的社会属性与规律，建立起公共医保制度来帮助弱势群体。从这个层面证明了在现代文明世界中，无论国家的性质与意识形态有什么不同，维护民生利益的公共医保制度有它存在的世界性意义。

（6）在当代医改大潮中，各国之间的医保制度有取长补短的趋势。因为世界各国的医保制度都是特定历史的产物，随着社会变迁和实践检验，都被证明不可能是十全十美。虽然不能照搬别国制度，但吸取他人之长弥补自己之短是有价值的。美国公共医保制度的发展，为世界各国医保制度的改革提供了市场与公共模式互补的范例，证明任何单一模式都不适合越来越复杂的社会需求。

美国的公共医保制度演进遵循着一条渐进发展的路线，从 1965 年至今的半个世纪中，公共医保制度从无到有、覆盖面从小到大、内容从简到繁、性质从纯公共性到公私混合性，经历了美国政治、经济、社会、文化的磨砺。美国的公共医保制度表面上只是面向老弱病残幼，实际上涉及全社会每个人的利益。医学的发展与人类对健康的追求永远没有止境，但医保的条件和水平永远受资金筹集、资金分配、资源分配限制，所以制度的改革和完善绝不会终止。美国医改经历了百年，公共医保制度演进历经半个世纪，实践证明医保问题在美国不是单纯的社会保障问题，而是与多种因素紧密相关的政治问题。美国历届政府都把医改作为国内社会改革的大事，作为争取选票的重要筹码。奥巴马医改法案虽然从 2014 年已经开始实施，但全面落实要到 2018 年完成。随着新一轮总统大选争夺开始，无论是民主党候选人还是共和党候选人最后当选，新总统是否赞成和延续奥巴马的医改方针还存在未知因素。根据美国政治和社会的复杂性，无论是公共医保制度还是私营医保制度的进一步完善，都不可能一帆风顺，医改之路任重而道远。

附　　录

一　《医疗照顾》计划演进大事记

大事记详细罗列《医疗照顾》计划的划时代事件，并且突出交代主要的立法变化，包括一些相关项目的建立，如《医疗补助》《儿童医保法》《社会保障法》变化的重要事件。

1935 年　1935 年 8 月 13 日，罗斯福总统签署了《社会保障法》，在美国创建了一个新的社会保障项目。这项立法形成了一个和工作相关的社会保险筹款系统，在此系统中，工人随着工龄的增长，根据自己向这个系统的缴费情况得到相应的养老金。某些重要保险，如伤残保险、医疗保险等，虽在早期规划时有所涉及，但最终的《社会保障法》不包括这些内容。

1945 年　杜鲁门总统要求国会讨论通过建立一个国家全民医保计划。国会辩论长达 20 年，其间反对者不断警告国家全民医保等同于"公费医疗制度"，危害极大。

1960 年　国会通过了《克尔—米尔斯法案》，该法案把联邦医疗基金分配权授予各州，以此为老年人提供医疗援助。这些基金根据各州财政状况配发各州，配额为 50%—80%，一个州越贫穷，得到的联邦基金越多。这项立法被视为《医疗补助》立法的先例。

1965 年 1 月　约翰逊总统第一个立法提议递达第 89 届国会，约翰逊提议"推进国家医疗保险项目"，他详细描述了该项目应该包括通过社会保障法为老年人提供住院医疗保险以及为有需要的儿童提供健康保险。

1965 年 7 月　作为约翰逊国内政策"伟大社会"的一部分，总统签署了《医疗照顾》和《医疗补助》法案，从此老年人和贫困人群的公共医保制度确立。《医疗照顾》作为《社会保障法》的第 18 章内容的修正，《医疗补助》作为《社会保障法》的第 19 章内容的修正。《医疗照顾》计划是一个联邦政府的公共项目，为所有 65 岁及以上的老年人提供医疗照顾计划 A 部分住院保险覆盖，所有《医疗照顾》受益人可以选择 B 部分补充保险。《医疗补助》计划扩大了《克尔—米尔斯法案》的目标，并取而代之。《医疗补助》计划是一个联邦和州合作的项目，自愿参与该项目的州能得到联邦政府的配套资助，联邦政府和州政府联合为符合医疗补助资格的低收入者提供医保福利和长期保健福利。

1966 年 7 月　《医疗照顾》计划正式实施。《医疗照顾》覆盖了所有 65 岁及以上的老人，老人们得到《医疗照顾》计划 A 部分住院覆盖，他们可以选择参加自愿性保险的 B 部分覆盖。当年，超过 1900 万 65 岁及以上的老年人注册受《医疗照顾》计划覆盖。

1972 年 10 月　尼克松总统签署《社会保障法》修正案《晚期肾病和残疾人保险》法，该法规定扩大 1956 年的《残疾人法案》，把晚期肾病患者归入残疾人群，从而使晚期肾病视作残疾人，按资格标准获得国家公共医保《医疗照顾》制度覆盖。这是自《医疗照顾》计划颁布以来的第一个扩大法案，把《医疗照顾》计划的覆盖范围扩展到 65 岁以下长期残疾的患者和有晚期肾病的患者。除了调整《医疗照顾》受益人资格外，这个修正案还对医保做出了其他一些相关调整，如：建立 PSROs，鼓励采纳 HMO 模式，给予《医疗照顾》计划实施示范项目的权力。《医疗照顾》计划的受益覆盖范围得到进一步扩展，包括脊椎康复按摩、语言疗法和临床理疗法。

1973 年　领取残疾保障金两年及以上的 65 岁以下长期身患残疾的人和患有晚期肾病的人，开始受惠于《医疗照顾》计划，当年全美受惠者约达 200 万人。

1977 年　卫生、教育和福利部（DHEW）副部长约瑟夫·卡利法诺（Joseph Califano）创建了《医保卫生财务管理部》（HCFA），作为具体管理《医疗照顾》和《医疗补助》计划的机构。在此之前，公共医保制度的两项计划均由社会保障总署管理。

1980 年　作为《1980 年综合协调法案》（*the Omnibus Reconciliation Act of 1980*）的一部分，国会通过了《医疗照顾》计划的一系列修改条款。这些修改条款包括取消家庭护理医生访问的限制来扩大家庭护理的服务范围，还修改了住院条件要求和 B 部分补充保险的自付额比例。该法案还规定尝试门诊外科手术，探索外科手术在门诊的救护中心施行，门诊外科手术的支付报销问题。这些修改条款也称《鲍卡斯修正案》，起到监督和协调《医疗照顾》计划的补充保险的作用，所以也被称为"补充性医疗保险"，它为《医疗照顾》的补充性保险政策建立了一个自愿认证项目。

1981 年　作为《1981 年综合预算协调法案》（OBRA）的一部分，制订了减缓《医疗照顾》计划费用上涨速度的条款，提高了住院患者自付额费用。

1982 年　《1982 年税收公平和财政责任法案》（TEFRA）提高了老年《医疗照顾》B 部分补充医疗保险的个人费用承担比例，原来规定个人承担 20%，现在提高到 25%。该法案与 1981 年颁布的 OBRA 法案目的相同，都是为减缓公共医保项目费用的上涨速度。TEFRA 鼓励公共医保项目参与 HMO，计划建立基于风险的预付制，提出 HCFA 未来需要筹划向医院和养老院付款的方式。该法案还通过用同行评审组织代替专业标准审查组织来扩大 HCFA 质量监督工作的范围，给患者出院时《医疗照顾》计划付款的数额设定了上限，要求联邦雇员开始缴纳医院保险工资税。作为对医疗服务的一种延伸，《医疗照顾》计划增加了为绝症患者提供临终关怀的服务项目，从 1982 年起，《医疗照顾》计划中的临终关怀项目快速发展。

1983 年　1983 年的《社会保障法》修正案对公共医保项目向医院付款方式做出了改变，由按服务付费的后付制改为 DRGs 的预付制。1982年的 TEFRA 要求联邦雇员缴纳医院保险工资税参加《医疗照顾》计划，大多数联邦文职雇员从 1983 年起得到了《医疗照顾》计划的覆盖。

1984 年　继大多数联邦文职雇员被《医疗照顾》计划覆盖后，其余联邦雇员，包括总统、国会议员以及联邦法官也得到了《医疗照顾》计划的覆盖。1984 年颁布了《赤字削减法案》（DRA），为控制医疗费用和公共医保项目费用，控制联邦赤字不断上涨。

1986 年　1986 年的《统一综合预算协调法案》（COBRA）规定州和地方的新雇员必须强制纳入《医疗照顾》计划覆盖。COBRA 确立了《医疗急救和劳工法》（EMTLA），规定医院参与《医疗照顾》计划，医院要管理好急诊室以提供相当的医疗检查和急救治疗。《医疗照顾》计划进一步拓展临终关怀福利。1986 年的 OBRA 修改了《医疗照顾》向医院的各种付费程序，以此控制政府医疗财政费用上涨的速度。

1987 年　1987 年的 OBRA 修改了向保险公司付款的方式，这也是持续努力降低费用、减少赤字的一部分。这一立法给《医疗照顾》《医疗补助》计划认可的养老院制定了医疗护理标准，规范个人在养老院的护理水平。1987 年颁布了《医疗照顾和内科病人项目法案》（*The Medicare and Medical Patient and Program Act of 1987*），规定了医疗领域的反欺诈行动和有关加强保护受益人的行动。

1988 年　1988 年《医疗照顾大病保险法》（MCCA）是《医疗照顾》计划实施以来最大的项目扩展。这次重大改革的关注重点是为大病、重病和处方药提供覆盖，还包括门诊处方药福利和医院的专业护理福利。对于那些在《医疗照顾》计划内的贫困老人，可以通过《医疗补助》计划报销医药费。为了推进对大病、重病患者费用的覆盖，成立了综合卫生保健两党委员会（Bipartisan Commission on Comprehensive Health Care），该委员会探讨在《医疗照顾》计划下扩大长期保健福利是否可行。

1989 年　废除 1988 年 MCCA，MCCA 仅颁布一年所以并没有真正实施。哈佛大学经济学家威廉·萧为首的医生支付审查委员会，研究推出了《医生基于资源相对价值量表》（RBRVS）。1989 年国会根据这份价值量表，在 OBRA 中，规定了《医疗照顾医生费用明细表》（MFSP），此表根据医生工作量、实际成本、医疗事故保险费三个参数值的权重计算支付医生费用。此外，1989 年的 OBRA 禁止医生把参加《医疗照顾》计划的病人转入与自己有利益关系的临床治疗。该法案还包括一些控制政府医疗费用上涨速度的条款。

1990 年　1990 年的 OBRA 规定了《老年医疗照顾受益人中低收入群体的医疗补助》（*The Specified Low-Income Medicare Beneficiary*，SLMB），规定州《医疗补助》计划应该为收入在联邦贫困线 100%—120% 的贫困老年人提供医疗补助金。医疗补助服务扩展包括在社区精神与健康中心的住院治疗和乳腺造影筛查等。联邦政府建立了标准化的补充性医疗保险政策，包括标准化的一系列福利。

1993 年　1993 年的 OBRA 修改了《医疗照顾》计划的赔付方式，目的依然是削减财政赤字。另外，为了有助于保护《医疗照顾》计划基金的财政偿付能力，工资税的上限提高。

1996 年　克林顿签署《可携式医保责任法案》（*The Health Insurance Portability and Accountability Act of 1996*，HIPAA），限制保险公司拒绝强加条件的免赔权利，保证任何人无论自愿与否离开现有工作岗位，可携带原来的医疗保险接续到新的工作岗位。克林顿还签署了《个人责任和工作机会法案》（*The Personal Responsibility and Work Opportunity Act of 1996*，PRWOA），该法案包括福利变化、补充保障收入、子女抚养费、食品券和社会服务，法律的主要特征是对贫困家庭的临时补助，规定各州可以自行确定《医疗补助》的福利标准。

1997 年　1997 年通过的《平衡预算法案》（BBA）对《医疗照顾》老年项目进行了重大改革，为《医疗照顾》计划增加了 C 部分医疗特惠项目，这是《医疗照顾》计划的重大发展。1997 年的 BBA 确立了《儿童医保计划》（SCHIP），这是自 1965 年公共医保制度建立以来最大的拓展，允许各州从《医疗补助》计划中为收入在联邦贫困线 200% 以下家庭的儿童和不符合《医疗补助》资格家庭的孩子提供医疗保险。联邦医疗基金有限，但 SCHIP 的成本匹配率越来越高，甚至高出《医疗补助》计划匹配率 30 个百分点，匹配率达到 65%—85%。

1998 年　让公众更多地了解《医疗照顾》计划相关信息，公布公众可以访问的网站网址为 www. Medicare. gov。

1999 年　《医疗照顾》计划专注于以更低的价格为民众提供更好的服务，规定对公共医保项目感兴趣的人可以拨打免费电话 1 - 900 - MED-ICARE（1 - 800 - 633 - 4227）了解更多相关信息。出版《医疗照顾和你》（*Medicare & You*）的指南，并分发邮寄到所有《医疗照顾》受益人家里。1999 年的《工作凭证和工作激励改进法》（*The Ticket to Work and Work Incentives Improvements Act of 1999*，TWWIIA）使人们更容易获得《医疗照顾》计划的覆盖，重新工作的残疾人也更容易获得《医疗补助》计划的覆盖。1999 年的《平衡预算改进法案》（*The Balanced Budget Refinement Act of 1999*，BBRA）为《医疗照顾》计划提供医疗服务者增加了费用，为其他服务费用降低或固定了费率，增加了《医疗补助 + 选择》的费用拨付。医疗照顾未来发展的国家咨询委员会（The National Advisory Commission on the Future of Medicare，NACFM）完成医改报告，但国会没有通过。

2000 年 2000 年的《医疗照顾、医疗补助、儿童医保计划福利改善和保护法案》（*The Medicare，Medicaid，and SCHIP Benefits Improvement and Protection Act of 2000*，BIPA）继续修改向保险公司的付费时间、方式、数额等，为城市地区的受益人设立了付费底线，一定程度上增加了受益人的自付额，增加了预防疾病服务费用的覆盖。BIPA 还保证患有肌肉萎缩性侧索硬化症（卢伽雷氏症）的罕见病者凭诊断能够参加《医疗照顾》，不必等疾病确认两年后再加入。

2001 年 《公共医保服务中心》（CMS）成为替代原先为肌肉萎缩性侧索硬化症患者提供医疗保健的机构。

2002 年 2002 年《公共卫生安全，生物反恐和应对法案》（*The Public Health Security and Bioterrorism Preparedness and Response Act of 2002*，PHSB-PRA）规定了一系列公共卫生和公共医保的措施，PHSBPRA 规定，到 2005 年，参加《医疗照顾＋选择》计划的人只能在有限的基础上修改自己的计划选择，但此项规定被 2003 年《医疗照顾现代化法案》（MMA）废除。

2003 年 2003 年《统一拨款解决方案》（*The Consolidated Appropriations Resolution of 2003*，CAR）增加了对医院的拨款，更新了医生费用计划表，改变了《医疗照顾》B 部分补充保险参加者的缴费方式。12 月 MMA 在众议院以 220：215 票通过，在参议院以 54：44 票获得通过，布什总统签署成法。该法规定从 2006 年开始，《医疗照顾》计划覆盖门诊处方药福利。与此同时，MMA 还建立了临时处方药折扣卡和过渡补助计划。MMA 还为高收入受益人建立了新的与收入相关的 B 部分保险费计划，从 2007 年开始施行，明确了 B 部分的自付额，建立了地区性的 PPOs，也给有特殊需求的人提供相应计划，设有激励措施，目的是让私营医保计划和公共医保计划进行合作。MMA 开始通过审查一般性支出占《医疗照顾》计划总开支的比例来改变评估《医疗照顾》财务状况的方式。

2004 年 开始实施临时性药品折扣项目，类似 2004—2005 年为没有处方药福利的低收入公共医保受益人提供每年 600 美元补贴的过渡项目。

2005 年　《医疗照顾》计划开始覆盖"欢迎来到医疗照顾计划"体检的所需费用，还包括其他一些疾病预防服务费，如：心血管疾病和糖尿病筛查。《医疗照顾》计划还拓展医疗健康教育活动，以此落实处方药福利。

2006 年　2006 年 1 月，医疗照顾处方药计划开始实施，《医疗照顾》计划受益人通过 D 部分计划得到处方药补贴。相关部门预测，7 年左右，一般性费用占《医疗照顾》基金开支的比例将超过 45%。

2007 年　《医疗照顾》受益人中的高收入者（收入高于 8 万美元/人，16 万美元/夫妇），每月增加 B 部分补充保险费，从上年每月 105.80 美元增加到 161.40 美元不等。相关部门再次预测，在随后的 7 年中，一般性费用占《医疗照顾》基金开支的比例将超过 45%，提出费用快速增长警示。2007 年 12 月，总统签署公共医保制度续延法案。

2008 年　2008 年 7 月，《医疗照顾改善患者和医疗提供者法案》（*The Medicare Improvements for Patients and Providers Act of 2008*，MIPPA）通过，该法的许多特点与 2007 年通过的相关法案类似，如：增加医生服务费，对低收入的老年人提供更多医疗资源等。作为对 2007 年提出的《医疗照顾》基金支付上涨的警示回应，总统向国会提交了降低一般性费用（如行政、管理费用等）的提案，以减少该费用占《医疗照顾》基金支出的比例。此外，MIPPA 还包括有关管理式医疗计划付款方式的变化，增加了对受益人的保护，注重、鼓励管理式医疗的市场发展。进一步提高高收入者 B 部分补充保险的缴费，个人收入超过 8.2 万美元、夫妇收入超过 16.4 万美元的《医疗照顾》受益人，缴费标准由 161.40 美元增加到 238.40 美元。

2009—2010 年　美国国会经过 2009—2010 年的反复讨论、争辩，最终通过奥巴马新医改法案 PPACA，2010 年 3 月 23 日，奥巴马总统签署成为法律。法案规定新法案从 2014 年开始实施，到 2018 年完全落实，届时美国将基本实现全民医保覆盖。

二　《医疗补助》演进大事记

自 1965 年《医疗补助》计划颁布以来，联邦政府在《医疗补助》计划的受益人标准、融资计划等方面做出了重大改变。此外，州政府的管理也发生了变化,如:采用管理式医疗管理等。《医疗补助》的许多变化是为了应对越来越多的低收入人群医疗补助的需要,也是为了改善医疗环境和条件、控制政府提供医疗补助的成本上升。下面列举自《医疗补助》立法以来的重大变化。

1965 年 《医疗补助》计划以《社会保障法》第 19 条修正案颁发,规定为低收入家庭、失去父母依靠的儿童、抚养这些孩子的亲戚、老人、盲人和个人残疾者提供政府医疗援助。

1967 年 所有在《医疗补助》计划内的 21 岁以下儿童,享有早期和定期筛查、诊断、治疗(Early and Periodic Screening, Diagnostic, and Treatment)的综合医疗服务。

1972 年 各州政府为本州《医疗补助》计划内的老人、盲人和残疾人连接联邦政府新颁布的联邦补充保障收入程序。

1981 年 建立家庭、社区层级医疗免费制,州政府为低收入患者在指定医院治疗追加费用。

1986 年 《医疗补助》计划覆盖联邦贫困线 100% 内的所有孕妇和 1 周岁婴幼儿,州政府也同样资助覆盖。

1988 年 进一步把 1986 年关于覆盖贫困孕妇和婴幼儿的规定变为强制规定,建立《医疗补助》受益人配偶社区制度,防止"配偶因病贫困化",建立《医疗照顾受益群制》(Qualified Medicare Beneficiary Group)。

1989 年 《医疗补助》计划强制扩大覆盖联邦贫困线 133% 内的所有孕妇和 6 岁以下儿童。

1990 年 建立对联邦贫困线 100% 内 6—18 岁的儿童分段覆盖制。建立《医疗补助》处方药折扣制,建立低收入《医疗照顾》受益老人群补助制。

1991 年 建立接收低收入患者医院的成本控制制。

1996 年 福利改革——临时给贫困家庭补助津贴计划取代救助无自理能力的孩子计划,福利补贴与医疗补助分属两个分支,如果不再符合《医疗补助》受益资格,福利现金补贴资格也不再享有。

1997 年 《1997 年平衡预算法》颁布了《州儿童医保法》(SCHIP),后简称《儿童医保法》,修改接收低收入患者医院的费用比例,各州选择新的管理式医疗模式。

2000 年　每州都有被核准的 SCHIP 计划正在施行。从 2000 年起，《医疗补助》计划积极参加管理式医疗保险模式。

2010 年　2010 年奥巴马政府颁布的新医改法案 PPACA 调整了《医疗补助》计划的资格线，把享受《医疗补助》计划资格的联邦贫困线标准提到了 133%，凡收入在贫困线 133% 的家庭、个人无论身体状况、年龄、性别等，都纳入《医疗补助》计划。

2010—2012 年　共和党集聚各州反奥巴马医改力量，掀起了 PPACA "违宪"的司法诉讼风波，指责 PPACA 两大核心问题"强制参保条款"和"《医疗补助》扩大条款"违宪。

2012 年 6 月　美国最高法院裁决 PPACA 基本内容合宪，但联邦政府为实施《医疗补助》扩大条款，以取消现有《医疗补助》计划中联邦政府的配套资助资金为手段，强制各州执行《医疗补助》扩大条款，此举与联邦主义相悖。

2000—2014 年　《医疗补助》计划参与管理式医疗保险模式比例大幅上升，2014 年该比例已经达到项目的 74%。

（更多与《医疗照顾》和《医疗补助》公共医保计划相关的大事年表细节，可在美国卫生和人类服务部网站 http：//os. dhhs. gov、凯撒家庭基金会网站 http：//www. KFF. org 查询。）

参考文献

一 英文资料（按字母顺序排列）

（一）重要文献、数据资料

1. *An Overview of the U. S. Health Care Sytem Chart Book*（《美国医保体系概述图表集》）by Centers for Medicare and Medicaid Services and Office of the Assistant Secretaryfor Planning and Evaluation，Jan. 31，2007.

2. Bill Clinton，"Address to a Joint Session of Congress on Health Care Reform，September 22，1993，"［（《克林顿在国会两院联席会议上的医改演说》）*Public Papers of the Presidents of the United States：William*］. Clinton，1993. Vol. 2，Washington，DC：Government Printing Office，1994.

3. Borgna Brunner ed. ，*The Time Almanac 1999*（《美国 1999 年年鉴》），Boston：Information Please LLC，1998.

4. Calculated from Health Insurance Association of America，*Soucebook of Health Insurance Data，1997 – 1998*（《1997—1998 年医保数据》），Health Insurance Association of America，Washington，D. C. ，1998.

5. Centers for Medicare and Medicaid Services（《美国公共医保服务中心网络数据》），online at www. cms. hhs. gov/schip/enrollment/fy99 – 00. pdf.

6. Center for Medcare & Medicaid Severces，*Medicaid Managed Care Trends and Snapshots*（《医疗补助管理式的趋势和图像》），Mathematic Policy Reserch，2000 – 2013.

7. Congressional Budget Office，U. S. Congress，*The Impact of PSROs on Health Care Costs：Update of CBO's Evaluation*（《专业标准审查组织对医保费用的影响：CBO 评价更新》），Washington D. C. ：the Urban Institute

Press，1994.

8. Committee on the Costs of Medical Care，*Medical Care for the American People：Final Report of the Committee on the Costs of Medical Care*（《美国人的医疗保健：医疗成本核算委员会的最终报告》），Chicago：University of Chicago Press，1932.

9. Editorial Staff Publtlon，*Law，Explanation and Analysis of the Patient Protection and Affordable Care Act，Including Reconciliation Act Impact*（《奥巴马新医改法案的法律、解释和分析》），CCH：Wolters Kluwer，2010.

10. Edward M. Kennedy，"Statements on Introduced Bills and Joint Resolutions," *Congressional Record，105th Cong. ，1st sess.*（《105 届国会议事录》），April 8，1997.

11. Elliot L. Richardson，*Toward a Comprehensive Health Policy for the 1970s：A White Paper*（《白皮书：1970 年代综合医保政策》），U. S. Department of Health，Education and Welfare，May 1971.

12. George W. Bush，"Remarks on Implementing the Medicare Modernization Act," June 16，2005. *Public Papers of the Presidents of the United States：George W. Bush*（《美国总统乔治·布什的公开文件》），2005. Vol. 1. Washington，DC：Government Printing Office，2006.

13. Harry S. Truman，"This is not Socialized Medicine," Harry S. Truman，*Special Message to the Congress Recommending a Comprehensive Health Program，Public Papers of the Presidents of the United States：Harry S. Truman*，1945（《美国总统哈里·杜鲁门的公开文件》），Washington，DC：Government Printing Office，1961.

14. Harry S. Truman，*Memoirs*（《杜鲁门回忆录》），2vols，New York：Garden City，1956.

15. Health Care Financing Adminstration，*A Profile of Medicaid Chartbook*（《医疗补助概况图版集》），U. S. Department of Health and Human Services，2000.

16. Health Care Financing Administration，*Profile of Medicare：1998*（《1998 年医疗照顾概况》），Woshington，D. C. ：Health Care Financing Administration，1998.

17. Health Care Financing Administration, 1995 *Data Compendium*（《1995 年医保数据概况》）, Baltimore: U. S. Department of Health and Human Services, 1996.

18. Juliette Cubanski, etc. , *Medicare Chartbook*（《医疗照顾图版集》）, The Henry Kaiser Family Foundation, Fourth Editon, 2010.

19. Kaiser Commission, *Update: Information Provided by the Health Care Marketplace Project Publication No. 7031*（《医保市场项目出版社提供的信息更新》）, Washington, DC: The Henry J. Kaiser Family Foundation, 2004.

20. Katharine R. Levit, "National Health Expenditures,"（《国民医疗支出》）*National Center for Health Statistics*, 2005.

21. Kevin Hillstrom, *U. S. Health Policy and Politics: A Documentary History*（《美国的健康政策与政治：档案文献史》）, Washington DC: Congressional Quarterly Press, 2012.

22. Richard M. Nixon, *Richard Nixon: 1971: Containing the Public Messages, Speeches and Statements of President*（《尼克松总统的公开文件：包括演说、报告》）, Michigan: University of Michigan Library, 2005.

23. Richard M. Nixon, "Annual Message to the Congress on the State of the Union," *Public Papers of the Presidents: Richard Nixon, 1974*（《尼克松总统的公开文件》）, Washington, DC: Government Printing Office, 1975.

24. Robert Famighetti ed. , *The World Almanac and Book of Facts 1998*（《1998 年世界年鉴》）, Mahwah, NJ: World Almanac Books, 1997.

25. Robert Famighetti, *The Almanac and Book of Facts*（《美国大事年鉴》）, New Jersey: K-III Reference Corporation, 1997.

26. Ronald Reagan, *Remarks on Signing the Medicare Catastrophic Care Act, July I, 1988*（《里根评价医疗照顾大病保险法案的签署》）, Ronald Reagan Presidential Library, 1988.

27. U. S Census Bureau, "Income Stable, Poverty Rate Increase, Percentage of American without Health Insurance Unchanged,"（《收入稳定、贫困率增加、无医保比率无变化》）August 30, 2005. http://www. cen-

sus. gov.

28. U. S. Census Bureau, "Low Income Uninsured Children by State," (《低收入家庭无医保儿童》) online at www. census. gov/hhes/hlthins/low-inckid. html.

29. *The Patient Protection and Affordable Care Act*, Sec. 1311 – 13, Sec. 1321 – 24 (奥巴马新医改法案:《患者保护与可承受医疗服务法案》的详细条款可查美国官网), http://democrats. senate. gov/reform/patient-protection-affordable-care-act. pdf.

(二) 报刊资料

1. Bill Clinton, "My Life," *New York Times* (《纽约时报》), July 16, 1992.

2. Charles Krauthammer, "And the Perils of Populism," *Washington Post* (《华盛顿邮报》), 8 Nov. 1991.

3. Dale Russakoff, "The Right to See a Doctor When You're Sick," *Washington Post* (《华盛顿邮报》), 19 Nov. 1991.

4. Katherine Q. Seelye, "Sensing Voter Interest, Gore Pushes Health Plan," *New York Times* (《纽约时报》), August 27, 2000.

5. *Los Angeles Times* (《洛杉矶时报》), 7 Jan. 1982, 15 Oct. 1984, 9 July 1986, 10 July 1988, 25 Sept. 1991, 31 May 1994: Accessed from Roper Center for Public Opinion Research Online via Lexis Nexis.

6. Louise Rednofsky, "A Vast New Taxing Power," New York, *Wall Street Journal* (《华尔街日报》), July 2, 2012.

7. "Mr. Bush's Health Care Legacy," editorial, *New York Times* (《纽约时报》), January 2, 2009.

8. Robert Barnes, "Supreme Court Upholds Obama's Health-care Law," *The Washington Post* (《华盛顿邮报》), June 28, 2012.

9. Robert Pear, "Americans Relying More on Prescription Drugs, Report Says," *New York Times* (《纽约时报》), December 3, 2004.

10. "Roosevelt's Own Creed Set Forth," *New York Times* (《纽约时报》), August 7, 1912.

11. Stuart Auerbach, "The Administration: Going Slow on Health Care," *Washington Post* (《华盛顿邮报》), July 27, 1973.

12. "The Nation: Highlights of Last Week's Elections," *New York Times* (《纽约时报》), 10 Nov. 1991.

（三）主要专著

1. Alexander Kaufman, *Capabilities Equality: Basic Issues and Problems* (《能力平等：基本议题和问题》), New York & London: Routledge, 2006.

2. Anthony B. Arkinson and Francois Bourguignon, *Handbook of Income Distribution* (《收入分配手册》), New York: Elsevier-North-Holland, 2000.

3. Daniel Callahan, *Setting Limits: Medical Goals in An Aging Society* (《设置限制：老龄化社会的医学目标》), New York: Simon and Schuster, 1987.

4. David A. Stockman, *The Triumph of Politics: Why the Reagan Revolution Failed* (《政治胜利：里根革命失败的原因》), New York: Reed Business Information, Inc., 1986.

5. David Barton Smith, *Health Care Devided* (《医疗保健的划分》), Ann Arbor: University of Michigan Press, 1999.

6. David Blumenthal and James A. Morone, *The Heart of Power: Health and Politics in the Oval Office* (《核心权力：总统办公室的医疗政治》), Berkeley: University of California Press, 2009.

7. David G. Smith, *Entitlement Politics: Medicare and Medicaid, 1995 – 2001* (《政治权利：医疗照顾和医疗补助（1995—2001）》), New York: Aldine de Gruyter, 2002.

8. Elliott A. Krauss, *Power and Illiness: The Political Sociology of Health and Medical Care* (《权力和疾病：健康和医疗保健的政治社会学》), New York: Elsevier, 1977.

9. Fay Lomax Cook and Edith J. Barrett, *Support for the American Welfare State: The Views of Congress and the Public* (《国会和公众的观点：支持美国福利国家》), New York: Columbia University Press, 1992.

10. Gerard W. Boychuk, *National Health Insurance in the United States and Canada: Race, Territory and the Roots of Difference* (《美国、加拿大的国家医疗保险比较：种族、领土和差异的根源》), Washington, D. C.: Georgetown University Press, 2008.

11. Grace-Marie Arnett ed. , *Empowering Health Care Consumers through Tax Reform* (《医保消费者通过税收改革受益》), *Ann Arbor*: *University of Michigan Press*, 1999.

12. Herbert Harvey Hyman, *Health Planning*: *A Systematic Approach* (2nd ed.) (《医疗计划：一种系统研究法》), New York：Aspen Publishers, 1982.

13. Herbert McClosky and John Zaller, *The American Ethos*: *Public Attitudes Toward Capitalism and Democracy* (《美国的社会思潮：公众对资本主义和民主主义的态度》), Cambridge, Mass. : Harvard University Press, 1984.

14. Jacob S. Hacker, *The Divided Welfare State*: *the Battle over Public and Private Social Benefits in the United States* (《福利国家的分歧：美国社会福利的公共与私有之争》), Cambridge：Cambridge University Press, 2002.

15. Jacob S. Hacker, *The Road to Nowhere*: *the Genesis of President Clinton's Plan for Health Security* (《全民医保之路：克林顿总统创世纪的医疗保障计划》), New Jersey：Princeton University Press, 1997.

16. James A. Morone and Gary S. Belkin, ed. , *The Politics of Health Care Reform* (《医改政治》), Durham, N. C. : Duke University Press, 1994.

17. James A. Morone and Lawrence R. Jacobs edited, *Healthy*, *Wealthy & Fair*: *Health Care and the Good Society* (《健康、财富和公平：医保和美好社会》), New York：Oxford University Press, 2005.

18. James Midgley, *Social Welfare in Global Context* (《全球背景下的社会福利》), California：Sage Publications, 1997.

19. Jennie Jacobs Kronenfeld, *Expansion of Publicly Funded Health Insurance in the United States*: *the Children's Health Insurance Program and Its Implications* (《扩大美国公立医保：儿童医保计划和它的影响》), MD：Lexington Books, 2006.

20. Jennie Jacobs Kronenfeld, *Medicare*: *Health and Medical Issues Today* (《医疗照顾：今天的健康、医疗问题》), California：Greenwood, 2011.

21. Jennie Jacobs Kronenfeld, *The Changing Federal Role in U. S. Health Care Policy*（《美国医保政策中联邦政府角色的变化》），*Connecticut*：*Praeger Publisher*，1997.

22. Jennifer Prah Ruger, *Health and Social Justice*（《健康与社会公正》），New York：Oxford University Press，2010.

23. Jill S. Quadagno, One Nation, *Uninsured：Why the U. S. has no National Health Insurance*（《缺保：为什么美国没有国家医保》），New York：Oxford University Press，2005.

24. John H. Cary, Julius Weinberg, Thomas L. Hartshorne, *The Social Fabric：American Life from the Civil War to the Present*（《社会结构：从内战到现在美国人的生活》），Boston：Little, Brown & Company Limited, 1987.

25. John Rawls, *A Theory of Justice*（《正义理论》），New York：Oxford University Press，1999.

26. John W. Kingdon, *Agendas, Alternatives, and Public Policy*（《议程、选择和公共政策》），2 ed. , Boston：Langman，2010.

27. Jonathan Cohn, *Sick：The Untold Story of America's Health Care Crisis and the People Who Pay the Price*（《病态：美国数不清的医疗危机和付出代价的人》），New York：Harper Collins，2007.

28. Jonathan Oberlander, *The Political Life of Medicare*（《医疗照顾的政治生活》），Chicago：The University of Chicago Press，2003.

29. Kant Patel and Mark E. Rushefsky, *Health Care Politics and Policy in America*（《美国的医保政治和政策》）（third edition），New York：M. E. Sharpe，2006.

30. Karen Davis and Diane Rowland, *Medicare Policy：New Directions for Health and Long-Term Care*（《医疗照顾政策：医疗与长期护理的新方向》），Baltimore, Maryland：the Johns Hopkins University Press，1986.

31. Karen Davis and Rogen Reynolds, *The Impact of Medicare and Medicaid on Access to Medical Care*（《医疗照顾和医疗补助在获得医保中的影响》），Washington D. C. ：Brookings Institution，1977.

32. Lattrene A Graig, *Health of Nations：An International Perspective on*

U. S. Health Care Reform (《美国医改的国际观察》), Washington, D. C. : Congressional Quarterly Inc. , 1999.

33. Laurence J. Kotlikoff, *The Healthcare Fix*: *Universal Insurance for all Americans* (《美国全民医保的困境》), Cambridge, Mass. : MIT Press, 2007.

34. Lawrence D. Brown, *Politics and Health Care Organization*: *HMOs as Federal Policy* (《政治和医保组织：HMO 作为联邦政府政策》), Washington D. C. : Brookings Institution, 1983.

35. Lawrence R. Jacobs, Robert Y. Shapiro, *Politicians don't Pander*: *Political Manipulation and the Loss of Democratic Responsiveness* (《政客不迎合：政治操纵和民主响应力的丧失》), Chicago: University of Chicago Press, 2000.

36. Leiyu Shi, *Delivering Health Care in America*: *A Systems Approach* (《美国医保的提供：一个体系的研究》), Boston: Jones and Bartlett, 2004.

37. Leiyu Shi, Douglas A. Singh, *Essentials of the US Health Care System* (《美国医保体系概要》), Sudbury, Mass. : Jones and Bartlett, 2005.

38. Leiyu Shi, *Managing Human Resources in Health Care Organizations* (《医保组织中的人力资源管理》), Sudbury, Mass. : Jones and Bartlett Publishers, 2007.

39. Marshall W. Raffel, Norma K. Raffel, *The U. S. Health System*: *Origins and Functions* (《美国医疗体系的起源与功能》), New York: Delmar Publishers Inc. , 1994, p. 212.

40. Martha Derthick and Paul Quirk, *The Politics of Deregulation* (《放松管制的政治》), Washington, DC: Brookings Institution, 1985.

41. Max Weber, *The Protestant Ethic and the Spirit of Capitalism* (《新教伦理与资本主义精神》), Translated by Talcott Parsons, New York: Charles Scribner's Sons, 1958.

42. Milton I. Roemer, *An Introduction to the U. S. Health Care System* (《美国医保制度介绍》), New York: Springer, 1986.

43. Milton I. Roemer, *National Health Systems of the World* (《世界上的国家医保制度》), New York: Oxford University Press, 1991.

44. Milton I. Roemer, *National Strategies for Health Care Organization*: *A World Overview* (《世界综述: 国家医保组织策略》), Ann Arbor, Mich.: Health Administration Press, 1985.

45. Norman Daniels, *Am I My Parent's Keeper?* (《我是父母的监护人吗?》) New York: Oxford University Press, 1988.

46. Odin W. Anderson, *The Health Services Continuum in Democratic States*: *An Inquiry into Solvable Problems* (《民主国家的医疗服务关联: 可解问题的调查》), Michigan: Health Care Administration Press, 1989.

47. Paul Starr, *Remedy and Reaction*: *the Peculiar American Struggle over Health Care Reform* (《补救和反应: 美国医改中特有的斗争》), New Haven & London: Yale University Press, 2011.

48. Paul Starr, *The Logic of Health Care Reform* (《医改的逻辑》), New York: Whittle/Penguin, 1994.

49. Paul Starr, *The Social Transformation of American Medicine* (《美国医学的社会转型》), New York: Basic Books, 1982.

50. Peter A. Corning, *The Evolution of Medicare* (《医疗照顾的演变》), Research Report No. 29, Office of Research and Statistics, Social Security Administration, Washington, D. C., 1969.

51. Peter G. Peterson, *Will America Grow up before It Grows Old?* (《美国将迅速老龄化?》) New York: Random House, 1996.

52. Philip J. Funigiello, *Chronic Politics*: *Health Care Security from FDR to George W. Bush* (《长期的政治: 从罗斯福到布什的医疗保障》), Kansas: University Press of Kansas, 2005.

53. Paul B. Magnuson, *Ring the Night Bell*: *The Autobiography of a Surgeon* (《一个外科医生的自传》), Alabama: The University of Alabama at Birmingham, 1986.

54. Richard Himelfarb, *Catastrophic Politics*: *The Rise and Fall of the Medicare Catastrophic Coverage Act of 1988* (《政治灾难: 1988 年医疗照顾大病保险法案的兴废》), University Park: Pennsylvania State University Press, 1995.

55. Richard Harris, *A Sacred Trust* (《神圣的责任》), New York: New A-

merican Library，1966.

56. Richard Hofstadter，*The Age of Reform*（《改革的时代》），New York：Knopf，1968.

57. Richard L. Edwards，*Encyclopedia of Social Work*（《社会工作百科全书》），19th ed. Washington D. C. NASW Press，1999.

58. Richard Neustadt，*Presidential Power*（《总统的权力》），New York：Macmillan，1986.

59. Rick Mayes and Robert A. Berenson，*Medicare Prospective Payment and the Shaping of U. S. Health Care*（《医疗照顾预付制和塑造美国医保制度》），MD：The Johns Hopkins University Press，2006.

60. Robert B. Hudson，*The Future of Age Based Public Policy*（《未来时代基本的公共政策》），Baltimore：Johns Hopkins University Press，1997.

61. Robert J. Myers，*Social Security*（《社会保障》），Philadelphia：University of Pennsylvania Press，1993.

62. Ronald J. Angel，Laura Lein，Jane Henrici，*Poor Families in America's Health Care Crisis*（《美国贫困家庭的医保危机》），Cambridge：Cambridge University Press，2006.

63. Rosemary Stevens，*In Sickness and in Wealth*：*American Hospitals in the Twentieth Century*（《疾病与财富：20 世纪的美国医院》），New York：Basic Books，1989.

64. Sheldon H. Danziger and Robert H. Haveman ed.，*Understanding Poverty*（《理解贫困》），Cambridge：Harvard University Press，2001.

65. Stuart H. Altman ed.，*Policy Options for Reforming the Medicare Program*（《医疗照顾计划改革的政策选择》），Princeton，N. J. ：Robert Wood Johnson Foundation，1997.

66. Theodore R. Marmor，*The Politics of Medicare*（《医疗照顾政治》），New York：Aldine De Gruyter，1973.

67. Theodore R. Marmor，*The Politics of Medicare*（《医疗照顾政治》），2nd ed. ，New York：Aldine De Gruyter Inc. ，2000.

68. Theodore Marmor，et al. ，*Nonprofit Organizations and Health Care*（《非营利组织和医保》），Connecticut：Yale University Press，1987.

69. Theodore R. Marmor, *Understanding Health Care Reform* (《理解医改》), Connecticut: Yale University Press, 1994.

70. William Graham Sumner, *What Social Classes Owe Each Other* (《社会各阶层各欠其他阶层什么?》), New York: Harper and Brothers, 1883.

71. William H. Beveridge, *Full Employment in a Free Society* (《自由社会的充分就业》), Wales: Allen & Unwin, 1944.

（四）主要论文

1. Alan Derickson, "Health for Three-Thirds of the Nation: Public Health Advocacy of Universal Access to Medical Care in the United States" (《美国全民医保主张中公共医保的三等份》), *American Journal of Public Health* 92, No. 2, Feb. 2002.

2. Arnold Epstein and David Blumenthal, "Physician Payment Reform: Past and Future" (《医生支付制改革：过去和未来》), *Milbank Quarterly*, 71, No. 2, 1993.

3. Arthur E. Hess, "Medicare after One Year" (《医疗照顾颁布一年后的概况》), *The Journal of Risk and Insurance*, Vol. 35, 1968.

4. Ashby Jones and Brent Kendal, "Roberts Straddles Ideological Divide" (《大法官罗伯茨的双向分歧理念》), New York: *Wall Street Journal*, June 29, 2012.

5. Brown E. Richard, "Medicare and Medicaid: The Process, Value, and Limits of Health Care Reforms" (《医疗照顾和医疗补助：医改的进程、价值和局限》), *Journal of Public Health Policy*, Vol. 4, No. 3, 1983.

6. Bruce Link and Jo Phelan, "Social Conditions as Fundamental Causes of Disease" (《社会条件作为疾病的基本成因》), *Journal of Health and Social Behavior*, 35 (Extra Issure), 1995.

7. Clark C. Havighurst and Barak D. Richman, "Who Pays? Who Benefits? Unfairness in American Health Care" (《谁付钱谁得益？美国医保中的不公平》), *Journal of Law, Ethics and Public Policy*, Vol. 25, 2011.

8. David A. Hyman, "PPACA in Theory and Practice: The Perils of Parallelism" (《奥巴马新医改方案的理论和实践：两者的危险》), *Virginia Law Review*, May 2011.

9. David B. Smith，"Addressing Racial Inequities in Health Care：Civil Rights Monitoring and Report Cards"（《解决医保中的种族不平等：公民权监督和结果》），*Journal of Healthy Policy and Law*，No. 23，1998.

10. David Goldhill，"How American Health Care Killed My Father"（《美国医保制度怎样害死了我父亲》），*Atlantic*，September，2009.

11. Davis K. Lillie，Blanton M. Lyons，"Health Care for Black Americans：The Public Sector Role"（《为黑人的医保：公共部门的角色》），*The Milbank Quarterly*，Vol. 65，1987.

12. Drew Altman，William H. Frist，"Medicare and Medicaid at 50 Years：Perspectives of Beneficiaries，Health Care Professionals and Institutions，and Policy Makers"（《医疗照顾和医疗补助50年：透视受益者、医保专业人员和机构、政策制定者》），*Journal of the American Medical Association*，July 28，2015.

13. Elenora E. Connors，Lawrence O. Gostin，"Health Care Reform A Historic Moment in US Social Policy"（《医改——美国社会政策中一个重要的历史时刻》），*Journal of the American Medical Association*，Vol. 303，2010.

14. Finis Welch，"In Defense of Inequality"（《为不平等辩护》），*The American Economic Review*，1999.

15. Gail Lee Cafferata，"Private Health Insurance of the Medicare Population and the Baucus Legislation"（《医疗照顾受益人的私人保险和鲍卡斯立法》），*Medical Care*，1985（23）.

16. Heather Kanenberg，"One out of Three：Kids without Health Insurance 1995 – 1996"（《1995—1996年三分之一的儿童没有医保》），*Families USA*，Washington，DC，March 1997.

17. Jacob S. Hacker，"Why Reform Happened"（《为什么发生医改》），*Journal of Health Politics，Policy and Law*，Vol. 36，No. 3，2011.

18. Jacqueline Calmes，"Reagan's Address Repeats Familiar Themes"（《里根的演说重复了熟悉的主题》），*Congressional Quarterly*，Feb. 8，1986.

19. James A. Morone，"American Political Culture and the Search for Lessons from Abroad"（《美国的政治文化和国外经验教训研究》），*Journal of*

Health, *Politics*, *Policy*, *and Law*, 15, Spring 1990.

20. John Holahan and Allison Cook, "The U. S. Economy and Changes in Health Insurance Coverage, 2000 - 2006" (《美国经济与医保覆盖变化 (2000—2006 年)》), *Health Affairs*, 27, Feb. 20, 2008.

21. John K. Iglehart, "Health Policy Report: Managed Care" (《医疗政策报告: 管理式医疗》), *New England Journal of Medicine*, Vol. 326, No. 5, Jan. 1992.

22. John K. Iglehart, "Health Report: Prepaid Group Medical Practice Emerges as Likely Federal Approach to Health Care" (《健康报告: 预付集团的医疗实践可能成为联邦政府医保的模式》), *National Journal*, 10 July 1971.

23. Judith Lave, "The Impact of the Medicare Prospective Payment Systm and Recommendations for Change" (《医疗照顾预付制和变化建议》), *Yale Journal on Regulation*, No. 2, 1990.

24. Julie Rovner, "Reagan Sides with Bowen on Medicare Plan" (《里根支持鲍文的医疗照顾计划》), *Congressional Quarterly*, February 14, 1988.

25. Karen Davis, Diane Rowland, "Uninsured and Underserved: Inequities in Health Care in the United States" (《没有和缺少保险: 美国医保领域中的不平等》), *Health and Society*, Vol. 61, 1983.

26. Karen Davis, "Achievements and Problems of Medicaid" (《医疗补助的成就和问题》), *Public Health Reports* (1974), Vol. 91, 1976.

27. Kenneth J. Arrow, "Uncertainty and the Welfare Economics Care" (《不确定和福利经济医疗照顾》), *American Economic Review*, 53, May 1963.

28. Kevin Grumbach, Thomas Bodenheimer, "Reins or Fences: A Physician's View of Cost Containment" (《缰绳或栅栏: 一个医生对费用控制的观点》), *Health Affairs*, Winter 1990, Vol. 9, No. 4.

29. Marsha Gold, "Medicare + Choice: An Interim Report Card" (《医疗照顾 + 选择: 一份中期工作报告》), *Health Affairs*, 20, No. 4, July/August, 2001.

30. Martin S. Feldstein, "The Rising Price of Physicians' Services" (《医师服务费的上涨》), *Review of Economics and Statistics*, 52, May 1970.

31. Michael M. Davis，"A Milestone in Health Progress"（《医疗进步的里程碑》），*Survey Graphic*，34，Dec. 1945.

32. Mitchell Langbert and Frederick Murphy "Health Reform and the Legal-Economic Nexus"（《医改与合法的经济关系》），*Journal of Economic Issue*，Vol. 29，1994.

33. Odin Anderson，"Medical Care：Its Social and Organization Aspect：Health Serivice System in the United States and Other Countries"（《医疗护理：它的社会和组织形态：美国和其他国家的健康职业体系》），*New England Journal of Medicine*，Vol. 269，No. 16，1963.

34. Patricia Bauman，"The Formulation and Evolution of the Health Maintenance Organization Policy，1970 – 1973"（《HMO 政策的框架和演变（1970—1973 年)》），*Social Science and Medicine*，Oct. 1976.

35. Peter J. Cunningham，"The Growing Financial Burden of Health Care：National and State Trends，2000 – 2006"（《医保财政负担的加重：国家和州的趋势（2000—2006 年)》），*Health Affairs*，29，March. 26，2010.

36. Robert J. Blendon et al. ，"Americans' views of Health Care Costs，Access，and Quality"（《美国人对医保费用、覆盖率、质量的观点》），*Milbank Quarterly*，No. 4，2006.

37. Robert J. Blendon and K. Donelan，"SpecialReport：The Public and the Emerging Debate over National Health Insurance"（《特别报告：公众对国家医保的争辩》），*New England Journal of Medicine*，（July）：1990，p. 211.

38. Robert Rich，"Health Policy，Health Insurance，and the Social Contract"（《医疗政策、医保和社会契约》），*Comparative Labor Law and Policy Journal*，Winter，2000，Vol. 21.

39. Roy Lubove，"The New Deal and National Health"（《新政和国家医疗》），*Current History*，Aug. 1963.

40. Samuel H. Preston，"Children and the Elderly：Divergent Paths for America's Dependents"（《儿童和老年人：美国医保的不同路径》），*Demography* 21，1984.

41. Sara Rosenbaum, Anne Markus, and Julie Darnell, "U. S. Civil Rights Policy and Access to Health Care by Minority Americans: Implications for a Changing Health Care System" (《美国公民权政策和少数民族医保覆盖率: 医保制度改变的影响》), *Medical Care Research and Review*, No. 57 – 1, 2000.

42. Scott E. Harrington, "The Health Insurance Reform Debate" (《医保改革争论》), *The Journal of Risk and Insurance*, 2010.

43. Shadle Gruber, "From Movement to Industry: The Growth of HMOs" (《从活动到行业: HMO 的成长》), *Health Affairs*, July 1988.

44. Stuart Altman and Marc A. Rodwin, "Halfway Competitive Markets and Ineffective Regulation: The American Health Care System" (《不完全竞争市场和无效管理: 美国的医保体系》), *Journal of Health Politics, Policy and Law*, Vol. 13, 1988.

45. Theda Skocpol, "The Rise and Resounding Demise of the Clinton Plan" (《克林顿医改计划的兴亡》), *Health Affairs*, Spring, 1995.

46. Thomas Rice and Neldn McCall, "The Extent of Ownership and the Characteritics of Medicare Supplemental Policies" (《医疗照顾补充保险政策的所有权程度和特性》), *Inquiry* 22, Summer 1985.

47. William H. Stewart, "Civil Rights and Medicare" (《公民权与医疗照顾》), *Journal of the American Medical Association*, No. 156, June 13, 1966.

二　中文资料（按作者名拼音字母顺序排列）

（一）主要专著

1. 陈宝森:《当代美国经济》, 社会科学文献出版社 2001 年版。

2. 楚树龙、荣予:《美国政府和政治》上册, 清华大学出版社 2012 年版。

3. 丁纯:《世界主要医疗保障制度模式绩效比较》, 复旦大学出版社 2009 年版。

4. 黄安年:《当代美国的社会保障政策》, 中国社会科学出版社 1998 年版。

5. 李道揆:《美国政府和美国政治》, 中国社会科学出版社 1990 年版。

6. 李琼主编：《西欧社会保障制度》，中国社会科学出版社 1989 年版。

7. 毛群安：《美国医疗保险制度剖析》，中国医药科技出版社 1994 年版。

8. 任东来、王波等：《当代美国——一个超级大国的成长》，贵州人民出版社 2001 年版。

9. 王保真、胡正路、荏苒：《医疗保障》，人民卫生出版社 2005 年版。

10. 翁新愚：《美国人看不起病?》，机械工业出版社 2011 年版。

11. 夏勇：《人权概念起源——权力的历史哲学》，中国社会科学出版社 2007 年版。

12. 杨冠琼：《当代社会保障丛书》，《当代美国社会保障制度分册》，法律出版社 2001 年版。

13. 翟继光：《美国税法典》，经济管理出版社 2010 年版。

14. 赵强：《揭秘美国医疗制度及其相关行业》，东南大学出版社 2010 年版。

15. 张奇林：《美国医疗保障制度研究》，人民出版社 2005 年版。

16. 张奇林：《中国医疗保障制度改革研究——以美国为借鉴》，武汉大学出版社 2007 年版。

（二）翻译专著

1. ［丹麦］哥斯塔·埃斯平·安德森：《福利资本主义的三个世界》，苗正民、腾玉英译，商务印书馆 2010 年版。

2. ［美］比尔·克林顿：《我的生活》，李公昭等译，译林出版社 2004 年版。

3. ［美］盖伊·彼得斯：《美国的公共政策：承诺与执行》，顾丽梅、姚建华等译，复旦大学出版社 2008 年版。

4. ［美］赫伯特·斯坦：《美国总统经济史》，金清、郝黎莉译，吉林人民出版社 1997 年版。

5. ［美］加尔文·林顿编：《美国两百年大事记》，谢延光等译，上海译文出版社 1984 年版。

6. ［美］杰弗里·法兰克尔、彼得·奥萨格：《美国 90 年代的经济政策》，徐卫宇等译，中信出版社 2003 年版。

7. ［美］杰克·唐纳利：《普遍人权的理论与实践》，王浦劬译，中国社会科学出版社 2001 年版。

8. ［美］迈克尔·哈林顿:《另一个美国》，郑飞北译，中国青年出版社 2012 年版。

9. ［美］迈克尔·哈林顿:《另一个美国——美国的贫困》，卜君等译，世 界知识出版社 1963 年版。

10. ［美］尼克松:《尼克松回忆录》（中），董乐山等译，世界知识出版社 2000 年版。

11. ［美］托马斯·帕特森:《美国政治文化》，顾肃等译，东方出版社 2007 年版。

12. ［美］沃尔特·拉菲伯、理查德·波伦堡、南希·沃洛奇:《美国世 纪:一个超级大国的崛起与兴盛》，黄磷译，海南出版社 2008 年版。

13. ［美］约翰·肯尼迪·加尔布雷斯:《好社会:人道的记事本》，胡利 平译，译林出版社 2000 年版。

14. ［美］约翰·沃克、哈罗德·瓦特:《美国大政府的兴起》，刘进、毛 喻原译，重庆出版社 2001 年版。

15. ［英］亚当·斯密:《国富论》，唐日松等译，北京华夏出版社 2004 年版。

16. ［英］阿尔弗雷德·马歇尔:《经济学原理》，朱志泰译，商务印书馆 1964 年版。

17. ［英］戴维·米勒、韦农·波格丹诺主编:《布莱克维尔政治学百科 全书》，邓正来译，中国政法大学出版社 2002 年版。

18. ［英］弗里德里希·哈耶克:《通向奴役的道路》，王明毅、冯兴元等 译，中国社会科学出版社 1997 年版。

19. ［英］诺曼·巴里:《福利》，储建国译，吉林人民出版社 2005 年版。

（三）主要论文

1. 丁纯:《美国医疗保障制度现状、问题与改革》，《财经论丛》2006 年 第 5 期。

2. 高芳英:《美国历史上的医疗不公问题》，《中国社会科学报》2011 年 10 月 20 日第 8 版。

3. 高芳英:《美国医疗保险体系初探》，《苏州大学学报》2007 年第 5 期。

4. 高芳英:《美国医疗保健服务体系的形成、发展与改革》，《史学集刊》 2010 年第 6 期。

5. 高芳英：《社会价值冲突：以美国医改为视角》，《国外社会科学》2012年第 4 期。

6. 高芳英：《美国医疗体制改革历程探析》，《世界历史》2014 年第 4 期。

7. 卢春玲：《美国老年保健计划与改革》，《美国研究》2003 年第 1 期。

8. 闵凡祥：《英国福利研究中的几个概念性问题》，《英国研究》2011 年第 1 辑。

9. 闵凡祥：《英国国民健康服务体系 60 年》，《英国研究》2013 年第 5 辑。

10. 《欧盟高福利拖累竞争力》，《人民日报》2015 年 8 月 21 日第 22 版。

11. 乔慧：《奥巴马政府医改方案解读》，《中国财政》2010 年第 3 期。

12. 荣霞：《透视奥巴马医改下的美国政治乱象》，《学海》2014 年第 1 期。

13. 王亚东、朱敖荣：《美国 HMO》，《国外医学》（卫生经济分册）1992 年第 7 期。

14. 徐彤武：《奥巴马政府的医疗改革及其前景》，《美国研究》2010 年第 1 期。

15. 赵梅：《"选择权"与"生命权"——美国有关堕胎问题的论争》，《美国研究》1997 年第 4 期。

16. 张奇林：《美国的医疗援助制度及其启示》，《经济评论》2002 年第 2 期。

17. 张奇林：《美国医疗保障制度评估》，《美国研究》2005 年第 2 期。

18. 郑秉文：《从奥巴马医改看美国与欧洲福利制度的差异性》，《红旗文稿》2010 年第 8 期。

后　　记

　　留学美国，奠定了我从事美国史研究的基础；多次访学英美，增加了我研究美国史的积累。2011 年，我首次申报国家社科基金项目一举成功，在短暂的兴奋之后，随即进入了长达 5 年的研究日程。每当发现有价值的研究资料时，我对进一步研究充满信心；每当发表阶段成果时，我为自己的研究能力感到自豪；每当碰到难题疑惑时，我对能否顺利圆满完成课题有些担忧。如今，我的研究成果顺利结项，并取得良好的鉴定结果，我如释重负。回味研究过程，既感到艰辛又感到快乐，一种成就的喜悦冲淡了辛劳的倦意……

　　该项目能够顺利完成，我要特别感谢我的研究生们。他们的毕业论文多少都与我的项目有关，虽然是我指导他们选题、查找资料、撰写、修改，但是在指导过程中自己也有收获和启发。在所有研究生中，荣霞博士实际参与项目写作。在我确定写作提纲、提出写作建议后，她撰写了本书第九章中第一、二、三节，共计 2 万字左右。另外，要特别感谢苏州大学档案馆王凝萱老师，她在资料收集方面做了很多具体工作，在阶段成果的思路和润色方面提出了很好的建议。

　　本书的出版除了得到国家社科基金项目资助外，还得到了我工作所在的苏州大学社会学院的资助。我把自己毕生的教学、科研精力贡献给了社会学院，也深受社会学院领导及其他老师的长期支持、关心和帮助。我爱苏州大学！我爱社会学院！

作者

2017 年夏